KB176088

한의학의 진단과 치료이야기

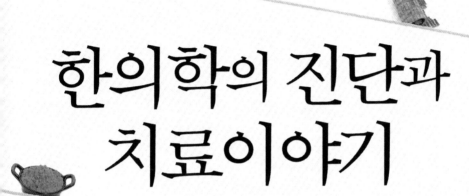

한의학의 진단과 치료이야기

최희석 지음

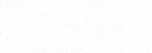

이담
Books

서문

한의학은 지금 어디에 있는가?
우리에게 한의학은 지금 무엇인가?

그 답을 찾고자 이 글을 썼다.

한의학은 임상 현장에 있고 첨단의학의 시대에서도 여전히 필요
충분한 역할을 수행하고 있다. 양방의학의 옥에 티라고 할 수 있는
일부의 한계와 오류를 보완하기도 하고, 때로는 양방의학이 하지 못
하는 독자적인 한방진단으로 중증의 상태도 치료하고 개선해 낸다.
한의사 2만여 명, 거리마다 한방병의원이 넘쳐나는 시대를 살고 있음
에도 불구하고, 한의학이 어떤 역할을 하는지 제대로 알려지지 않고
있다. 한의원을 이용하는 국민은 차치하고, 전문가 특히 의료당국자
나 보건의료 정책가 중에도 한의학이 가지는 실제 가치와 의미를 잘
알지 못하여 한의학을 오해하거나 협소하게 한정된 보조 역할로 여
기는 사람들이 있다. 그럴 수밖에 없는 것은 한의학의 실상이 명확히
공개되지 않아 왔고 존재하는 치료성과마저도 제대로 전달되지 못하
고 있기 때문이다. 공개와 자료제공은 국민에 대한 의무이자 한의학
의 가치 평가를 위한 필요적 요구이다. 이에 개원가의 의료현장에서

실제 일어나는 진단 치료를 기술한 본 책이 한의학의 가치를 바로 이해하는 데 작은 도움이 되길 바란다. 또한 나아가 한의계가 국민 건강을 위해서 역할을 적절하고 충분히 수행하길 바라며 이에 충분한 검토와 평가의 기회가 되길 바라며 국가 지원과 급여화 보장이 이루어지길 기대해 본다.

목차

PART 02 한의 치료이야기

PART 01

한의 진단이야기

왜 진단을 논하는가?

바른 진단만이 정확한 치료를 할 수 있다. 바르지 않은 진단은 결국 원하지 않는 결과를 낳는다. 본 책의 1/2을 할애하여 치료가 아닌 한방진단에 대해서 말하고 있다. 어떤 이는 이를 보고 '현대의 양방 진단이 우수하고 정확한데 한의학의 진단은 무슨 필요가 있느냐?' 혹은 더 부정적으로, '한의 진단이라는 것이 존재하느냐?'라고 의문을 제기할 수도 있을 것이다.

오늘날 임상 현실에서 보면, 치료의 성패는 진단의 문제에서 비롯되는 경향이 있다. 한정되고 한계가 명확하고 불충분할 수밖에 없는, 의료(의과학)에 절대적인 신뢰와 지지를 보내는 마당에서 진단이 어긋나면 아무리 효과적인 치료법으로도 원하는 성과에 도달하기 어렵고, 어떤 경우에는 진단의 문제로 인해서 생사가 바뀔 수도 있다.

아래는 '이제마'를 다룬 소설의 한 대목이다.

> "그런데 다른 의원들이 그렇게 애를 써도 안 되던 것을 자네는 어찌 그렇게 쉽게 해내었는가?"
> 장세운은 거침없이 대답했다.
> "원인을 알았기 때문이옵니다."
> "원인?"
> "무릇 병이란 맥을 제대로 짚어내야 원인을 알 수 있고, 원인을 알아야만 알맞은 치료법이 나타나는 법이옵니다. 맥을 잘못 짚어 원인을 파악해내지 못한다면 백약이 무슨 소용이며, 침을 놓은들 무슨 소용이 있겠사옵니까?"
>
> 김지환, 『이제마』, 파랑새, 2009, 85쪽

사상의학을 창시한 동무 이제마를 다룬 위인전에는 내의원을 지 낸 동무의 스승으로 장세운이 등장한다. 과거나 현재도 마찬가지이 지만 진단을 잘하지 못했다면, 치료도 제대로 잘할 수 없었을 것이 다. 1998년 이후 한의 진단을 정확히 하게 되면서 알게 된 사실은, 오늘날 의학의 발달로 최첨단 기술을 이용한 높은 수준의 진단을 하 고 있지만, 현실은 제대로 온전하게 파악(진단)하는 것이 결코 쉽지 않다는 것이다. 직설적으로 얘기하면, 환자마다 정확한 원인을 알고 상태 또한 세밀하게 살피면서 그에 합당한 치료를 하는 경우가 얼마 나 될까?

의료현장에서 진단부분에 10~15%의 오류와 한계가 있다면 결국 그만큼 환자는 잘못된 치료를 받으며 원하지 않는 기대 이하의 결과 를 나타낼 것이다. 심한 경우는 그 부작용이나 병증을 놓쳐 운명을 달리할 수도 있을 것이다.

왜 맥진(脈診)인가?

맥진은 있는 그대로 모습을 보여준다. 현대의 조직검사, 혈액검사, 방사선검사 등과 같이 직접 보고 판별하는 검사와 같이 맥진 또한 촉진(觸診)하여 느낌과 감으로 직접 진찰한다. 맥진은 망진과 더불어 지난 2천 년 동안 동양의학에서 가장 중요한 진단의 방법이었다. 밖 으로 보이지 않은 내장의 상태를 살필 수 있는 유일한 진단의 방법 이었고 병의 경중과 치료의 방향 및 예후를 논하였다.

왜 오늘날에도 맥진인가? 과학의 발달로 뇌 및 오장육부의 상태를 속속들이 다 살펴볼 수 있는데, 맥진이 필요한 것인가 할 것이다. 하지만 아직도 과학의 한계상 미지의 상태도 존재하고 인식의 한계상 간간이 발생하는 오류가 존재한다. 맥진은 있는 장부(臟腑)의 상태를 그대로 보여주어, 현대진단의 허실을 바로잡을 수 있고 보안 대체할 수도 있다. 어떤 경우는 그 자체로 온전하여 전인적인 치료와 생활 건강 관리의 방향을 정할 수도 있다.

맥진이 과연 양방의학 검진의 한계와 문제점을 보완할 수 있고, 얼마나 바로잡을 수 있을까? 또한 독자적으로 얼마나 완전할 수 있을까, 이 책을 보면 그 가능성을 볼 것이다.

제1장 소아의 진단이야기

생후 5개월 아이, 왜 밤마다 설칠까?

생후 5개월 된 아이가 1개월 이상 밤잠을 설치고 자주 깬다고 하여 살펴보게 되었다. 아이는 지병이 없으며 또 다른 병적 원인을 찾을 수 없음에도 이유 없이 야명(夜鳴), 혹은 야경(夜驚)이 나타나는 이유는 거의 대동소이한 상태에서 발현된다. 이는 주변 환경이 불안정한 것이 주된 이유이다. 양육과정에서 아이의 상태를 불안하게 하는 요인은 적지 않다. 그중 하나는 보호자로부터 나오는 병사(病邪)의 감촉이 지속적으로 이루어질 경우이다. 특히 직접 양육하는 모친이 불건강한 심신상태일 때―실제적인 사기(邪氣)라는 에너지로써 모친의 몸에서 방출되어 직접 유관한 아이의 몸인 피부에 그대로 전달―아이의 몸은 즉각적·직감적으로 반응한다.

내원한 아이의 모친이 어떤 상태인지 현재 치료 중이라서 알고 있기 때문에 아이의 상태에 대한 이야기를 듣는 순간, 당연하다는 생각을 했으며 마음이 아팠다. 그리고 아이를 진맥하니 맥파에서 그대로 병사(病邪)의 감촉된 사기(邪氣)가 느껴진다. 생후 5개월 된 아이의 그 해맑은 웃음에는 내가 어떤 삶을 살아야 할지 다시 생각해보게 한다. 이런 경우, 지금도 그 부모에게 무슨 말을 해야 할지 난감해진다.

만성적으로 축농증을 앓는다는 아이의 원인을 밝히는 진맥

5세 아이로 3년 전부터 감기로 전전하며 양약을 상복하다시피 하는데 감기 뒤에 축농증까지 지속하여 어떻게 해야 하나 길을 찾던 중 소개받아 내원하였다.

진맥을 하니 토양인 맥 유활(濡滑)하여 허약함이 분명하다. 망음(亡陰: 진액의 훼손) 상태로 부실한데 체형과 기상이 강건하다. 원래 건강한 아이인데 어찌하여 이리 되었을까? 보호자인 어머니가 잘 알고 있었다. 아이가 건강한 기운이 있고 또 이렇게 허약한지를, 처음 감기 때부터 양약(항생제)을 장기간 상복한 것이다. 적절한 항생제 치료는 필요에 따라 질병치료에 도움이 될 수도 있겠지만, 장복하게 되면 허손(虛損)된 상태로 내장의 기운 부실(不實)함으로 이어지니, 건강한 아이를 허약아로 만드는 그 피해를 어찌 말로 표현할 수 있을까.

혈색으로도 나타나지만 맥이 아니면 어떻게 허약하고 그 피해가 얼마나 될지를 어찌 알 수 있을까? 치료는 회복력이 탁월한 소아시기이고 원래 기운상 회복력이 좋을 것으로 보아 1~2개월 치료하면 회복되어 감기로부터 자유로워지는 화완(和緩)맥으로 견실하게 호전되겠지만, 이것은 적절한 처방과 탁월하게 건강한 유전이 있어 그러하지, 그렇지 못한 아이라면 평생 건강에 부정적인 영향을 미칠 것이니 20~30대의 중병이 어찌 하루아침에 이루어진 일이며, 도대체 무엇이 잘못되어 그 젊은 나이에 생사의 기로에 설 수 있단 말인가! 의자는 의(意)야라!

소아의 건강 상담 – 체질별 성격 파악

한의사에게 소아 진찰을 하게 되면 소아의 내장기운뿐만 아니라 심신의 상태에 대해서 문의하는 경우가 종종 있다. 진찰을 하다 보면 성질재간이 나타나기에 본의 아니게 도를 넘어서 아이의 심신상태에 대해서 말하기도 한다. 두 자녀가 내원하여 상담하였는데 진찰만으로 아이의 심신상태를 밝히니 부모는 다소 놀라고 신기해한다. 그러나 체질 성향을 알면 어려운 일이 아니다. 진맥 이후 말한 것은 이것이다.

큰아이(6세)는 "잘 참고 견디며 신중한 아이이고 무엇이든 먹는 것은 지장이 없으나 감기를 자주 앓게 되고, 부모가 하라는 대로 다 잘 따라서 하는 편이며, 동생과 갈등에서도 표출보다 잘 참고 지내며, 아파도 부모에게 아프다고 말하지 않고 견디니 타고난 효녀 스타일이다."

작은아이(3세)는 "열 감기를 자주 앓고 식사는 간간이 잘 하지 못할 때도 있고 시원한 것을 좋아하며, 성격은 활동적이고 외향적이라 직선적인 경향으로 부모가 하라는 대로 하는 편보다는 심하면 대들고 저항도 한다."

이는 형상기상과 맥상에서 큰아이가 태음인 목양, 작은아이가 소양인 토양체질로 분별되어 나타나서 그런 성향을 가지고 있음을 알 수 있었기에 가능한 상담이었다. 이는 체질적 성향으로 아주 특별한 경우를 제외하고 예외 없이 모두에게 적용되는 성향 스타일이다.

소아 후두통 상태의 원인진단

10세 남아로 지난해 경추통으로 내원하여 1회 시술받아 한동안 좀 괜찮다가 다시 그렇다며 재차 내원하였다. 스스로 자주 목을 비틀고 불편하다. 자세가 바르지 않고 틀어진 자세로 불량하다.

소아가 스스로 목, 허리 등의 통증을 호소하는 증상은 결코 바람직하지 않다. 질병이 없을 어린 나이이고 성장기에는 넘치는 에너지로 설사 조금 불편한 자세와 근경직상태라고 하여도 잘 느끼지 못하여 별다른 불편함을 호소하지 않아야 정상이다. 그런데 걸림이나 통증을 느끼고 호소한다면 그만큼 문제가 있다는 것을 보여준다. 설사 그것이 심리적인 원인에 의한 심신증이라고 하여도, 주변 환경의 불편함이 아이가 수용하기에는 가중하다는 점을 예측하게 한다.

아이의 상태는 경추의 아탈구, 틀어진 상태로 좌우 3, 4, 5번 경추의 부정조합 상태라서 경추 추나를 시술하였다. 제자리를 찾으니 추나요법 중에 마찰 소리가 들려 아이는 놀라기도 한다. 허약하고 몸도 마른 편으로 식생활에서 야채, 김치를 싫어하고 편식을 일삼는다. 그러니 간간이 소화불량과 복통을 호소할 만하다. 기운저하로 척추를 바로 세우는 힘도 약해 자세가 바르지 않아 측만(側彎)과 같은 바르지 않은 척추 상태로 이어질 가능성이 높다. 추나요법을 시행하면 우선은 사라지겠지만 불건강하여 성장과정에서 다시 재발할 확률은 남아 있다.

현기증으로 쓰러질 것 같다는 소아의 상태

한의원 시절 내원하였던 10세 아이인데 개원 이후 처음이니 족히 5년은 지났다. 최근 아이가 어지러움을 심히 호소하는데(2개월 됨) 한쪽으로 쓰러질 것 같다고 비실거리면서 걷기를 2주째 지속하여 걱정이 심히 되어 오늘 이비인후과를 들러서 내원하였다. 소견은 더 심층 검사가 필요하나 지금으로는 이상이 없이 원인불명이다. 삼촌이 한의사인데 그분의 진찰도 받아보니 경추주변 근경직이 심하고 자녀가 공부 및 시험에 압박감이 크다고 하면서 부모의 지도 강도를 낮추어달라고 하였다 한다.

평소 건강상태는 양호한데 장은 과민한 편, 식후 30분이면 화장실을 간다. 소음인 체질로 진맥상 우측 3지의 선천기운 활현의 병사, 좌측은 조금 세약하다. 그 원인은 선천적인 부모관계의 과중함이니 아이는 스트레스도 없다고 하면서 묵묵히 침 시술과 추나 교정의 치료에 응한다. 안색은 다크서클도 있는데 모친은 무엇이든 잘하여(현재 작곡도 한다고 함) 시 영재도 한다는데(물으니 실제는 하지 않음) 공부에 올인하는 편이다.

즉, 과중한 심적 부담이 경추 근경직을 유발하고 심리적 압박감으로 인해서 회피반응을 보이는지 모르겠다. 기질적인 맥상 병증은 보이지 않고 아이 육안의 망진 검사도 아이의 정신학적 신경학적 병증은 나타나 보이지 않는다.

몽유병 아이의 상태

6세 남아로 작년 체중이 6kg 증가하면서 도한(盜汗)증세가 심하여 지고 밤에 자다가 깨어나(반 수면상태에서) 처음에는 엄마, 아빠를 부르기 시작하더니 이제는 멍하게 행동하면서 물도 마시고 다른 행동도 하는데 그 시간이 짧고, 그 시간을 아침에는 전혀 기억하지 못한다고 한다. 들어보니 몽유병(夢遊病)이라. 다른 증상은 비염이 있고 식사도 잘하고 일반적인 생활은 양호하다.

몽유병(수면보행증)은 원인불명의 신경증세로 대체로 정서적으로 불안정한 상태로 신경 과울한 경우에 발생하는 경우가 허다하다. 모친이 다행히 진찰을 원하여 하게 되었다. 만성피로 누적과 함께 산후부터 안 아픈 곳이 없을 정도이며 특히 두통이 일어나면 너무 심하여 고통스럽다고 한다. 모친의 진찰상 태음인으로 간기(肝氣)의 억울된 상태와 폐기(肺氣)의 부족의 상황에서 뇌로 가는 불필요한 에너지가 과다하여 힘든 상태이다. 그 영향하에 있는 아이 또한 체질과 약증 상태도 동일하다. 아이는 체질적으로 스트레스를 잘 참고 견디며 표현하지 않고 내적으로 승화하거나 울체시켜 놓은 경향상 일체의 어떤 증상도 호소하지 않는다. 그러나 아이의 환경은 모친의 불편함이 보여주듯 주변 환경이 편하다고만 할 수 없는 상황이라 여겨진다.

치료는 1개월간 심신의 안정을 유도하는 체질병증 처방을 사용하고 심할 경우 체질침 시술을 병행하여 지도한다.

성장지연, 원인은 선천적인 허약

4세 소아인데 지난 2년 가까이 몸무게가 늘지 않는다고 내원하였다. 현재 98cm에 13kg인데 거의 제자리걸음이라는 것이다. 여러 소아병원을 다니면서 상담과 검사도 해 보았지만 별다른 이야기를 듣지 못했다며 보호자는 다소 걱정을 하면서도 검사결과 이상이 없으니 크는 과정에서 일시적으로 일어날 수 있는 일이라 여기고 좀 기다리면 되겠지 하는 마음도 있었다. 이렇게 성장과정에서 성장이 멈춘 것처럼 한동안 체중과 키가 그대로 유지되는 경우가 있는데 대부분 허약한 체질 상태일 때 그러하다.

1. 형상과 맥상 아이는 소음인 체질로 원래 소화기관이 강하지 못하고 타고난 바가 부실하여 비위 또한 허약해진 상태라서 잘 먹지 않고 섭취량도 소량이다. 그러하니 건강이 약화되고 있다.

2. 좌우맥이 약함은 장부기운이 쇠약함을 말해준다. 현대의 이화적인 검사상 빈혈이나 골수 질환 등 병증의 이상이 나타날 정도는 아니지만, 장부가 허약하여 성장발육과정에서 잡병이 잘 들고 저체중과 성장저하를 초래할 상황이다.

3. 10대 초중반 사춘기에 성장이 저조하거나 지연되는 경우에도 이와 같이 허약한 내장기운 때문인 경우가 대부분이다. 어린 시기 부실한 선천기운을 보강하는 것은 성인병을 예방하고 건강장수의 비결이 된다.

* 참고–성장 부진의 원인
아이의 성장이 늦은 것이 아닌가 하고 진찰하러 내원한 10세의

여아로 안색이 어두워 허약한 병색이분명하고 진맥상에서도 맥 세약한 기운이 내장기운의 허약함을 보여준다.

성장관련 검사를 해 보니 현재 128cm인데 또래 평균 137cm보다 작아 같은 학급에서도 키가 작은 측에 속하고, 부모 유전 가능키가 159cm +/- 정도 가능한데 현재 상태로 보아 155cm 전후밖에 자라지 않을 것으로 예측되어 현재 상태로 성장 시 4cm 전후 성장 부진한 상태이다.

이렇게 성장 관련하여 검사를 시행하였을 때, 성장이 부진한 결과를 나타낸 경우를 보면, 대부분 위의 아이처럼 건강상 '허약(虛弱)한 병증 상태', 즉 알레르기 질환을 앓거나 감기상태로 노정되거나 허손된 병증이 존재한다. 그러한 상태이기에 성장이 부진한 것으로 추정된다.

그래서 그 허약한 상태를 보강하는 치료를 하여 장기가 충실해지면 성장 상태가 정상화되는 것을 볼 수 있다. 대체로 3~6개월의 치료과정에서 회복되는 것을 볼 수 있어 성장치료도 그 정도 하면 대체로 가능한데, 이러한 점에서 성장치료에 한의학의 가치가 있다고 본다. 다시 말해서 부모는 아이 자신의 성장문제가 해결되기를 바라지만 실제는 건강상 문제도 해결될 수 있기 때문이다.

소아의 수학(修學)능력 저하문제

12세 아이로 아이의 학습능력과 연관된 지능저하와 함께 성장도 저조한 상태이다. 현재 148.3cm에 37.7kg인데 예상키가 150.1cm로 유전 가능키 158.5cm에는 많이 부족한 상태이다.

\<환경 상담\> 정신적 문제를 야기할 수 있는 주변조건

어쩌다가 학습능력이 낮은 상태로 유지될까? "어릴 때 혹시 조부모님이 양육하지 않았나요?"라고 물었다. 어머니가 "직접 양육했다"고 하는데 다음과 같은 상황이었다. 남편이 타지 근무 중이라서 시부모가 강력히 원하여 시댁에서 아이를 양육했다고 한다. 시부모와의 관계는 임신 이전부터 불화문제를 가지고 있어 임신 중에도 심신의 불편함과 입덧도 심했고, 산후에 조리는 친정에서 하고 싶었는데 시부모가 원하여 시댁에서 불편한 가운데 몸조리하였다. 시부모와 같이 살 때, 아이가 엄마보다 할머니와 잠을 자지 않는다고 할머니가 눈치와 스트레스를 주어 아이도 스트레스를 많이 받았다고 한다. 아이의 증상은 4살까지 매년 수회 열성 경련(痙攣)을 일으켜 발작하여 병원을 찾았는데 그 뒤에는 일어나지 않았다. 또 수면장애로 깊은 잠을 자지 못하고 새벽녘에 늘 일어나서 울곤 했었다. 남편이 효자라서 지금도 매주 시부모를 뵈러 간다. 위와 같은 상황인데 아이가 원전한 건강성을 유지하길 바랄까.

자반증 추정 아이의 한방진찰 – 신허증

4세 아이로 2개월 전 감기 이후 손목, 발목 주변으로 부종(浮腫)이 발생하여 대학병원검사 결과 자반(紫斑)증세로 추정되어 현재 약물 투여 중 소개자와 함께 내원하였다.

아이는 소양인으로 추정되는데 진맥 상태는 우측은 다소 실(實)한 기운이 유지되나 좌측은 유약(濡弱)하기 그지없고 허손(虛損) 상태이다. 우측보다 좌측이 부실한 것으로 보아 1세 미만 시 양육과정에 문제가 있어 보인다. 당시 양육을 누가 담당했는지 살펴보니 생후 3개월 이후 모친이 직장생활로 할머니 및 중조할머니가 아이를 돌보았는데 "할머니가 잘 키웠나요?"라고 묻자마자 "잘못 키우고 문제가 많다"고 소개자가 대신 답변한다. 현재까지 어머니와 할머니는 갈등의 연속이라고 하는데, 불편함을 보는 듯하다. 좌측 3지의 허약함이 심한 것으로 보아 신장(腎臟)기운의 훼손(毁損)된 상태로 신허(腎虛)의 병증이 확연하다. 이 정도는 양방에서 신장검사로 이상은 나타나기 어려운 상태이지만, 신허의 진액훼손 상태이니 이는 현대적으로 해석하면 혈소판이나 혈장 등의 조직액 이상을 가질 수 있는 상태이다. 즉, 아이의 상태는 신장의 기질적(器質的) 훼손은 불투명하니 일단 안심해도 되겠지만 불건강을 야기한 환경이 있으니 이의 정리가 아이 건강에도 필요하겠다는 조언을 하였다.

단백뇨 아이의 한방진찰

15세 중학생으로 작년 초부터 단백뇨(蛋白尿)로 대학병원의 진찰을 받고 있다. 정확한 것은 신장 조직검사를 해 보아야 하는데, 우선 상태를 지켜보고 있다. 현대의학에서는 신장－요관－방광 등의 문제로 여기는데 대체로 신장에서 발생하는 경우가 허다하다. 하지만 기질적(器質的)인 손상보다는 기능적인 훼손에 의한 것이 대부분이라서 상태가 악화되지 않는지 정기적으로 검사를 통해서 살펴본다.

환자는 안색이 초초하고 허약체질이 분명한데 좌우맥이 망양(亡陽)에 이른 쇠약한 상태이다. 신허(腎虛)의 병증이 확연한 좌우 침안시

(沈按時) 신장맥상인 3지가 세삽(細澁)하기까지 하다. 약증은 망양증이지만, 장기간 치료하면 단백뇨 그 자체는 완치가 가능할 것으로 추정된다. 맥상도 건실해지면서 신장기능이 충실해지면 단백뇨 수치도 떨어질 뿐만 아니라 내장기운이 건실해져 선천적으로 허약한 상태를 개선할 수 있으리라 본다. 보호자는 어려서부터 아이가 허약하여 보약도 처방받았다고 하는데 얼마나 어떻게 치료했는지는 모르지만, 병약한 체질은 선천적인 유전과 연관되어 나타난 상황이다. 부친을 보니 확연한 유전성이 느껴진다. 유전이 가진 치료 및 회복의 한계는 있겠지만, 단백뇨만큼은 치유될 것이다.

백반증(白斑症) 아이의 한방진찰

15세 고등학교 입학생으로 지난 중학교 1학년 때부터 현재까지 3년 동안 백반증을 앓고 있다. 치료가 불능한 질환으로 익히 알고 피부과 치료를 받았지만 기대하지 않고 있다. 관절 및 사타구니 등 여기저기에 백반증으로 얼룩져 있다.

백반증을 치유해본 경험이 있어 먼저 어떤 상황인지 1차 추정되었다. 체질은 소음인으로 수양체질에 좌우맥이 세약하고 부실할 뿐만 아니라 병사(病邪)가 감지된다. 백반증은 이미 완고한 상태로 병사(病邪)의 상태와 연관이 있다. 모친이 인정하듯 아이는 철저한 자기관리경향으로 작은 일에도 스트레스를 많이 받고 밖으로 잘 풀지 못하고 속상해하는 스타일이다. 현재 맥상 부충(浮衝)하거나 삭(數)하지 않고 침울(沈鬱)한 상태로 보아 이미 완숙단계에 이른 쇠퇴한 상태이다. 병은 더 진행되지 않겠고 치료하면 일정한 효과를 보겠지만

(줄어듦) 내재된 체질화된 상태로 추정된다. 그만큼 유전자적인 손상을 받아 그 손상부분까지 체질화되어 회복, 완치에는 다소 어려움이 있어 보인다. 3개월 이상 장기간 치료하면 일정한 성과가 있겠지만 그 이하에서는 별다른 의미도 없어 보인다. 과거 치유사례를 보면 초등 저학년 이전에 발생된 경우에는 치유가 되었다. 자기 에고가 확립되기 이전에는 상처가 쉽게 회복되는 시기이므로 치유의 가능성이 높다.

가슴통증 호소 아이의 한의학 진찰

좌측 가슴통증으로 양방병원에 들러서 초음파, X-ray 그리고 지속하여 다른 병원에서 재검사 중 혈액검사까지 실시하고 내원하였다. 수십일 지속되는데 별다른 이상이 없다는 것이다.

어찌하여 아이에게 이런 검사를 하였을까? 혹시 심장 문제일 가능성을 살펴보고자 초음파 검사를 실시한 것이고, 뼈의 골절이나 이상 혹은 심폐의 기질적인 문제가 있는지 의심되어 X-ray 검사를, 그리고 혈액 내 염증적인 문제가 있는지 확인하고자 혈액검사를 실시한 것으로 추정된다.

진찰을 해 보니 진맥상 심장의 문제는 나타나지 않는다. 부정맥(不整脈)이나 심장병 상태의 맥상은 보이지 않는다. 또한 염증적인 상태라면 맥상 삭(數)한 기운 등이 분명할 것인데 그 또한 없다. 골절이나 뼈의 이상을 보기 위해서 수기 검사를 하여도 살펴볼 수 없다. 단지 근막통증과 유관한 좌측 가슴의 근 경결(硬結)과 뒤 견갑부의 경결만 가볍게 보일 뿐이다. 결국 통증은 경락 기혈의 울체로 발생한 것인데, 최근 시험 등 스트레스 과다와 자세 불량으로 기혈응체된 것으로 보인다. 이런 진단은 단 2~3분 내 이루어졌다. 그런데 아이는 2~3곳의 병원을 다니면서 별다른 진단 결과를 얻지 못하고 증상만 지속되자 그 원인을 떠나 한방치료차 내원한 것이다. 만약 처음 곧바로 내원하였다면 지금쯤 치료되고 남음이 있겠다. 물론 현실은 검사기기를 통한 검사를 할 수밖에 없는 의료체계 속에 있다.

중학생의 허약한 상태 원인

중학교 3학년으로 어려서부터 간간이 알레르기 비염으로 내원하였는데 오늘은 감기후유증으로 체력저하와 함께 감기 기운의 비염과 몸이 지쳐하는 등의 증상으로 3주 이상 낫지 않고 유지되고 있어 내원하였다. 피로한 상태가 역력히 보이는 노리끼리한 얼굴색이 허손된 상태임을 말해준다. 무슨 일이 과하여 이렇게 허약하게 되었을까?

진맥을 하니 좌우맥이 모두 완약(緩弱)함이 확연하다. 허손된 쇠약한 기운 상태로 늘 기운이 달리고 피로하여 감기라도 들면 이기지 못하는 내장기운 상태임을 보여준다. 순수치료의 처방으로만 할 경우, 환자상태에 부합되지 않아 효과가 미흡하니 낫지 않고 지속되고 있었다.

환자의 타고난 기운은 견실한 상태로 보신이 필요 없을 정도인데 왜 이렇게 허약하게 되었을까? 살펴 문의하니 지난 겨울방학 중에 집 안에서 내내 PC만 하였다고 한다. 한번 PC 앞에 앉으면 7~8시간은 기본으로 하였다. 문제는 공부보다 PC에 빠져드는 문제를 경계해야 하는데 아이는 그 수준이 되지 못했다. 즉, 학습을 위해 컴퓨

터를 사용하는 것이 아니라 오락거리로 하는 것이 과하니 에너지 소모가 되고 있었다. 만약 학습을 위한 컴퓨터를 사용하면 오히려 건강이 증진될 수도 있다. 모든 것은 생각하기 나름이듯 변수를 극복하면 자동적으로 건강이 증진될 수도 있다. 하지만 부정적이고 불합리한 부분은 자율정화로 극복해야 한다.

관절 근육통증의 원인

단골환자(남, 16세)로 서울에서 휴가차 내원하여 보신처방을 원하면서 상담을 하였다. 아이는 자주 여기저기 팔다리가 아프다고 한다는 것이다. 신경성인지 꾀병인지 알고 싶어 한다.

소아기에 위와 같이 통증을 유발하는 경우는 스트레스성 이외에 과도한 성장에 의한 성장통이나 활동량의 과다로 인한 근통, 혹은 혈액성분의 이상(예로 빈혈)에서도 간혹 발생할 수 있다.

그런데 아이를 진찰해보니 부활(浮滑)하는 기운에 삭(數)한 기운이 있는 풍한(風寒)의 병사(病邪)가 촉지된다. 사상의학에서 신수열표열병증(腎受熱表熱病症)의 상태인데 찬 기운이 피부에 침투하여 혈중에 잔존하는 것으로 흔히 말하는 몸살기를 앓고 있다. 그 원인은 대개 허약한 기운에 땀을 낸 상태에서(땀구멍이 열린 상태에서) 찬바람을 쐬었거나 수면 중에 찬바람이 들어와 그러하다. 그런데 오랫동안 이러한 것을 보면, 아이가 선천의 허약한 기운으로 인해서, 병사의 소실과정에서 반복적인 침범을 받아 지속된 것으로 보인다. 즉, 이겨낼 내적인 힘이 부족한 상태에서 찬 것을 즐겨하여 건강관리를 잘못하고 이를 방치한 가운데 일어나는 현상일 것이다. 크게 허약하지 않아 성장과정에서 자연히 소실될 수도 있으나 증상 지속으로 처방하였다.

신경과 치료 중 아이 진찰

　나 자신이 임상 20년이 지났지만 아직도 환자, 보호자와 대화하는 능력이 부족하고 미흡한 부분이 있어 이를 밝히는 것은 참 부끄럽다.
　한 초등학생이 신경과 치료를 받고 있는데 그 상황에 대해서 상담차 내원하였다. 과거 외국으로 출국하여 아이가 외국학교에 입학하여 그의 교육방침에 부적응하여 그렇게 다니기 싫어했는데, 부모는 적응하라고 강요하다가 아이 문제가 커지자 뒤늦게 다른 학교에 보내게 되면서부터 시작된 거부(拒否)되는 언어, 행동장애는 현재까지 그 후유증을 앓고 있다고 하였다. 외국의 학교 교육방침은 우리와는 달랐다. 문제를 야기하면 그 아이는 그에 따라 적절한 벌을 서는 것이었다. 예를 들면 아이가 다른 아이를 접촉하거나 관여하면, 교실 뒤편에 서 있고 그것이 반복되면 그에 상응한 벌이 있다(우리나라는 전혀 그렇지 않다. 그러니 성인이 되어도 자신 맘대로 남에 대한 배려 없이 세상을 산다. 예로 외국에 20년 살다가 온 한국인이 참 한국이 좋지 않게 변했다고 크게 실망하면서 말한다. 그 내용이 무엇인지 말 안 해도 안다. 위아래 없이 예의 없고, 자신만 알고 남을 전혀 배려하지 않는 것이다).
　아이의 진맥을 했다. 그런데 선천지기의 문제가 아니라 현재의 문제였다. 현재 부모는 문제가 없다고 한다. 천만의 말씀이다. 실제는 학교부적응이 아니라 부모의 양육이 잘못되어 그렇게 된 것이었다.

"내가 이런 말을 하면 다시는 부모가 오지 않는 경우도 있다." 이렇게 말하는 순간 보호자는 "정말 기분 나쁘다며 무슨 얘기냐, 솔직히 말해주고 그 판단을 부모가 하도록 해야지 하면서 무슨 얘기인지 해 보라"고 한다. 부모가 옳은 말을 한다. 그런 나의 대화방식에 문제가 있다고 여겨진다.

어찌되었든 아이는 과거에 상처를 받을 때도 학교부적응 문제가 아니라 그 부모가 아이를 어떻게 대해주었느냐에 따라서 그 상처의 정황도 달라졌을 것이다. 그로 인해서 발생된 신경학적 문제의 여부도 결정되었고, 그 이후 현재까지의 과정에서도 부모가 아이를 어떻게 대하느냐에 따라서 달라진다는 점을 조심스럽게 알렸다. 또한 신경학적인 문제가 발생했다고 하여도 치료 여부를 떠나서 어느 선까지는 자연회복이 되는데 아이의 문제가 선천적인 문제가 아니라 지금 현재의 문제이기 때문에 회복력은 충분하였다. 진짜 문제는 거부되는 행동언어장애의 후유증 문제가 아니라, 이를 야기한 부모의 양육의 관점과 태도가 결국 아이의 삶의 전반에 지대한 영향을 미치고 있었다. 한 보호자는 수긍을 하지만 다른 한 보호자는 불인정으로 치료 상담은 지속되지 못했지만, 이는 예상되는 어쩔 수 없는 일이었다. 직언을 해서 수용할 문제였다면 아이 심신상황도 만들어지지 않았을 것이다.

고등학교 3학년 학생의 병중함

현재 고3인데 작년 고2 시절에 만성피로로 학습능력저하가 우려되어 보신차 내원하였다. 당시 증상은 피로 이외에 간간이 두통 및 소화불량, 간혹 복통을 호소하였다. 진찰상 소음인 수음체질로 위장의 기운 저하도 있고 기체증도 있어 처방하였다. 1회 10일간 복용 이후 증상 호전되었고 이후 두통과 소화불량과 복통을 호소하지 않게 되었는데 이번에 고3이 되면서 1개월 전부터 재차 소화 장애와 혹 복통 그리고 기력부진과 피로를 호소하여 보신차 다시 내원하였다.

진찰을 하니 체질은 동일한데 좌우맥이 침안시 모두 삽울(澁鬱)한 병증이 확연하여 병이 중함을 느낄 수 있었다. 그만큼 고3이 되면서 수개월 사이에 강력한 스트레스 상황에 노출된 것으로 추정된다. 약증은 궐음병 이허한증(裏虛寒症)의 중증(重症)에 이르니 이는 장내의 염증적인 상태를 지나 병중(病重)한 상태로 전변될 가능성이 높은 상태임을 말해준다. 고등학교에 입학 이후 대학입시 준비로 받는 스트레스는 상상을 초월하여 '고3병'이라는 신조어까지 만들어진 지 오래다. 20대의 대학생 혹은 군대에서 혹은 결혼 전후에 중병이 병발한 것은 실제 그 시발과 발생은 고교시절에 일어나는 경우가 대부분을 차지할 것으로 추정된다. 그 이유는 병이란 수년의 지속 상태에서 발생되는 경향이 있고, 병발에 기여하는 병인이 대학시절이나 군, 혹은 사회에 나와서 받은 스트레스 환경보다는 학교라는 한정되고 다소 어찌할 수 없이 막힌 공간과 조건에서 직면하게 되는 입시라는 상황이 자가 조절이 미숙한 어린 고등시절에는 강한 압박감의 스트레스가 더 강하고 해결하기 어려운 문제이기 때문이다.

알레르기의 근본 원인을 알게 한 사건

16년 전, 알레르기 피부염으로 내원한 아이가 있었다. 당시 기(氣)

의 측정(測程)을 터득하였던 초기 시절인데, 몸에서 나온 병사(病邪)를 감지하여 동자추 검진을 할 수 있었다.

어느 날 환자의 모친을 침 시술하고 보니 아이의 병사(病邪)는 전혀 방출되지 않았다. 무슨 연유(緣由)인가? 직감적으로 부모와 관련이 있음을 알고 있었기에 모친의 침 시술에서 발침하였다. 그러니 아이의 몸에서는 병사가 방출되었다. 다시 모친의 침 시술로 모친의 병사를 제압하니, 아이의 병사는 다시 나타나지 않았다. 아이의 병사가 발생하는 것은 카르마(業)처럼 부모와 직접적인 영향이 있음을 알게 되었다. 물론 아토피뿐만 아니라 다양한 질환이 부모와 직간접적인 연관이 있다. 병사(病邪)는 자신과 직접적인 연관이 있는 사람과는 쉽게 교류될 수도 있음을, 그리고 지도적인 위치에 있으면 더 그렇다는 것을 알게 되었고 뒤늦게 깨닫게 된 것이지만, 실제는 자신의 에너지장을 스스로 책임지지 못하면 외부 사기의 수용성이 더 커지고 영향을 지대하게 받게 되는 것을 알게 되었다. 다시 말해서 비자립적인 성향은 그대로 몸에서도 반응함을 볼 수 있었다. 결국 원인은 자신에게 있다.

당시 아토피란 질환은 일부 의사(피부과)에게만 알려진 질환이었고 대중들은 무슨 질환인지 잘 모르던 시절이었다. 전문가들도 이 질환에 대해서 잘 모르고 있다. 그러니 그 수준에 머문다.

제2장 한의 내과 진단이야기

중풍의 발생 진단과 치료

66세 남자 환자는 당뇨, 혈압으로 3년 전부터 대학병원의 약복용 중, 1개월 전 무렵 피곤이 심하고 잠이 많이 왔다. 어깨 팔꿈치의 결림을 호소하는데, 3주 전 간 기능, 위내시경, 장 검사 등에서 담석증 및 전립선비대증 진단을 받았다.

● 한의진찰과 결과
태음인으로 망진상 의식과 주의가 좁고 고정되어 있어 뇌기능 이상이 추정되었다. 몸의 활동도 조금 어색하게 둔한 느낌을 보였다. 좌우맥 1, 1지 부활실(浮滑實)맥으로 풍증(風症)이며 TP도 133(26/39)으로 낮은 상태를 유지하였다.

피로 및 행동장애의 원인이 뇌기능 저하에서 비롯되며, 중풍 가능성이 높은데 이를 막을 수 없는 상태임을 느끼면서 CT검사를 권유하였다. 또한 이미 뇌의 한 부분에 뇌경색(중풍) 된 것이 있을 수 있음을 알림(즉, 이미 중풍이 한 부분 발생된 것), 양방검사 이후 분명한 상태를 확인한 다음에 한약을 쓰는 것이 좋게 보였으나(환자들은 대체로 그 때가 되면 엉뚱한 얘기를 하기에) 하지만 본원을 신뢰하여 약을 처방하였다.

【결과】

10여 일 후 자녀가 내원하여 검사결과를 알림, 병원의 CT 검사상 뇌경색 부위를 발견하였다.

피곤하며 하품하는 것 및 말이 늦어지는 것도 자타각적으로 호전되었지만 하체에 힘이 없으며 걷는 것이 시리고, 등이 굽고 고개가 떨어져 어정한 상태였다. 네 번째 내원 치료 시에는 그전에 비해 다리 무릎이 후들후들 거리는 맥없는 증상이 80% 이상 개선되어 소실되었다.

● 소견

간혹 중풍발생 직전에 내원하거나(곧이어 중풍발생 혹은 치료 중 중풍발생) 혹은 중풍발생 이후 환자는 그 사실을 모르고 혹은 위와 같이 병원에서 다른 검사만 하고 실제 상태를 알지 못하고 오는 경우도 있다.

그 반대로 단순 혈액순환 혹은 단순한 신경장애인데도 불구하고 마비(痲痺) 등 증상으로 혹시 중풍이 아닌가 하며 걱정, 우려하면서 오는 경우는 적지 않은데 그 이유는 오늘날 60대 이후가 되면 대체로 중풍, 암 혹은 치매에 대해서 걱정하는 편이라서 그렇다.

중풍은 의지가 강해도 주의가 고정되어 있거나 낮은 사람, 혹은 심혈관기능이나 심폐기능 허약자의 만성 노화성 상태에서 발생하기도 한다.

중풍 - 조기 진단 및 미진했던 사례

1. 중풍전조증의 한방진단

지난 3개월 전에 양방병원에서 '중풍전조증'으로 10일간 입원치료도 하였는데 다시 최근 들어 1주일 전부터 그 증상이 있다고 내원하였다. 현재 증상은 눈이 감기고 충혈되며 눈의 피로가 심해지며 말이 흐릿하고 어둔해지며 혀가 마비되는 감각장애의 증후가 있다. 그 이외 감기도 아닌데 머리가 아프다. 진맥상 심신상태가 불량하여 입원 안정가료를 권유하였다.

【과거력】

2년 전에 23회 내원 외래치료 시행 - 견비통 등의 증상

1년 전에 5회, 10년 1회, 그동안 치료과정에서 환자는 소음인수음체질로 기기울체가 심하여 그 당시에 이미 '중풍전조증'을 미리 경고했던 분이다.

자신도 성격상 어쩔 수 없이 스트레스 과울한 상태를 벗어날 수 없다고 하소연한다. 수음체질의 심기울체증후를 이해할 수 있다.

1년 전 중풍전조증의 침세현(沈細弦)한 맥에서 이제는 다소 침(沈)하지만 부실(不實)한 허손(虛損)된 맥상으로 병증이 망양(亡陽)에 이르니 관중탕류에서 부자(附子)증에 이르러 한계에 도달한 상태로서 병발(病發)의 가능성이 실제 높은 상태라서 안정과 적절한 치료가 요구된다.

2. 한의 진단으로 중풍 과거력과 현재 상태 진단

한 암치유자의 장모님인데 시골병원에서 감기(感氣)몸살로 치료, 퇴원 중에 내원하였다. 그런데 환자 자신이나 보호자 모두 환자의 병증을 잘 알지 못하고 있었다. 좌측의 구안와사가 왔는데 언제 왔는지도 모르고, 어둔(語遁)한 느낌과 의식이 명료하지 못한 태도, 그리고 진맥상 부활(浮滑)하며 부정(不定)한 상태를 보니 중풍(中風: 뇌졸중) 상태이며 이미 진행된 상태로 보였다. 혹 재발이 되어 가 치매와 같이 악화되는 퇴행성 뇌의 병변이 아닌가 하였다. 현재 감기 상태도 있지만 그렇다. 그래서 본원의 입원치료를 권하여 하였고 방사선과검사(CT)를 의뢰하였다. 결과는 예상되는 만성뇌졸중(뇌출혈) 상태를 확인하였고 뇌위축 또한 확인되었다.

체질은 소양인 토양체질로 상한(傷寒)도 있지만 망음(亡陰)에 이른 허손된 상태로 치매의 전조증 진행과 유관하다. 3~4일 치료하니 의식은 명료해지고 상태도 차분해진다.

【예후】

병색이 깊고 오래되어 상태는 다소 나아져 한동안 이런저런 상태를 유지할 것으로 보인다.

3. 중풍발생 상태를 진단하지 못한 태음인 병증

【초진상황】

1) 증상: 7일 전쯤 새벽기차를 타고 오다 잘못 자서 항강, 견비통

증상이 있었는데 어제는 더 심하여 내원

2) 진단치료: 태음인 목양체질 침울(沈鬱)한 맥상

맥상 침울한 상태로 감모의 상태는 아니었다. 진단은 단순한 기울 체증의 상태로 보았다. 체질침은 목양1침 및 아시혈 침 시술 격일로 2일간 시행하였다.

【재진상황】

초진 이후 5일째

1) 증상: 그런데 3일 전부터 좌측의 구안와사가 발생되어 내원

2) 왜 내가 진행을 몰랐을까 살펴보니 역시 맥은 침울한 상태로 내적인 문제로 발생, 즉 감기의 바이러스 상태가 아니었고 신 경장애로 추정

3) 침증은 목양1신사방으로 목양1침시술시 뇌의 병사를 제거하지 못 한 것으로 보아 뇌의 신경성 다소 중증이지만 일시적인 상태추정

【결과】

양방의 진단결과 뇌출혈(腦出血)의 상태였다.

【나의 진단 한계】

1) 뇌출혈을 진단하지 못한 이유

(1) 이런 상황을 처음으로 접함.

(2) 증상을 가볍게 보았음.

(3) 맥상 침울(沈鬱)한 상태로 상기(上氣)되는 병사(病邪)로 나타나지 않아 중풍으로 보지 못했음.

2) 교훈

(1) 증상을 더 깊이 물어 살펴야 함.

(2) 맥진 진단의 한계가 있음.

다만 환자의 한방치료는 실제 병명(뇌졸중)과 무관하게 똑같다. 다시 말해서 구안와사를 유발한 뇌신경장애(결국 뇌출혈이지만)의 치료는 뇌출혈이라는 질병명과는 무관하게 그동안 치료했던 침 시술이나 약 처방은 동일한 것으로 지난 치료는 오류가 아니다. 뇌졸중이라는 병명만 몰랐을 뿐, 이미 파악된 뇌신경장애를 치료하는 침증, 약증이었다. 병이 뇌출혈이라고 하지만, 가벼운 상태라서 단시간 이내 회복 가능하였다.

발작성 폐염증의 한방진찰 소견

50대 남성으로 감기로 2개월 이상 치료를 받고 있는데 여전히 기침가래가 나오고 숨이 차며 병을 앓아서 내원하였다. 처음에는 1~2주일 지나도 낫지 않아 X-ray 검사도 하였으나 염증추정 이외 별다른 소견이 없었으나 이후에도 낫지 않고 지속되어 중병이 있는가 하여 재차 검사 시에는 CT촬영까지 하였는데 진단은 폐주위의 발작성(發作性) 염증이라고 한다. 증상은 기침가래가 심하여 호흡곤란처럼 쌕쌕거리고 숨이 차다. 평소 건강상태는 혈당조절이 안 되어 인슐린주사로 조절하고 있고 복부비만과 변비로 대변은 3일 만에 있다.

진찰을 하니 태음인, 목양체질이다. 중안시 현긴(弦緊)세한 맥상이 왜 발작성 천식기운을 유발하는지 이해할 수 있겠다. 환자는 태음인 목양체질의 특유의 성향으로 가정과 직장에서 받은 외부적인 스트레스 환경에 대해서 일체 표현을 하지 않고 안으로 참고 인내하니 기기가 울체되고 경직되어 맥상도 현긴맥으로 나올 뿐만 아니라 원래 선천적으로 허약한 폐기에서 발산되지 못하니 과민한 긴장상태를 유발하게 되어 외부적인 자극에 대해서 즉각적인 반응(거부반응)을 일으키고 있는 상황인 발작성 증후를 보이고 있었다. 환자에게는 무엇보다 긴장완화와 스트레스를 밖으로 표현하고 풀어내는 발산작업이 필요하다.

만성감기환자의 폐병(肺病) 진찰상태

【사례 1】

30대 후반 여성으로 환자는 현재까지 6개월간 기침으로 여기저기 병원을 전전하면서 치료하였지만 근치되지 않고 여전히 야간 수면장애를 유발할 정도로 기침이 심하여 내원하였다. 지난 2년 전 폐출혈이 일어나 진찰하다가 고혈압증을 보여 혈압약을 상복하고 있었다.

만성기침은 보통 만성기관지염이나 후두염, 인후염 혹은 알레르기성 비염, 축농증 등에서 비롯되고 그 이외 천식이나 결핵 혹은 폐암과 같은 중증에서도 발생한다.

환자는 비만형(肥滿型)에 태음인 목양체질로 우측의 심폐 맥은 양호하나 좌측의 심폐 맥은 손상을 받아 훼손된 상태로 병이 중하다. 이는 좌측 폐 조직의 훼손상태로 중증(重症)의 상태임을 말해준다. 단순히 기관지염 등의 상태가 아니라, 환자의 기침상태가 개선되지 않고 지속되어온 병증이 있었던 것이다. 다시 말해서 환자의 치료가 부적절하거나 혹은 현재 스스로 자가 관리를 잘하지 못했다라기보다는 환자의 병변이 과거 어떤 일로 자존심의 상처를 입고 심폐기운이 훼손당하여 중병의 초입단계로 병발한 상황으로 보인다. 그러하니 일반적인 치료를 받아도 호전되지 않고 지속된 것인데, 향후 어떤 의학의 치료를 하느냐에 따라 예후가 달라질 것으로 보이며, 적절한 치료를 꾸준히 하여야 근치에 도달할 것으로 보인다.

【사례 2】

40대 후반 여성으로 같은 폐병의 추정환자로 지난 2개월 전 내원하여 지속치료 중이다. 지금도 그렇지만 당시는 심신(心身)의 훼손상태로 직장 내에서 몸을 가누기 힘들 정도로 불량하여 내원하였다. 최근 건강검진의 결과로 역류성 식도염, 위염, 간 이상 등의 진단을 받았는데 최근 들어 기침 감기기운이 1개월가량 지속되었다. 환자 또한 태음인 목양체질로 좌우맥 1지(指)의 훼손상태가 폐병(폐암)임을 말해준다. 좌우 모두 손상을 받아 완고함을 보여주고 침울(沈鬱)한 기운은 심리적 위축상태를 보여준다. 7년 전쯤 부군을 잃고 자녀부양을 위해서 열심히 직장생활 중인데 삶에서 별다른 재미와 기쁨이 없어 보인다. 그런 상태가 심폐기운을 약화시킨 것으로 보이는데 치료 중이나 별다른 차도가 없이 유지되어 예후를 어둡게 하고 있다. 삶의 방향전환이 필요하다.

그 뒤 양방정밀검사를 실시했는데 폐에 작은 혹이 있으나 양성으로 추정되고 별다른 증후는 발견되지 못했다. 환자의 자각적인 증상과 증후는 6개월의 치료과정에서도 시작시지로 근치되지 않은 상태로 진행되었다. 6개월이 지나서야 암증으로부터 벗어났으나 병색은 아직도 남아 있다.

백혈구수치 이상, 심장박동 이상자의 한방진찰

최근 현기증으로 병원진찰 결과, 백혈구수치가 2,000으로 낮고 심장박동의 이상으로 심장병이 의심된다고 내원하였다.

2년 전 혈액 부족의 증후로 1차 한약을 복용한 분인데 당시 단 1회의 진찰이었지만 여전히 혈허(血虛)의 증후로 맥은 세(細)하고 소화장애기 있었다. 지금도 그 상태의 연장으로 혈허로 인한 빈혈, 백혈구수치 이상인데 심한 상태가 아니라서 2개월 한방치료로 치유될 것으로 보인다. 문제는 이를 야기하고 심장부정증상을 야기한 상태이다. 침안시(沈按時) 현긴맥(弦緊脈)은 과도한 긴장상태를 유지하는 바, 부정(不定)의 맥 상태는 아니다. 즉, 다른 정밀 검사상 부정맥 등 심장병으로 나타날 것이 없고 당시 일시적인 상태로 추정되었다. 일시적이나마 심장의 불편함을 유도한 것은 바로 짐스러운 상황 때문이라고 본다. 상담하여 본바, 직장에서 모든 일을 도맡아 스스로 해결해야 하는 어려움이 크고 또한 대학원 진학문제로 가족의 도움 없이 스스로 알아서 해야 하는 고민으로 끙끙대었다고 한다. 심적으로 많이 불안해하고 고됨을 토로한다.

즉, 한방진찰의 결과는 다음과 같다.

① 혈허(血虛)로 인한 빈혈로 2개월간 보양치료를 요함.

② 심장박동 이상은 일시적이며 심장 자체의 문제는 아님.

③ 문제의 원인은 과도한 긴장성 스트레스로 이의 이완이 필요

부정맥(不整脈) 환자의 한방진찰

60대로 안검연축 증상으로 4~5년째 지내고 있는데 치료해도 소용이 없다고 내원하였다. 또한 부정맥 증상이 있는데 양방에서 1차 수술을 권하였지만 환자가 거부하고 약물치료 중이다.

● 한의진찰의 결과

체질은 태음인으로 좌우맥이 확연한 부정맥상태이다. 안검연축은 신경장애로 심장의 부정맥 상태와 간접적인 연관이 있어 보인다. 이 또한 노화로 회복이 쉽지 않아 보인다. 환자의 말처럼 "기운이 좋으면 괜찮다가 떨어지면 반복한다"는 것이다. 심장병의 상태는 서울* 병원에서 전기충격요법(?)을 실시하여 3개월간은 괜찮다가 다시 발생했다며 심장수술을 권유받았는데 지방에 내려와 약물치료 중이다. 그런데 좌우맥이 부정(不定)한 상태가 심하여 예후는 예측하기 어려워 1차 수술을 권유하였다. 하지만 마음이 편하지 않은 것은 과거 본원에서 심장병진단자가 수술이 잘못되어 사경을 헤매다가 다행히 목숨을 건진 일이 있었다. 이렇게 심장수술은 위험이 있기 때문이다. 한방치료로 심장의 부정맥 상태를 개선하기 위해서는 최소 6개월간 꾸준한 치료를 해야 하는데, 얼마 전 같은 태음인 두 분이 심장병으로 치료하였는데 한 분은 심장기운 25%밖에 남지 않은 실로 급성심근경색을 유발할 수 있는 위험한 위중환자였다. 다행히 꾸준한 치료 덕에 호전되어 상태가 안정적으로 좋아져 위험한 상태에서 벗어났다. 신뢰 없이 이루어지지 못할 병이다.

위염인가, 위암인가?

46세 부인으로 현재 2개월째 치료 중인 환자 이야기이다. 환자는 처음에는 자동차사고 후유증 허리통증으로 입원 치료 중이었는데 진찰을 하니 위(胃)의 암증(癌症)이 추정되었다. 몇 차례 보니 확연하여 치료를 권유하였고 내시경검사도 권유하였다. 물론 양방에서 나타날 정도는 아니었지만 그렇다고 검사를 하지 말라고 할 수는 없었다. 환자에게도 그런 사실을 알렸다. 환자는 작년 역류성식도염 진단을 받아 치료하여 치유된 것으로 알고 있었다. 병중하다는 말을 듣고 내시경을 해 보니 다시 위염이라는 진단과 함께 당시 1~2개월간 약물치료를 권유받았다. 환자는 간혹 소화불량을 야기하여 왔는데 완고한 상처로부터 비롯됨을 알 수 있었다. 과거 상처는 평소 믿은 사람으로부터 모함과 질타 괴롭힘을 당하여 이제는 다 잊고 포기하였다는데 상처는 아직 남아 있었다.

우측 2지 비위(脾胃)의 맥상이 손상된 훼손상태로 유지되고 소음인인데도 불구하고 중침안시 촉지되어 비위의 병증이 완고하고 종양의 상태임을 알 수 있다.

환자는 신뢰를 가지고 2개월째 치료에 응하고 있다. 완고한 보수적인 성향으로 과거 상처를 파악하여 상황을 공개했지만, 방심(放心)하는 마음이 극히 적어 자신의 틀 속에서 벗어나지 못하여 회복은 빠르지 않지만 원칙을 고수하니 회복되는 것은 시간문제일 것이다 (이후 6개월간 치료로 치유되었다).

담낭의 문제, 조기진단과 결과, 그 원인에 대한 한방적 이해

40대 남성으로 작년 담낭의 절제술을 하고 현재는 기력부진, 소화 불량, 모발탈락 증세로 보신 차원에 내원하였다. 진맥을 하니 내장의 병증은 없어 보이나 좌측의 현(弦)울(鬱)한 기운이 긴장된 상태를 유지한다.

2009년 초진 내원 시에는 간울체의 병증 상태를 확인하고 처방을 받았다. 4회의 한약을 복용하여 치료했지만, 2011년 2월 결국 담낭의 종양이 있어 암의 여부 확인을 위해 내원하여 보니 내 진단결과는 암은 아니었다. 지난 문제는 그동안 지속되어 왔던 것이다. 이후 양방에서는 담낭벽이 두꺼워지고 담석증까지 있어 수술로 제거하였다. 병인을 먼저 알았지만 해결하지 못했고 끝내는 수술까지 한 것이니 미리 진단한 바의 의미가 약하다.

현재 상태 또한 어쩔 수 없는 환자의 상황이 있는데 간담의 스트레스 상태이다. 부인이 말하길, 환자(남편)가 회사와 전화하는 내용을 옆에서 듣고 있으면 자신도 답답하고 스트레스를 받는다고 한다. 환자가 너무 집착하고 철저히 하려는 습성으로 갈등과 스트레스가 많다는 것이다. 병인은 외부에 있는 것 같지만 이를 수용하고 받아들이며 조절하거나 극복하는 것은 모두 자신의 영역이다. 외부에서 어떠하든 그것이 나에게 미치었다면 그 미친 바, 혹은 피해를 입거나 훼손을 입은 바는 바로 외부의 그가 아니라 바로 나이다. 그러므로 해결의 내용도 밖을 보는 것이 아니라 나를 바라보고 다스리도록 해야 한다. 밖은 밖의 문제이다. 나의 내부의 문제가 아니다. 병인을 다스리지 못한다면 다시 다른 병증으로 나타날 것이다.

상세불명의 황달 지속, 그에 대한 한방적 이해

휴대전화로 전화가 왔다. 평소 신뢰하는 한의사가 자신의 원내 환자를 소개할 테니 진찰을 한번 해주라는 것이다. 환자를 보니 12월 말부터 현재까지 양방병원에 입원치료 중이다. 처음 1개월간 종합병원에 있다가 해결되지 않아 대학병원으로 옮긴 지 1개월째를 지나고 있다. 처음에는 감기로 인해 양방병원을 찾았는데 병원에서는 환자가 평소 천식을 앓아 건강보조식품을 복용 중에 독성간염을 일으켜 간수치가 올라가면서 황달이 왔다고 하여 그리 알고 왔다. 그러나 현재 간수치(GOT 등)도 여전히 좀 높은데 황달수치가 계속 조금씩 오르고 있고 눈의 황달(내가 보니 몸의 황달도 좀 있음) 상태가 유지되나 양방에서는 원인불명, 상세불명의 상태로 있어 환자, 보호자는 답답한 상태이다. 환경과 분위기를 바꾸어 보라고 병원에서는 퇴원을 권유하지만, 보호자 입장에서는 환자가 어떻게 될지 몰라서 좌불안석이다. 그래서 평소 지인의 한의원을 찾았는데 그곳에서 본원을 소개하였다.

● 한의진찰의 소견

피부색이 전체적으로 어두우나 눈의 황달은 확연하고 피부도 조금 비친다. 좌측 맥을 먼저 잡으니 소음인 수양맥(2형맥)이며 간담의 병증은 보이지 않는다. 간담의 미발견 암증은 없다. 3지 강침안시 촉지되는 병사(病邪)는 소음인 신수열표열병증(腎受熱表熱病症)을 볼 수 있다. 우측의 맥을 보니 2지가 유실(有實)하게 촉지되어 체기(滯氣)의 비위(脾胃) 병변임을 보여준다. 다소 훼손된 상태를 나타내고 있다.

침 시술 중 기(氣)측정을 해 보니 병사의 감지가 나오지 않는데 이는 장수유전자형 순수상태이기에 가능한 것이다. 그러니 더 병중함을 직감했다. 또 양방에서 검사가 안 되었구나 생각이 들었다. 침 시술은 수양2＋신사방이며 암의 사진(寫眞)에는 췌장＞위의 암 사진에서 양성반응을 한다.

즉, 환자는 췌장에서 위로 전이 중인 상태이다. 아마도 췌장의 끝 우측 상복부 담낭에 부정적 영향을 주어 황달이 발생했는지 모른다. 현재 병의 깊이는 중증이나 환자의 에너지는 이를 감추고 있다.

【예후】

1) 아직까지는 중증상태로 머물러 있어 적절한 치료를 받으면 치유 가능할 수 있는 상태이다.

2) 그럴 확률은 매우 낮으니 본원의 신뢰문제와 양방의 현 진단기기로는 한계가 있기 때문에 진단되지 않는다. 그러니 뒤늦게 암증으로 진단될 확률이 높다. 황달수치가 높아지는 이유는 췌장의 문제가 간담에 부정적 상황을 야기하기 때문이다. 물론 신장이 원발처임은 두말할 것도 없으나 수년 이후에도 신장의 건강성에 의해서 운명은 좌우될 것이다.

3) 양방에서는 모르고 식품에 의한 간독성을 논한다. 만약 환자가 한약 복용 중이었다면 한약에 덤터기를 씌울 확률도 높은 상황이다. 오진(誤診)은 이러한 곳에서도 일어난다.

간염을 앓았다고 간장의 상태를 걱정하지만 실제는?

우측 무릎관절 내측 통증으로 내원한 외국인이다. 침 시술을 하는데 진찰하면서 환자는 수년 전 자국에서 간염치료를 하여 치유되었는데 최근 피로하고 컨디션이 불량하여 간의 상태를 걱정한다. 또한 슬관절도 무슨 원인인지 알고 싶어 한다.

무릎 내측 통증은 수개월이 되었는데 별다른 통증이 없으나 오래 앉아 있거나 누워 있다가 일어날 때 무릎에 통증이 온다. 상태를 보니 조금 부은 상태이나 TEST상 연골 및 인대염증도 아닌 단순한 근육통이다. 아마도 자세불량이나 무리한 자세로 오래 있어 발생한 것으로 보이며 5회 전후 치료하면 해결될 것으로 보인다.

문제는 내장이다. 환자는 간을 걱정하는데 좌측 간맥은 아무런 병증이 보이지 않는다. 그런데 우측 2지 비위맥은 활현(滑弦)하면서 병사(病邪)가 촉지된다. 이는 완고한 병증, 비위(脾胃)의 암증(癌症)을 의미한다. 원래 태음인은 강침안시 2지가 촉지되지 않아야 정상인데, 2지의 확연한 촉지와 유지는 그 부위의 기혈응체된 상태(즉, 종양)를 의미한다. 병사까지 촉지되니 암증에 이른 것이다. 체질이 태음인이라서 완고하게 견디고 버텨서 현재까지 왔고 앞으로도 한동안은 이러한 상태를 유지할 것으로 보인다.

어느 중병환자의 진찰 – 간병(肝病)

30대 중반으로 얼마 전 건강검진 중 비만도가 높고 중성지방 및 고지혈증, 지방간, 간수치가 높고 혈압까지 높게 나오며, 역류성 식도염증 및 소변 불리증(시원치 않게 나옴) 등으로 불편하여 내원하였다. 공사 직원으로 지난 1년간 육아휴직을 지나고 있는데도 불구하고 이런 불건강한 상황이었다. 환자는 흔히 부러워하는 공사에 다니지만, 다시 모 시험 준비 중이었다. 성격상 움직임을 싫어하고 활동, 운동량이 적어 내부생활이 일상이라고 한다.

● 한의진찰의 소견

1. 간(肝)과 관련된 현맥(弦脈)이 좌우 모두 중침안시 확연이 감지된다. 강압 시 완고함이 마치 혁맥(革脈)과 같이 유지하니 완고한 상태이며 병중한 상태임을 보여준다. 좌측의 현맥은 2지를 중심으로 1지에서 3지까지 모두 촉지된다. 우측은 비위맥인 2지가 중심으로 좌측보다는 현한 정도가 못하지만 확연하다.

    여기서 완고하다 함은 맥상 쉽게 사라지지 않고 완고하게 자리 잡고 있어 병중이 오래되었고 쉽게 해결되지 않음을 의미한다.

2. 복진상 완고한 복만(腹滿)증 상태이다.

3. 기측정상 목양1＋신사담사방에 이른 위중상태이다. 중한 간병(肝病)상태임을 보여준다.

    (울분된 분노가 누적되어) 울체된 현울(弦鬱)상태가 맥진상 좌측2지에서 상충1지, 아래 3지까지 영향을 미치는 것은 간병이 상충하여 식도(역류성식도염)와 아래 전립선까지 기울체증(소변불리증)을 만든 상태임을 보여준다.

* 어떻게 간병의 원인은 울분(분노를 억울하게 참고 눌러서 발생하는 것)이라고 단정할 수 있는가?

    간병은 바이러스, 약물, 음주, 다른 식이문제 등의 원인에 의해서 발생, 악화, 지속될 수 있다. 환자는 과음자도 아니고 약물 남오용 지속자도 아니다. 실제로 식이나 운동부족으로 지방간 정도는 될 수 있지만 간병을 암화(癌化)까지 악화시키기 위해선 강력한 해로움이 필요하다. 또한 복부의 적취상태는 기울체증의 상태를 그대로 보여준다. 불규칙한 식사도 조금 영향을 미치나 미흡하다. 강한 정신적 울체가 아니면 병발할 것이 없다.

간병(肝病) 추정자의 상태

【사례 1】

피로가 가시지 않는다고 단순히 보약을 짓기 위해서 내원한 42세 남성은 난치성 통증으로 치유된 부인의 권유로 내원했는데 피로상태에 놓인 지 수년이 지나 만성화된 상태로 살고 있었다.

현대인의 만성피로는 단순한 과로의 지속이나 영양의 결핍 혹은 불균형이 있을 때 그 외 질병 후유증으로부터 중증 질병이 있을 때 동반되어 나타나는 증상이기도 하다.

환자의 안색을 보니 누렇게 된 것이 만성화되어 누적된 피로상태를 보여준다. 진맥을 하니 소음인 수양체질로 좌우맥이 다소 유근한 편이라 안심이 되었지만, 유독 우측 1, 2, 3지가 침안시 현활(弦滑)맥이 확연하다. 이는 간의 병증을 의미하고 완고함을 말해준다. 양방에서는 전혀 이상이 없을 상태이지만 간암의 병증이다. 그래서 술과 생고기를 삼가고, 과로 또한 주의할 것과 규칙적인 생활도 권유하였다. 환자는 그렇지 못하고 정반대로 살고 있다고 한다. 약증은 승양익기탕증이며 수양침으로 양호한 상태로 경증이지만, 기(氣)측정상 간암사진에 양성반응이다.

같은 날, 최근 종합검진을 하였는데 갑상선기능항진이라고 만성 피로와 무기력 상태에서 사위(단골환자)가 장모(70세)를 모시고 내원 하였다. 사위는 광주에서 장모님(환자)이 살고 있지만, 환자의 시어 머니를 모시고 있고 남편도 칼 같은 데가 있어 상처를 받았을 것이 라면서 조금 떨어져 있는 것이 좋을 것 같다고 입원치료를 원한다. 최근 대학병원에서 검사한 종합검진표를 보니 소견상 간기능 이상 (GOT, GPT－44/89 수준)과 위내시경상 '장상피화생 및 위용종 소 견으로 조직검사를 시행한바 만성위염 및 장상피화생 소견' 기록과 이로 인해서 '1년에 1회 위내시경검사'를 권유받은 상태이다.

【사례 2】

한방진찰을 해 보니 좌우맥 중 좌측은 다소 양호하게 느껴지나 우 측은 병변이 확연하고(삽울) 침안시 허손된 기운은 선천적인 문제를 보여준다. 안색과 망진상 보아도 억울한 상태의 면은 의지와 끈기로 극복해온 자아상을 보는 듯하다. 과거 허리도 아팠는데 지금은 괜찮 다고 하나 좌우 고관절이 외전되고 허리는 후만이 심하여 걷는 모습 이 팔자걸음처럼 다리가 벌어져 버린 전형적인 허리불량자 모습인 데도 불구하고 허리의 통증을 호소하지 않는다. 침증은 수양2신사·비보방(위중단계)에 비위의 병증, 간의 병증이 이미 암으로 중증임을 보여준다. 현재 양방에서는 간기능 이상으로 한약복용을 주의하라고 하였다 한다.

이러한 간암증의 위중(危重)단계에서 한약치료로 치유되려면 1년 이상 꾸준하고 정성된 치료가 필요한데 나이가 있고(노화) 병이 중하여 완치가능성도 보장할 수 없는 상태이다. 한방치료 중 뒤늦게 양방진단으로 간>위암의 상태를 알고 혹시 한약을 탓할까 걱정되기도 한다. 환자보호자의 신뢰가 있지만 명확히 해두어야 한다. 문제는 환자의 건강인데 의료현실에서는 이렇게 상황에 따라 의사 자신도 주의를 해야 한다.

* 이런 사례(간에서 위로 전이) 환자도 간혹 보았는데 매년 검진을 하는데 1년도 채 되지 않아 '간에서 전이된 위암(즉, 말기)'의 진단을 받고 내원하는 경우이다. 앞서 밝혔지만 현대진단에서 특히 간암에서 정확한 진단이 뒤늦어지는 경우를 본다.

IgA 신증의 환자, 늘 아플 수밖에 없는 상태 진찰 소견

30대로 주소 증상은 후두부의 경추통 및 목에 무엇이 걸려서 내려가지 않는 증후인 매핵기 증후로 내원하였다. 목의 불편함으로 내시경 진단상 단순 위염으로 다소 위벽이 얇다고만 한다. 진찰을 하면서 환자는 10년 이전인 20대 초반에서 IgA 신증(腎症)이라는 진단을 받았는데 당시 복통으로 병원에 가서 진단받게 되었으며 당시 있던 단백뇨는 현재 없다고 한다.

● IgA 신증(腎症)의 몸 상태 진단
1. 체질은 마른 체형으로 우측 3지 및 좌측의 3지 모두 허약하며 좌측은 삽(澁)할 정도로 훼손된 맥상을 보인다. 좌우 3지는 신장경락을 의미하여 신장 병변을 추정할 수 있다.
2. 기측정상 소음인 수음체질에 이허한증(裏虛寒症), 소음인 소음병

변에 해당된다.

3. 과거력으로 보아 신장은 훼손된 조직세포의 상태로 현재 존재하여 적극적인 한방치료를 시행하면 회복될 수 있을 것으로 여겨진다. 하지만 훼손된 정도가 망양상태이고 건강단계로는 중증 정도에 해당되기도 하여 일상생활과 일반치료로는 회복되기 어려운 상태라서 현재 상태로 유지, 방치될 수 있겠다. 또한 체력저하와 기력부진을 늘 동반할 것이며 어떤 부위든 염증이든 쉽게 발생하기도 하고 반복적으로 앓을 수 있다. 즉, 병으로부터 자유롭지 못하고 항상 여기저기 불건강한 면을 가지고 이 병원 저 병원 다닐 수 있다.

만성 방광장애의 원인

틱을 앓아 치료하였던 아이의 모친으로 상담차 내원하여 보니, 지난 1년간 근처 양방병원에서 소변불리 및 소변삭 증세로 치료를 받았다. 방광염증으로 보았으나 염증 검사상에는 반응이 없이 양약을 복용하면 조금 낫는 듯하다가 1년이 지나도 여전하다고 한다. 하복부의 팽만감과 당기는 증상이 동반된다. 그 외 증상은 전신무력증으로 힘이 없어서 어떤 일-예를 들어 운동이나 문화센터의 교육, 알바-도 하지 못하여 집에서만 생활을 한다. 얼굴은 곱게 화장을 하여 눈에 띄는데 진맥을 하니 소음인 수음체질로 좌우맥이 침안시 현세(弦細)하다. 하복부의 기혈이 울체되는 상태라서 소변불리, 삭한 증후는 나타나겠지만 전신 무력한 상태는 결코 아니다.

그런데 왜 기혈이 응체된 상태로 지낼까? 조심스럽지만 부부관계를 물어보았다. 환자는 1년에 한두 번 정도 부부관계를 할 뿐이라. 몸도 너무 피곤하여 남편이 가까이 오는 것 그 자체가 거부되고 남편이 사정하면 한 번씩 하는 정도인데 평소 이에 대한 남편의 불만도 크다. 상태가 이러하여 부인은 현재 친정으로 들어가 생활하고 남편과 별도로 떨어져 주말 부부로 살까 고려 중이라고 한다.

하복부의 기혈응체는 적절한 부부관계가 이루어지지 않고 스트레스가 하초에 누적되어 발생한 것으로 보인다. 이로 인한 유사 방광염증 증세를 보이고 있다. 전신무기력감 호소는 심리적 원인일 뿐 몸 자체의 상태는 아니며 부부관계의 기피 또한 몸 자체의 원인은 아니라고 사료된다. 부부간 풀어야 할 숙제가 자신에게 있음이다.

방광염으로 1년간 양방치료 중

방광염으로 1년간 치료 중인데 지금은 대학병원에서 항생제로도 치료되지 않아 최근 들어서는 강력한 주사로 매일 10일째 치료하는 중 내원하였다. 낫지를 않아서 정밀검사-방광역류 검사?-를 입원하여 해 보아야 한다고 한다.

20대 젊은 나이에 세 아이의 엄마로 자녀를 양육하고 있다. 아이들이 다 유아로 세 아이 양육과정에서 받은 심적인 힘듦이 병발의 원인이 되었을 것으로 추정되는데, 양방의학에서는 바이러스가 강해서 그러하다고 여겨져, 원인을 1차 바이러스에서 찾은 것이다. 그러나 바이러스는 검출되지 않고 항생제 또한 듣지 않을 수밖에 없다. 이러한 상태는 흔히 면역력, 저항력의 저하 때문에 발생한 것이다. 그 원인이 어찌되었든 한방치료를 한다면 회복 가능할 것이다.

한의학에서 재발되는 방광염증과 같은 질환은 치료하기 쉬운 질환이겠다(비슷한 질환으로 요도염이나 질염도 그러하며, 자주 앓은 기관지염 등도 그 부위만 다를 뿐 동일한 선상에 있다).

치료는 장부변증을 통해서 장부상태를 다스리는 것이다. 장부상태가 개선되어 건강해지면, 부정(扶正)거사(祛邪)의 작용으로 병사는 자연 치유된다. 문제는 정확한 진단을 통한 적절한 처방을 구사하느냐에 있다.

한 난소 낭종의 한방진단

22세로 2주 전에는 평소와 다르게 생리통이 심하여 산부인과 진단을 받았는데 양측의 낭종으로 4.2cm 및 2cm 두 개가 있어 한방치료로 줄어들 수 있는 가능성이 있는지 내원하였다.

이렇게 20대 초반에 난소의 혹으로 내원하는 경우가 최근 2000년대 들어서 급속히 증가하고 있어 심히 우려스러움을 금할 수 없다. 1990년대만 하여도 거의 볼 수 없었던 상황인데 산부인과와 복지부에서는 급증하는 상황에 어떻게 대처하는지 알 수가 없다.

추정하건대 성장기에 학습에만 매달려 장기간 운동부족과 오래 앉은 자세로 생활하여 하복부의 기혈순환의 장애가 발생하는 경향이 있고, 거기에 먹을거리가 서구화되어 자연채식 위주보다는 고칼로리 음식의 섭취가 급증한 것 때문으로 보이는데 이 모두가 IMF 이후 2000년대에 들어서면서 급격히 심화, 변화된 것이다. 즉, 체육시간이 거의 절대적으로 부족하고, 서구화된 입맛으로 이제는 된장과 고추장, 김치가 없어도 식사를 할 수 있고 세계 어느 나라로 여행을 가더라도 우리 음식을 가져갈 필요 없이 세계인의 입맛이 된 것이다.

환자의 진맥시 침안시(沈按時) 세삽(細澁)으로 쇠약한데 단순한 낭종이 아니라 암증(癌症)으로 진행될 가능성이 높은 상태로 여겨진다. 우측의 병증이 깊은 것으로 보아 우측이 4.3cm이며 선천적인 원인이 깊고, 좌측은 2cm임을 예측할 수 있고 치료 시 좌측 현재의 문제로 야기된 병증은 치유가 가능하겠지만 선천적인 원인에 의해서 야기된 우측의 병증 해소는 쉽지 않음을 예측할 수 있다.

미란성 만성위염, 병은 암증에 이르고

61세 환자로 위병을 앓아 왔는데 최근 수년간 위내시경상 위염진단에서 올해는 미란성이라는 진단을 받았다. 제반 컨디션도 불량이라고 하는데 좌측 맥을 진맥하니 중침안시 현맥이라 강한 스트레스성을 유지한다. 가족관계를 보니 남편을 잃고 장애자녀와 살면서 손주를 돌보고 있다. 상황을 이해할 만하다. 강한 스트레스를 받고 병이 유지되어 온 바가 인정된다.

그런데 우측 맥에서 2지가 현실하게 촉지되고 염증의 병사맥상이 촉지된다. 체형상 태음인인데 목양맥이 아니라 토양맥이라 무엇인가 잘못되어 있다. 누워서 침 시술을 하고자 보니 우측 2지가 강침안시 소실된다. 그러하니 체질맥은 목양인데 우측 2지가 좌시 촉지는 종괴를 의미한다. 병사까지 존재하는 것은 암증을 의미한다. 미란성 위염에서 위암으로 전이 중인 상태이다. 부인의 치료차 내원하였지만, 어깨가 아프다고 침 시술을 한 번 받아 보겠다고 한다. 진맥을 하니 태음인 목양체질인데 우측 2지의 비위맥상에 염증적인 병사, 훼손의 삽울함이 분명하다. 이에 "위장에 염증상태가 있다"고 말하니 환자 왈 "얼마 전에도 진단하였는데 미란성 위염"이라고 한다. 오래되었다는데 직장이 늦게 끝날 때가 많고 술자리도 많으며, 점심도 바쁠 때에는 건너뛸 때도 종종 있다며 불규칙한 식습관과 직장 내 과도한 스트레스 상태를 말한다. 비위의 맥상은 훼손상태로 보아 단순위염이 아니라 암증(癌症)에 이르는 상황이라 치료를 1차 권하니 받아들여져 치료를 시작하였다.

신장투석 직전의 중증 환자의 진찰

60대 환자는 처음 2년 가까이 기침이 지속되어 내원하였다. 그런데 병중하여 살펴보니 7~8년 전 신장(腎臟) 이상으로 양방치료 중에 최근까지 점차적으로 악화되어 투석을 해야 할지 모르는 단계라 한다. 안색은 전신무력과 쇠약, 허탈상태로 망연자실한 기운처럼 허손된 상태라 예후를 예측하기 어려워 보인다.

처음 내원했을 때 진맥상 소음인 수양맥처럼 미미(微微)하여 예후가 난치상태인 중한 망양말증에 도달한 것으로 나타났다. 그런데 치료과정 2주가 지나면서 태음인 목양맥상이 나타나기 시작하여 살펴볼 수 있었다. 2개월 가까이 치료하면서 다행히 좌우맥상이 나타나고 유근(有根)해지기 시작하여 생명력이 다소 보완되었다. 기침은 치료 1개월이 지나면서 소실되었다.

환자는 어떻게 하여 아프게 되었을까? 상담하여 알게 된 사실은 시집살이보다 남편과 갈등이 심한데, 함부로 대하여 현재는 별거 중이다. 그런데 안타깝게도 참고 지내면서 자식 하나가 어머니 맘을 알아주고 조금만 참고 지내주라고 하던 의대생 아들이 그만 사고로 운명하면서 그 이후 급격히 건강이 악화되었다. 삶의 의미와 희망이 사라져 생기를 잃어버린 것이 아닌가. 간혹 이와 같은 처지의 환자를 보면 중증의 상태로 나빠져 있고 쉽게 헤어나지 못하는 경향이 있다. 생기를 잃어버린 상태에서는 어떤 기대효과를 나타낼 수가 없다. 지난 2년간 폐기훼손으로 기침이 지속된 것을 치료해내지 못했던 것처럼.

맥진(脈診) 및 기(氣) 측정으로 확인된 위중 환자(1)

* 여기서 위중(危重)이란 병이 중하여 난치성으로 치료 불가능하여 운명할 수 있다는 매우 중한 상황을 말한다.

50대 남성 환자로 통풍(痛風)으로 인해서 치료차 내원하였다. 안색은 좋아 보이는데 진맥을 하니 좌측 1지가 소실(消失)되어 없는 상태이다. 진맥하자마자 '내가 구할 수 없는 사람이구나' 느꼈다. 13일간 지켜보면서 환자 상태를 보아 온 결과, 태음인 목양체질이라서 어떤 증후, 증상도 표현하지 않고 있다. 병발은 간담(肝膽) 부위로 퍼져 있는데 소화기 장애도 없다. 수회에 걸쳐 진맥과 침 시술 시 기측정상 목양1+신·담·방광까지 위독상태를 그대로 보여준다. 다행히 10일 동안 집중적으로 치료하여 좌측 1지가 조금 돌아와 보였고 침증은 목양1+신·담까지 위중상태로 약화되어 호전을 보였다.

위독한 상태에서도 증상이 경미하거나 전혀 없어 보이는 환자는 유독 태음인 목양체질인 경우가 대부분이다. 1년 전 본 한 분도 상태를 뒤늦게 파악하여 침증, 약증이 위중한 병증이다. 병명을 뒤늦게 알아-전격성 암증-양방 입원치료 2개월 만에 운명한 경우도, 병사나 증후가 마지막 상태에 이르러서야 나타난 경우이다. 그 외 몇 사람의 경우를 알고 있는데 그렇다.

맥진(脈診) 및 기(氣) 측정으로 확인된 위중 환자(2)

30대 초반 여성으로 임신을 준비하는데 우선 소화기 장애를 치료하고자 소문을 듣고 내원하였다. 어려서부터 소화장애가 있었으며 1년 전 결혼 이후 악화되었는데 조금만 먹으면 답답하고 체기와 함께 가스가 차고 더부룩하여 소화불량과 대변이 부실하고 불규칙하다고 한다.

● 한의진찰의 소견

1. 진맥에, 유약(濡弱)하게 허손(虛損)되어 있어 망양증(亡陽症)에 오고 가는 맥이 불일정(不一定)하여 심히 훼손(毁損)된 상태임을 보여준다. 또한 병사(病邪)도 심하지 않으나 감지(感知)되어 중병(重病)임을 말해준다.
2. 복진(腹診)을 하니 위, 대장 전체(全體)의 적취(積聚)가 확연(確然)하여 난치(難治) 및 불치에 근접한 위중, 위독상태를 맞이하고 있음을 보여준다.
3. 환자는 대장암증의 말기 불치의 상태에 근접한 수준에 있다.
4. 환자는 오랫동안 병색을 참아왔고 최근 1년 사이 급격히 더 악

화된 것으로 추정된다. 신앙이 깊어서 병색과 병사가 미약하지만 위중한 상태임은 어쩔 수 없다. 환자의 지성(至誠)과 보호자의 정성(精誠)으로 다스려 기적이 일어나길 진심으로 기도한다.

앞의 환자보다는 가벼우나 그 이전단계인 중(重)환자(1)

15세 여학생으로 생리과다, 비염치료를 원하는데 현재 갑상선약과 피임약까지 복용하고 있다. 어려서부터 자주 아팠는데 구역감과 소화불량, 복통, 두통의 증상이 초등학교 6학년 때부터 더 심해졌다고 한다. 약의 부작용도 있지만 병색이 있어 내원하여 치료하길 당부하였다. 그런데 한약복용 중에도 복통이 심하여 양방병원의 진찰 결과, 위 및 장이 모두 헐었다는 진단을 받았다. 전에 진찰 시 무엇보다 위, 장의 소화기능이 안 좋다고 치료를 해야 한다고 미리 상태를 언지하여서 그러한지 양방진단을 다시 받고도 한방치료에 응하고 있다. 1월에 8회, 2월 4회 외래 치료 중이다.

1. 맥진상 좌우맥 활(滑)하면서도 세삽(細澁)한 기운이 감지된다. 비위의 울체로 인해서 우측 2지가 가볍지만 중침안시(中沈按時) 촉지된다.

2. 복진상 복부 위 및 소대장부위 장막, 복막 내 작은 결체(結滯)가 많다. 단순한 소결체를 지나 적취(積聚)를 형성하고 있는 형상이다.

* 앞의 환자는 이러한 단계(段階)와 상태(狀態)를 지나서 그렇게 된 것으로 추정된다. 또한 이 아이도 치유되지 않으면 앞의 환자와 같은 적취의 상태가 위중, 위독한 상태로 병변이 악화 진행될 수도 있다.

앞의 환자보다는 가벼우나 그 이전단계인 중(重)환자(2)

20세 대학생으로 모친이 입원 중에 자녀의 건강상태를 상담하여 진맥을 하니 확연한 병증이라서 진찰받고 치료를 시작하였다. 좌측의 침안시 병사 확연하고 세삽울한 기운이 난소 주변의 병증[암증(癌症)]임을 말해준다.

환자의 증상은 생리통이 심하여 진통제를 복용할 정도인데 중학시절 이후 현재까지 그렇다고 한다. 한약치료는 처음이라고 한다.

1. 맥진상 완활(緩滑). 앞의 환자는 좌우 3지, 특히 우측의 삽(澁)한 기운이 감지된다. 유전적인 성향이 강하다.

2. 복진상 위 환자와 다름은 복부 위 및 소대장부위 장막, 복막 내 소결체를 지나서 취(聚)와 적(積)의 형상으로 멍울이 완고하게 전체가 유지된다. 지난 1개월간 집중 치료로 다소 세삽한 기운과 결체의 병사는 호전되었지만 적취는 아직 여전하다.

* 같은 체질병증의 환자로 하초의 병변 진행과정을 보여준다. 침증, 약증의 건강단계는 다만 한 단계 심한 상태. 첫 환자보다는 한 단계 더 나은 상태였다. 대체로 이때는 치유가능성이 높아 치료해볼 만하다. 이 환자도 1개월간 치료로 호전 중에 있다.

만성기침, 단순하지 않은 상태

만성기침으로 같은 날에 두 분의 노년분이 내원하였다.

1. 한 분은 68세로 증상은 2010년 11월부터 현재까지 1년 3개월째 기침이 지속된다. 처음에는 과거 8년 전에 흉선암(癌)에서

폐로 전이된 상태로 치료한 병원에서 약을 처방하였으나 폐에 작은 종괴 하나가 남아 있다고 하나 실질적인 암은 없는 상태이다. 현재 진행 중인 만성기침에 정밀 검사상 어떤 특별한 원인을 찾을 수 없는 상태로, 내원하여 진찰해 보니, 소양인 체질로 진액고갈의 망음(亡陰)의 상태로 음허화동(陰虛火動), 신허범폐(腎虛犯肺)한 상태이다. 양방에서는 어떤 검사로 나타나지 않아 마치 알레르기 기침처럼 밤마다 지속되어 어렵게 내원하였다. 보음(補陰) 보신(補腎)의 처방을 하여 치료한다.

아직 암증이라고 단정을 지을 수 없으나 망음(亡陰)도 지나지만 말증(末症)에 이르러 암증으로 병발할 수 있는 상태인데 지난 암증과 유관할 수 있다.

2. 다른 한 분은 78세 노인으로 최근 1년간 밤잠을 설쳐가면서 남편의 간호를 한 이후 20일이 지나도 기침이 가시지 않고 있다. 양약을 복용했으나 소용이 없어 내원하여 진찰해 보니 소양인 체질로 지난 과로로 인해서, 좌우맥이 미약하게 된 쇠약(衰弱)상태로 한계점에 도달하여서 발생한 병사는 감기기운으로 나타나 나갈 줄을 모르고 있었다. 적절한 보신(補身)으로 건신(健身)하게 하여야 병사(病邪)로 떠나가 기침, 해수의 증상이 소실될 것으로 보인다. 즉, 부정거사(扶正祛邪)의 치료가 필요하다. 쇠약함으로 보아 3개월가량 요양해야 하며 그렇지 않을 경우, 퇴행성 암증이 발현될 수도 있는 상태이다.

3. 지인의 부친(남, 74세)으로 8개월 전 폐, 늑막에 물이 차면서 기침해수가 지속되어 한두 번 시술받아 빼내기도 했으나 시골 및 광주 모 대학병원에서는 여러 검사를 시행했으나 정확한 원인

을 알 수 없다는 상태라서 내원하였다. 진찰을 하니 소음인 수양체질로 좌우맥이 모두 미약하고 훼손된 상태로 노화성(老化性) 암증의 상태라 서울 모 병원 검사를 앞두고 있어 섣불리 말할 수는 없는 상황이라서 보호자에게 "내가 진단하여 상태를 파악했는데 서울 검사의 결과를 보고 내가 말을 해줌세. 그 검사가 정확한지 틀리는지. 그러니 꼭 진찰받고 다시 내원하여야 하네" 그렇게 하고 6일 만에 퇴원하였다. 그것이 마지막이었다. 뒤에 물어보니 원인을 찾지 못했다고 하여 치료를 그만한 줄 알았다. 진맥상 아직 생존할 수 있는 기력은 그래도 남아 있을 것으로 보였다. 그런데 6개월 이후 부고(訃告)를 접했다. 조문을 가서 보니, 당시 서울에서 폐암 말기진단과 함께 6개월 시한부라는 이야기까지 들었다고 한다. 그동안 어떤 처치를 받았는지는 모르지만 제대로 치료했으면 하는 마음이 앞선다. 또한 며칠 입원할 당시에 분명히 말을 하여 본원의 치료를 강권했어야 했나 하는 생각도 든다.

제3장 부인과 진단이야기

생리불순 2~3개월에 한 번씩 불편함이 심한 증상의 맥

진맥을 통해 알게 된 사실이지만, 좌우맥 중 한쪽 하초의 맥상이 불량하면 위와 같은 증후를 일으킨다. 즉, 한쪽 난소 쪽의 불건강성 때문에 2~3개월에 한 번씩 심한 생리통증을 일으킨 것으로 추정된다. 생리 시 한 번은 대수롭지 않게 지나는데 다음 달에는 그렇다. 이러한 것은 한쪽 부분의 하복부는 기혈상태가 양호하고 생리 시 불편함이 없지만, 다른 한쪽은 하복부(특히 난소 쪽) 기혈이 응체되고 훼손된 상태로 놓인 불건강성으로 인한 배란장애와 호르몬 분비의 이상을 초래하여 자궁이 비후해지고 무엇보다 증식되어 상태가 원활하지 않게 어혈을 형성하게 되어 박리(剝離) 시 생리통증을 갖게 되는 것으로 추정된다.

사례로 단골자의 자녀(24세)가 체력 저하로 보신차 내원하였다. 진찰상 수음체질로 소화기 위장기운이 허약하다. 그런데 우측 하복부는 불량하고 좌측은 양호한 상태이다. 그래서 위와 같은 증상이 있지 않느냐고 물어보았다. 환자는 사춘기 생리시작 무렵부터 현재까지 2~3개월에 한 번씩 생리통증이 심하게 있다고 한다. 수음체질에 곧잘 나타나는 병증이지만 그만큼 깊이 내재된 애증의 응어리는 병증을 완고하게 만들고 있다. 2개월 정도 치료를 하면 내재된 유전자는 변화하기 힘들지만 병색과 병사(病邪)를 완화시켜 생리통증이 개선, 해소될 수 있다. 하지만 병사를 유도하는 유전자는 다시 병변을 만들어낼 수 있다. 선천, 유전이 가지는 파장이자 힘이다.

생리불순의 원인진단

1. 대학생으로 원래 내원 목적은 수족냉증으로 치료차 내원하였다. 좌우맥 진찰상 소음인 체질 중에 하복부가 허약하고 이로써 수족기운으로 에너지가 미흡함이 있어 수족냉증이 발생하는데 하복부의 허약함은 생리불순 중에 생리양이 적고, 월 1회 생리를 만들어내지 못하고 수개월에 1회 정도할 수 있다. 혈실(血室)이 혈허(血虛)의 상태라서 생리가 2~3개월에 한 번씩 하는 것이었다. 그러므로 보혈(補血)하여 하복부의 기혈이 충실해지면 월 1회 생리가 자연스럽게 이루어진다. 그 원인은 대학입학까지 학업에 전념하면서 늦게 자고 식생활 등이 불량하여 정혈(精血)의 형성이 불충분하였기 때문이다. 2개월간 보신하면 생리는 정상화될 것이다.

2. 대학생(여, 20세)으로 생리불순으로 내원하였는데 1년에 1, 2회밖에 생리가 없다고 한다. 고2 때부터 그러하더니 당시에는 3개월 1회 하다가 작년부터는 거의 일 년에 1, 2회밖에 하지 않고 있다. 진찰을 하여 보니 소음인 체질에 침안시 미약한 기운은 혈허(血虛)의 증후가 심한 상태로 보혈이 필요하다. 위의 경우보다 더 심한 혈허 증상에서 발현된 경우이다. 보신의 보혈로 6개월가량 치료해야만 정상적인 생리가 나올 수 있으리라

본다. 이 상태로 굳어진다면 폐경에 이르기도 하니 평소 건강
관리가 중요하겠다.

보신차원에 내원하여 진찰 중 난소질환의 진단(1)

미혼인데 보신차원에서 내원하여 진찰해보니 수음체질 맥상으로
좌우 하복부의 난소 쪽이 불량하다. 평소 장이 다소 약한 것은 알고
있었으나 생리불순이 좀 있지만 그렇다고 하여 자궁-난소의 병증
은 모르고 있었다. 상태를 보니 분명히 난소가 좋지 않고 그다음이
대장인데 난소 부위의 정기적인 산부인과 검사를 권유하였다. 그런
데 그다음 날 환자는 걱정이 되는지 어머니를 모시고 왔다. 어머니
는 걱정스럽게 물어서 "오장육부 중 난소가 가장 좋지 않고 산부인
과 검사상 난소에 혹이 있을 수 있고 혹은 없을 수도 있으나 6개월
단위로 검사해 보시라"고 조언하였다. 아직 특별한 증후가 없으나
의사인 내가 말하니 걱정스러워 그다음 날 산부인과 검사를 하고 왔
다. 모친이 와서 말하길 난소에 1.5cm의 혹이 있어 조직검사를 실시
했고 1주일 이후 결과가 나온다고 한다.

【진단방법】
1) 좌우맥이 소음인 수음체질 맥으로 좌우맥의 내측 밑이 세현긴
   한 느낌으로 지속되어 하초(난소)의 강한 스트레스가 누적된
   특징을 보여주었다. 수음체질적인 특징으로 뇌-장(난소)의 민
   감한 성향에 의해서 다른 체질에 비해 병변발생률이 높은 것으
   로 보인다.

2) 세현긴한 맥상이 아직 암증(癌症)에 이르지 않았고 병증(病症)의
상태로써 혹(종괴)의 발생이 우려될 기운체이다.

보신차원에 내원하여 진찰 중 난소질환의 진단(2)

한 치료된 암환자의 자녀로 고교생이라 학습 능력 유지와 보신차
원에서 내원하여 진찰, 진맥을 했다. 그런데 진찰하니 좌우맥 침안
시(沈按時)에 미약하지만 분명하게 암증(癌症)의 병사(病邪) 반응이 분
명해진다. 이는 유전적인 병증으로 보인다. 아이의 임신 이전에 부
모가 암증상태에 노출된 것으로 추정되어 모친의 병력을 살펴보았
다. 아이의 상태는 밖으로 나타난 증상은 아무것도 없다. 그저 보신
차원에서 한약처방을 원하여 온 것이고 평소 불편함은 차멀미 정도
이다.

이를 확인할 수 있는 방법은 딱 하나밖에 없다. 오링테스트를 활
용한 생체점검이다. 현 의학 검사상 어떤 기기로 나타날 수 없는 상
황에서 그 어떤 치료를 권유할 수도 없다. 하지만 미발현된 암증으
로 유전적인 경향을 가지며 실제 불량한 병사(病邪)의 병증은 끝내
일정시간이 지나면 앞의 환자와 같이 염증이나 암증으로 나타날 것
이다. 시기는 10년에서 20년 사이가 될 수 있으니 20대에서 30대 사
이가 될 것으로 보인다. 또한 그 부위의 기시가 난소이지만 발현은
다른 부위로 나타날 가능성도 있다. 여러 암환자의 진찰경험을 보면,
실제 기시와 다르게 가지로써 2차적으로 발현된 암증을 가지고 치료
하는 경우를 쉽게 볼 수 있다. 그러하니 곧 재발되고 고통을 받는다.

유전적 병증이고 인지하지 못하면서 유지된 것으로 보아 성장과

정에서 소실될 가능성은 낮다.

한 자궁적출자의 건강상태

50대 초반 부인으로 지난해 6월에는 손의 염증과 장염 이후 치료로 간의 피로도 증가상태로 신체 약화되었다며 그저 상담만 받고 갔나. 그런데 9개월이 지난 오늘은 갑자기 하혈이 심하여 산부인과 진찰을 해 보니 자궁 및 난소의 종양이 커서 그렇다고 하여 이를 수술로 제거하고 왔다. 단순한 종양이라고 생각하여 수술 이후 근처 병원에서 2주 요양한 이후 본원의 요양치료를 원한다. 수술 이후 현재 증세는 현기증이 심하고 귀도 울며 두통도 있다. 간간이 소화불량이 심한데 오늘은 앉아서 소화가 되지 않아 식사를 하지 않고 싶다고 식사를 거부하였다.

진맥을 하니 우측에 우리한 울림의 2지 맥상이 병증의 존재함을 알려준다. 좌측 1, 3지는 식울(食鬱)의 상태를 보이는데 복진을 하니 병증이 확연하다. 비만(痞滿)한 부분이 배꼽 주변에 심한데 경만(硬滿)에 가까워 적취(積聚: 종괴)의 상태이다. 기측정상 확인하니 난소>대장의 암증(癌症)의 병증이다. 자궁은 정상이지만 난소와 대장의 암증인데 적출 시 조직검사를 실시하여 그 결과를 지켜보니 이후에 양성 판정을 받아 환자의 안색은 일순 밝아졌다. 현재 침증은 중증단계이고 아직 발현시간과 치유시간은 충분한 편이다. 하지만 환자는 양성의 종양이 다 사라진 것으로 여겨 본인의 난소 및 대장의 병증이 존재한다는 부분을 가볍게 여겨서 현재 입원치료만 할 뿐, 치료를 끝까지 하지 못할 것으로 추정되어 추후 암으로 발견될 수 있겠다. 실은 이전부터 난소 - 대장은 암증을 앓고 있는 상태로 추정된다.

임신가능 여부의 맥진진단

임신이란 건강한 사람에게는 자연스러운 일이지만, 임신이 되지 않는 사람에게는 큰 고역이 아닐 수 없다. 더욱이 산부인과의 진단을 받아도 원인 유무를 떠나서 수년 동안 임신이 되지 않을 때 그 고통은 말하기 어려울 정도로 크다. 그래서 4~5년 노력하다가 포기하는 경우도 적지 않다.

한의학에서는 임신 여부와 임신 중 상태 그리고 태아, 출생아의 상태 등을 결정하는 것은 부부의 건강상태와 연관이 깊다고 본다. 즉, 부부가 건강하면 언제든지 임신은 가능할 수 있지만, 그 건강 정도가 떨어지면 떨어진 만큼 임신될 확률은 낮아진다. 건강성에 심각한 문제가 있으면 임신도 어려울 뿐만 아니라 어렵게 갖게 되어도 사산되거나 임신중독으로 임신부가 위험해질 수 있고 심각하면 장애를 갖는 아이를 가질 수도 있다.

그러나 대부분 보통의 건강상태이면 임신은 가능하다. 예를 들어보면 아프리카, 남미의 불건강한 상황하에서도 임신출산율은 평균 5명을 넘는다고 한다. 최악의 조건에서도 생명을 잉태하려고 하니 자연은 생명을 우선하는 것을 본다.

임신가능성을 가능과 불가능 이렇게 크게 둘로 나눌 수도 있겠지만, 가능성에서도 불가능성의 여러 상태가 존재한다.

1. 완전가능(부부 모두 건실하여 단 1~2회 관계에서도 임신가능) >
   가능(대체로 부부가 양호하며 가능한 상태) > 허약아 임신가능 >

유산가능성(혹 저체중아)의 임신 가능한 상태 > 조산이나 난산 및 미숙아 상태 > 난임의 상태이나 임신이 되면 임신중독으로 산모가 위험하거나 기형아 출산 가능 등

2. 임신 불가능한 경우

난임 상태로 어렵게 임신 가능하나 저체중아나 유산가능성 > 난임으로 임신 시 기형아 출산가능성 > 치료에도 임신이 어려운 상태 > 절대 불가능

절대 불가능하다는 것은 도저히 수정, 착상될 수 없는 몸의 상태를 의미한다. 피임과 무관하게 무정자증이나 폐경된 경우, 이러할 때 맥이 어떤 상태인지 다양하나 병중한 맥상, 훼손이 심한 맥 상태를 보여준다. 화완맥과 거리가 멀다는 것이다.

임신가능성 진단 - 맥진을 중심으로

맥진을 통해서 임신가능성, 임신이 일어날 수 있는 상황(건강한 임신, 유산될 가능성, 조산가능성, 태아의 이상가능성 등)을 진단하지만 이의 상태를 어떻게 표하는가? 진맥 상황을 글로 옮기는 데 부족함이 커 망설임이 크다. 하는 데까지 적어보고자 한다.

1. 여성의 맥진상태를 중심으로

1) 유약(濡弱)함 정도에 따라

건실하고 완실(完實)한 화완(和緩) 맥상에서 건강상태가 약화(弱化)될수록 맥 또한 그러하다. 유약해지는 약화 정도에 따라 임신이 다

소 어려움(가능하나) > 임신 시 유산가능성 > 조산가능성 > 난임 > 불임의 상태로 분류될 수 있다.

그 맥상 기운을 감지하여 유약(濡弱), 허손(虛損)된 정도에 따라서 분류한다. 즉, 그 허손된(맥진의) 정도에 따라서 임신관련 상태가 달라진다.

여기서 허손된 정도 ≒ 맥진과 동일시한 것은 허손된 몸만큼 맥진도 그렇게 허손되었기 때문이다. 역으로 추산이 가능하다. 맥진상태로 그 몸의 상태를 읽는다.

* 참고

과로가 일시적으로 지나쳐서 마치 근(根)이 없어 보이는 허약(虛弱)한 (맥)상태라고 하여도 보신하면 바로 회복될 수 있는 상태도 있다 (10일분 한 번 처방으로 회복되니 그런 사람의 맥상을 익혀 놓고 보면 이후 감별 가능).

여기서 허손(虛損)된 경우 발생한 임신문제는 어쩌면 쉽게 회복가능하고 어떤 경우는 심히 허손된 상태에서 자연임신이 가능한데 이는 부자증(망양증) 혹은 소양인 망음증에서도 가능함을 말한다. 즉, 허손(虛損)된 상태는 있지만 현대의 기질적인 궤양이나 종괴나 하복부 기혈의 뭉침, 적취 등 실증(實症)은 존재하지 않는 허로(虛勞) 허증(虛症)을 의미하는데, 앞서 아프리카 등 제3세계 국가의 극빈층에서 임신출산율이 높은 경우를 보면 그 원인을 어느 정도 예측하게 한다.

2) 현울(弦鬱) 현삽(弦澁)의 정도에 따라

앞서 유약함은 허로 허증을 대표한다면 여기 현울 현삽은 울체된 실증상태를 의미한다. 하복부의 기혈이 응체되어 있는 경우, 이로써 난소낭종, 난소물혹, 자궁근종, 난관의 막힘 등의 상태로 발생할 수도 있는 경우, 응체된 상태는 대표적으로 침안시 현맥(弦脈)으로 보여주고 그 상태가 울체되어 울(鬱)한 기운을 보여준다. 거기에 염증, 궤양, 물혹 등의 발생은 현삽(弦澁)으로 이어져 병사(病邪)를 감지하기도 한다. 현울 > 현삽 그 하나의 상태, 예로 현울한 상태에서도 그 정도가 있으니 단순히 일시적이며 쉽게 해결될 문제라면 임신하는 데 지장이 없겠지만 그 정황이 고착화되어 하복부의 통증(생리통 및 하복통)을 유발하면서 자궁순환장애를 야기할 경우 난임의 가능성이 높아지겠다. 현삽(弦澁)함은 임신 시 야기될 아이의 문제와 함께 그 정도에 따라 임신할 경우 태어날 태아의 불건강성을 보여줄 수도 있다.

2. 남성의 맥진상태를 중심으로

남성의 경우도 여성과 비슷하나 큰 차이라면 대체로 허손된 맥진 상태가 대부분이라는 것이다. 흔히 말하는 무정자증이나 정자활동수 감소는 신허(腎虛)로 대표되는데, 그렇다고 하여 육미(六味)의 처방증만 해당되지 않는다. 체질상 소음인, 태음인도 그러하기 때문이다.

1) 신허의 허손맥

좌우맥의 침안시 허손된 상태를 보아 그 심약(甚弱)의 정도에 따라서 임신가능 낮음 > 허약아 > 저체중아·미숙아 > 불임 등으로 구별되겠다. 남성 불임의 원인은 이와 연관되어 보인다.

2) 내장병증, 기혈응체의 상태

완고한 기혈응체 또한 정자의 정상적인 생산과 활동을 방해하고 그 정자의 건강성을 약화시키는 것으로 여겨진다. 마치 체세포 복제가 가능하듯 한 세포는 전체 생명의 모든 정보를 안고 있고 대변하듯, 불건강한 몸상태는 한 정자세포도 건강하게 만들어내는 데 힘겨워한다. 물론 기혈응체된 내장병증의 상태 또한 신허(腎虛)의 상태를 동반하기 쉽다. 다만 신허의 상태는 2차적인 문제이다. 물론 실제 치료는 그 신허의 상태를 겸하여 치료하게 되어 있다. 침증과 약증은 이를 대변해준다.

예로 침증은 토양맥에 허로상태에서 침증은 가벼운 경우가 많다. 그러나 실증의 병증은 이에 추가되어 처방된다. 약증도 마찬가지로 허로라면 육미지황탕가 동충, 영지, 녹용, 오자지류라면 기혈응체된 장부의 병증은 독활지황탕이나 형방지황탕가 가미되는 병증 약증을 갖는다.

난관이 막힌 임신 불가능의 임신?

나이가 40대 초로 임신을 원하여 양방산부인과의 진단치료 중에 본원에 내원하여 상담을 받았다. 양방진단에서는 나팔관이 막혀서 임신이 불가능하다는 것이다. 그런데 본인의 진찰상 내장의 기운은 양호하고 울체된 기운상태만 있을 뿐, 자연임신은 충분히 가능한 상태였다. 자세히 물으니 다른 한 산부인과에서는 정상이라고 하였다 한다. 그 뒤 1차 시술을 하고 얼마 지나 다른 산부인과에 가니 여전히 막혀 있다고 불임상태라면서 재차 시술을 권유받았다. 수회 환자를 진찰한 나는 여전히 불임상태가 아니라 자연임신 가능한 상태라서 믿고 기다려 보라고 조언하였다. 하지만 환자는 다급하여 여기저기 돌아다녔다. 문제는 남편이었다. 건실한 체력이지만 과로 등으로 건강상태가 일정하지 않았다. 즉, 체력과 정력은 크게 떨어질 때도 있고 회복력이 좋아 나아질 때도 있었다. 몇 차례 치료를 권유하였지만 100% 신뢰를 하지 않아 양방치료에 의존하는 편이었다.

● 한의진찰의 결과 - 부인건강 이상 없음을 임신으로 확인

다시 난관이 막혔다는 부분을 해결하고자 준비 중이었는데 얼마 전 그만 자연임신이 되고 말았다. 난관이 막혔다는 산부인과 병원에서는 당황해하였지만 그럴 수도 있다고 했다나. 내 진단소견에 어찌 되었든 100% 책임진다는 의사소견에 대해서도 환자가 못 미더워하는 것은 어쩔 수 없는 현실이다.

불임환자의 고통

불임치료 후 임신한 환자의 소개로 내원하였다. 40세 부인으로 2년 전에 시험관으로 아이를 낳았지만 이후 아이가 없어서 5회에 걸쳐서 불임시술을 하였는데 실패 연속이었다. 다시 시험관을 통해서 아이를 갖고자 한다. 실패하지 않기 위해서 몸 관리를 하고 싶다고 하는데, 시술시간이 1개월밖에 남지 않아 최선을 다해보기로 했다. 그런데 20일이 지나자 환자의 몸 상태는 개선되어 자연임신이 가능한 상태로 호전되었다. 처음 내원 시 기질적인 부분보다 진액이 부족한 음허증의 상태였기에 한약복용과 침, 섭생으로 진액의 허손상태가 개선된 것이다.

안전한 임신이 가능한 상태로 회복되었는데도 불구하고, 불행히 남편은 현재 외국에 있고 다음 주에는 냉동정자를 통해서 시험관의 시술을 할 예정이다. 그런데 환자 스스로도 과거 임신 경험이 있어 자신의 몸 상태가 불임의 상태로 보이지 않는다고 하는데, 현재 양방병원에서는 이와 완전히 다르게, 장내 유착으로 정상임신이 불가능하다고 밝히고 있다.

지난해 이와 비슷한 경우가 생각났다. 불임병원에서는 난관이 막혀 자연임신이 불가능하다고 시술을 권하였지만 내 진찰은 그렇지 않았다. 건강 양호하고 하복부의 울체된 상태도 없어 자연임신에 문제될 것이 없었다. 본원의 한방치료를 간혹 받았지만 형식적인 것에 불과했지만 얼마 지나지 않아 자연임신이 되었다. 보이는 것도 틀릴 때가 있다.

유산자의 임신 한방치료

결혼 이후 임신을 하였으나 사산(死産)이 되어 몸 조리차 내원한 33세 부인이다. 상태를 보니 임신하기 어렵고 임신을 하면 재차 유산될 가능성이 높은 상태였기에 단순 몸조리가 아니라 건강한 임신이 가능한 몸 상태로 회복할 수 있는 치료가 필요하였다. 치료 중 피임을 권유하였는데, 1차 한약을 복용하고 그만 임신이 되고 말았다. 건강이 미쳐 회복되기 이전에 임신을 하여 재차 내원하여 보니, 유산전조증으로 태루(胎漏), 태동(胎動)의 상태였고 유산가능성이 높아 이를 알리고 장기간 약을 복용할 수 없는 상태라서 3일분씩 약을 처방했는데, 3회 차 내원 시 결국 재차 유산된 상태였다. 이후 3개월이 지나 내원하여 2개월 동안 꾸준히 한약을 복용(60일분 처방)하여 건강이 회복되었다. 이어 곧 임신을 하게 되었고 안정적인 임신을 하여 임신 15주째 한방검진 차 내원하여 진찰을 받았다. 이제는 안심할 수 있는 상태였는데 처음 진찰 이후 1년 4개월이 지난 이후였다.

● 한방의 유산 이후 임신관리 필요

유산의 원인이 단순하고 일회적이라면 재차 임신하는 데 어려움도 없을 것이고 정상 출산이 가능할 것이다. 그런데 부부의 건강상태가 허약하고 불량하면 그 정도에 따라서 임신 시 자연유산이 되거나 장애아 임신 및 혹은 임신 자체가 불가능한 경우도 있다. 2~3차 유산한 경우를 보면 부부 혹은 한쪽의 건강상 문제로 인해서 그러는 경향이 있는데, 정확한 진단을 통해서 적절한 치료를 하면 미리 예방이 가능하고 건강한 임신을 할 수 있을 것이다.

제4장 피부 및 오관과의 진단이야기

상세불명의 접촉성 습진의 한방진찰

20세 대학생으로 우측 손 엄지 주변으로 피부염증이 생겨서 양방 피부과에서 치료도 하였는데 습진 혹은 접촉성 습진 등 다소 불명확한 상태의 습진종류라 한다. 피부상태는 골프공 크기 정도의 주부 습진 모양이다. 대학생이라 물을 많이 사용할 리도 없어 주부 습진도 아닌데 3년째 지속되었다니 고교 때부터 생긴 것으로 보인다.

진찰을 하니 소음인 체질로 좌측 맥이 공허(空虛)하고 우측 맥은 완하면서 약하여 심히 허약한 상태이다. 내장기운의 쇠약, 즉 면역력 및 저항력이 떨어지고 피부재생능력이 미약하여 피부염증이 낫지 않고 유지되는 것으로 보인다. 결국 기혈을 보강하여 내장기운이 충실해져서 조혈, 신경세포의 기능도 한층 나아져야 피부 또한 염증상태에서 벗어나 재생되어 회복되리라 본다.

환자가 허손된 상태로 방치된 이유는 무엇일까? 추정하건대 학습에 대한 과중한 정신노동과 수면부족, 식생활의 불량 등으로 인해서 정혈(精血)이 부족해지고 소진되었고, 허약한 비위기능 또한 체질에 맞지 않은 밀가루 음식과 불규칙하고 영양부족의 식생활로 인해서 내장기운의 쇠약이 유지되어 병은 지속된 것으로 보인다. 건강은 남녀노소 혹은 두뇌차이와 관계없이 일정한 이치와 법칙에 의해서 움직임을 보인다. 건강한 삶의 습관과 환경이 중요하다는 점이다.

화폐성 습진환자의 진찰

화폐성 습진으로 3년 동안 치료 중인데도 아직 낫지 않아 내원한 54세 부인은 전신 여기저기 염증상태가 있고 야간에 근육이 꾹꾹 쑤시는 기운이 있다. 지난 5개월 전 이와 같은 병으로 치료한 경험이 있는데, 당시 환자는 소음인 수양체질로 과로, 스트레스가 겹쳐서 발생하여 치료 2개월로 소실되었다.

본 환자의 진찰 소견은 이러하다. 진맥상 좌우맥상 병사(病邪)가 감지된다. 이는 단지 면역력 저하, 피로 때문만이 아니라 강한 스트레스성 병사가 존재함을 말해준다. 그렇기 때문에 염증적인 자극(꾹꾹 쑤시는 느낌)을 갖는 것이다. 치료에서 병사(病邪)가 제거되어야 병(습진)이 나을 수 있으니 병사 제거가 먼저이다. 병사(病邪)를 현대의학에서는 바이러스, 세균, 곰팡이 등으로 여기는데 어떻든 그것이 잘 제거되지 않는다는 데 있다. 즉 항생제, 항균제 등의 처방으로 바이러스, 세균이 소실되지 않고 남아 병을 지속시킨다. 물론 병사(病邪) 제거에서 어떤 경우에는 양약처방이 효과적이다. 하지만 내인(內因)을 동반한 경우라면 다르다. 외인(外因)의 치료는 무효이다. 이 환자의 경우도 마찬가지이다. 배우자가 암으로 투병하고 있는데 1차 치료 이후 곧바로 재발되면서 애간장이 녹아내리는 마음고생을 하게 되었고 이러는 과정에서 칠정(七情)의 병사가 발생하여 지속되는 것으로 추정된다. 이렇듯 3년간 내인(內因) 보다는 겉만 보고 치료를 하였기 때문에 회복되지 못한 것이다.

피부 가려움의 진단상태

처음 발생은 지난 5년 전 과로상태에서 음주한 다음 피부 가려움이 시작되어 진행 중인데 지금까지 양약을 복용하기도 하나 여전히 시작시지로 유지된다며 35세 남자가 내원하였다.

피부 가려움의 원인은 여러 가지인데 흔히 알레르기 반응이나 독소 반응이 많고, 빈혈이나 혈조현상, 그 외 내장장기의 손상에서도 발생할 수 있다.

환자는 진맥상 소음인 신수열표열병증이다. 문제는 과거가 아니라, 현재 상태인데 왜 피부발진을 지금까지 유발할까? 신허열이 발생하는 것은 외부반응에 의한 것으로 추정되며 알레르기성 병사를 갖는 것으로 보인다. 알레르기 병사는 직장 문제이거나 혹은 부부관계의 문제일 것이다. 그 외 가족, 친구관계 등 특별한 일로 인해서 강한 스트레스를 받지 않으면 이런 병사를 유발할 수 없다. 예를 들어 직장에서 받은 스트레스해소가 부적절하고 이러지도 저러지도 못한 억울된 감정을 지니고 있다면 칠정울결이 기혈을 응체시키고 신장경락의 병사로 작용할 수 있다. 또한 배우자와의 관계에서도 발생할 수 있다. 배우자의 기대와 요구에 버거워하며 지낼 경우에도, 배우자의 언행에 마지못해 수용하고 살지만, 인정할 수 없고 거부되며 상심받은 상처가 해소되지 못한 채 억울한 마음으로 깊게 남아 칠정손상과 신장경락에 좋지 않은 영향을 미치고 있을 때 발생할 수 있다. 환자는 후자(後者)인 경우이다.

한 두드러기 발진 환자의 한방진찰 소견

50세 남성으로 내원 2개월 전부터 알 수 없는 원인에 의해서 두드러기 발진이 이곳저곳 발생하여 피부과 약물치료를 받으면 그때 바로 소실되었다가 발생하기를 반복하고 있어 근치를 하고자 내원하였다.

● 한의진찰의 소견

1. 두드러기는 음식이나 약물의 독소반응이나 기타 원인에 의한 알레르기성 반응으로 발생하는 경우가 흔하다.

2. 환자는 태음인으로 목음체질인데 비습(肥濕)한 체형에 맥은 활현(滑弦)기운도 있으나 침안시(沈按時) 부실(不實)하여 쇠약(衰弱)함이 커서 신허(腎虛)의 병증이 완연하다. 즉, 심신과로로 인한 생명기운이 쇠약한 상황에서 분노의 간담스트레스를 겸하여 발생한 소치이다. 맥상 결코 가볍지 않은 상황이다. 그래서 환자에게 두드러기가 발생한 지 2개월밖에 되지 않았지만 1~2주 만에 나을 수 있는 상태가 아님을 밝혔다. 환자는 야간업소를 운영하며 수년간 과로와 스트레스 연속인 삶을 살아왔다.

3. 예상대로 치료 중 두드러기가 호전되듯 하다가 심해지기를 한 달 가까이 되도록 그랬다. 그런데 환자는 자신의 몸 상태를 잘 이해하지 못해 낫지 않은 이유를 궁금해한다. 또한 환자는 지금 자신처럼 세상 편하게 사는 사람이 없다며 과로도 하지 않고 스트레스도 없는 상태로 살고 있다고 포장한다.

4. 그러나 우리 몸은 정직하게 반응한다. 1개월 전 처음 내원 시

진찰한 내용을 상기시켰다. 몸은 심신의 훼손과 상처를 기억하고 있다. 회복을 위해서 그에 합당한 보상과 치료가 필요하다.

전신피부 발진으로 고통스러운 환자의 진찰

전신에 피부발진이 일어나서 아프고 가렵기도 하여 병원에서 진찰, 치료를 받았으나 상세불명하고 상태도 심화되어 전전하면서 내원하였다. 처음 진찰한 의원은 옻닭의 독으로 그다음 병원에서는 대상포진으로 보았으나 대학병원의 조직 검사상 1차 결과는 노인성 피부염으로 진단되었다. 전신피부의 여기저기가 발적(發赤)되고 염증(炎症)을 유발하여 가렵고 통증으로 고통스러운데 환자는 난생처음 이렇게 아파본다고 한다.

진맥상 내장기운은 충실하여 내장은 무병(無病)한 상태이나, 부활(浮滑)하면서 삭(數)하고 충(衝)한 기운은 혈중(血中)의 독소(毒素), 혈열(血熱)의 상태를 말해준다. 환자는 신경통, 관절염으로 양약을 장복하였는데 피부상태는 그런 약독(藥毒)에 의한 피부발진상태와 유사하였다. 발적(發赤)된 상태는 검게 변화하여 피부 침착을 낳을 수 있는 상황이었다. 청열해독(淸熱解毒)의 처방인 지황백호탕 및 지황패독산을 처방하였는데 4일째가 되어야 차도가 있었다. 2주만 치료하면 성과가 분명할 것이라고 하였다. 내장이 건실하여 회복함에는 문제가 없을 것으로 보았고 실제 4일이 지나면서 병증이 한풀 꺾어졌으나 소양증으로 환자가 피부를 긁어 바이러스성 염증으로 수포가 형성되어 다시 양방병원으로 이송하였다. 보호자는 도대체 병원마다 병명이 다른데 어떻게 해야 하냐며 역정을 낸다.

수개월 전 시력저하로 망막변색증 - 예후?

10대 청소년으로 최근 지속되는 시력저하로 여기저기 검사 중에 안과에서 종합병원에서 정밀검사를 권하여 서울 모 병원의 검사결과로 시력상실도 가능한 망막변색증이 진단되었다. 예후가 불확실하다는데, 현재 처방받은 눈 영양제를 복용하지만 부모는 어떤 것이 도움이 될지 몰라서 한약이라도 복용해보고자 내원하였다.

진맥을 해 보니 소음인 수양체질맥상인데 좌측 맥상에 다소 병사(病邪)가 촉지된다. 이는 어떤 상처로 인한 염증적인 인자가 존재한다는 것을 의미하기도 한다.

그 부모에게 좌우맥상 견실함으로 보아 시력상실까지 갈 우려는 없어 보이는데, 현 의학 진단상 나타나지는 않지만 진맥상 염증적인 상황을 유발하는 인자가 존재한다는 것을 밝히고 이것이 제거되어야 병의 진행이 멈추고 치유가 가능할 수 있지 않을까 한다며, 병사 제거를 위해서 치료를 해 보자고 권유하였다. 이러한 병명을 치료한 적이 없기 때문에 치료를 강권할 수는 없지만 전체 건강상태와 병사의 존재와 그 치료가능성을 알기에 1차 치료를 권유한 것이다.

아마도 3개월간의 치료과정에서 한의학적 치료로 이의 회복가능성 여부가 결정될 것이다.

사물이 겹쳐 보이는 증상, 안과에서는 이상이 없다는데

두통이 발생하면서 사물이 겹쳐 보이는지 1년이 지나고 있는데, 안과에서는 원인을 찾을 수 없으며 다른 증상은 목, 어깨, 허리의 통증과 간간이 우측 하복부위가 아프다고 내원한 37세 부인이다. 또한 목 인후부의 부종(浮腫)상태가 수개월째 지속되고 있다. 단골부인의 딸로, 상태가 지속되고 여기저기 불편해하자 모친이 데리고 왔다.

● 한의진찰의 소견

태음인 체질에 좌우맥이 유약(濡弱)하고 부실(不實)한 훼손상태가 심하여 폐기부족 및 간(肝)의 병증이 중한 상태로 암의 전조증이다. 눈의 시력 이상은 간화(肝火)의 기운이 상충(上衝)하여 뇌압 및 안압이 높아지고 있는 이상을 초래하고 있는데 단순히 일시적인 상태라기보다는 병변의 진행과정에 놓여 있다. 아직 현대의학적인 검사상 나타나지는 않지만, 악화되고 있으니 좀 지나면 안과 검사상 이상이 나타날 것으로 보인다. 특히 내장의 병은 중한 상태로 암증(癌症)과 동일한 병변을 보이고 있어 예후 또한 심히 우려되는 바이다. 환자는 오랜 시간에 걸쳐서 과로 및 스트레스 상황에 노출되어 억울된 기운이 내장기능을 저체(沮滯)하여 발생한 것으로 추정된다. 며칠 치료로 다소 호전되니 치료를 중지하였으나 병중하여 예후가 불량하다.

상세불명 진단 – 알레르기 비염의 원인과 치료

30대 초반으로, 체질과 건강상태를 문의하여 진찰하게 되었다.

● 한의진찰의 소견

등은 조금 굽어서 어깨가 자주 결릴 수 있는 신체구조이고, 장부(臟腑)의 상태를 보고자 진맥을 하니 형상기상과 같이 소음인 수양체

질에 다소 완실한 맥상(현대의학적 진단, 내장 무병상태)에 좌측의
조금 병사(病邪)를 유발하는 기운이 감지되어 물으니 '알레르기 비
염'이 조금 있다고 한다. 대학시절 비염으로 치료 중 알레르기라는
말을 들었고 간간이 코가 막히고 불편하다고 하면서, "그 원인이 불
명하고 치료도 불치이니 낫지 못하지요?"라며 치료에 응할 의사도
없고 부정적인 논의를 하기에 아무런 답변도 제대로 할 수 없었다.

 * 알레르기 비염에 대한 이해

 알레르기는 어떤 이화학적인 검사로도 나타나지 않으나 반응, 상
태가 존재하는 경우가 대부분이다. 그래서 환자는 자신에게 왜 이런
증상(비염, 천식, 아토피 등)이 일어나는지를 잘 모르고, 어떻게 치료
해야 할지를 잘 모른다. 진맥을 하는 나는 이를 의학적으로 설명할
수 있고 치료도 할 수 있지만, 현 의료기기로 진단될 수 없는 형이상
학적인 영역이라서 논하는 것은 다소 조심스러우나 다음과 같이 밝
히니 살펴보길 바란다.

 환자는 내장의 건강성은 좌우맥이 모두 실한 상태로 알 수 있다.
무병한 상태이나 좌측의 3지 침안시(沈按時) 병사(病邪)의 감지는 현
재 출산 이후 살아오면서 후천적으로 해결해야 할 칠정(七情)의 희로
애락(喜怒哀樂) 감정의 애증(愛憎)이 얽혀서 해결하지 못한 채 방치함
으로써 존재하는 병사(病邪)로 여겨진다. 이는 뇌-척추-신장의 경
락을 통해서 발생하는 병사(病邪)로 건강악화 시 이의 반응-뇌-척
추-신장(특히 뇌의 대뇌/무의식증과 유관)과 관련된 스트레스성 호
르몬 계통의 종류가 분비됨으로써 알레르기성 반응을 일으킨다.

 즉, 진단(診斷)은 진맥을 통해서만 가능하며 병사(病邪)의 유무와 정

도, 상태에 따라서 선천(先天) 혹은 후천(後天)인가 분류하고 그 치료 과정에서 호전상태를 판단하고 바른 치료의 길로 가고 있는지, 완치에 이르렀는지를 알 수 있다.

치료는 사상의학적인 처방[예로 소음인 수양체질의 신수열표열병증(腎受熱表熱病症)에 해당되는 환자로 천궁계지탕(川芎桂枝湯)의 경증]과 침 시술(수양체질 침)로 병사를 제거할 수 있다. 근치에 이르기에는 환자의 칠정 애증을 해소해야 하는데, 침과 약으로 병사가 적어지거나 일시 해소되더라도 상처의 애증이 해소되지 않으면 다시 병사가 발생한다. 다시 심리적인 문제가 포함되지만 심리 그 너머(깊이 있는)에는 정신 혹은 영적인 영역이다. 물론 의사의 신뢰를 갖고 책임감과 바른 정신을 구사하는 경우에는 그 치료가 명확히 정진으로 이루어져 근치에 이를 수 있다.

제5장 외과 및 신경계통의 진단이야기

현기증으로 대학병원 검사결과 이상 발견 못 한 환자의 진찰

45세 남성으로 최근 어지러움 등으로 너무 힘들어서 대학병원에 3일간 입원하여 CT, MRI 등 전체적으로 검사를 실시했으나 이상을 발견하지 못하여 퇴원하여 이비인후과의 외래 진찰을 받아보니 현기증이 이명증의 증후라고 하여 내원하였다.

현기증은 임상에서 볼 때 중풍이나 뇌종양과 같은 기질적 원인이 아닌 경우에는 흔히 기혈부족(氣血不足)과 담음(痰飮)이라는 상태에서 발생한다. 기혈부족이란 과로나 빈혈 등으로 내장기운이 허약해져 뇌로 가는 신경, 혈액의 흐름이 원활하지 않아 발생하는 증후이고, 담음이란 피로물질이나 고지혈증과 같은 혈중 독소나 노폐물이 많아 뇌혈관 및 신경계의 흐름과 활동에 방해를 초래하여 발생하는 증후다. 환자는 앞의 원인으로 최근 과로가 지속되어 허탈한 상태에서 현기증과 함께 이명증의 초기 증후도 함께 나타난 것이다. 그런데 살펴보니 3년 전 대형 차사고의 위험을 경험한 이후 불안장애가 있는데 이 또한 심장(心臟)에 충격을 받아 심양(心陽)의 허기(虛氣)로 인한 증후로 최근 과로가 겹쳐서 현재 현기증이 발생하는 상황과도 유관하다.

치료는 규칙적인 생활이 필요하고, 마음을 많이 쓰지 않도록 주의하여 심장기운의 안정화를 꾀해야 한다.

주체할 수 없는 현기증 환자

61세로 낮잠을 자고 나서 눈을 떠보니 천정이 빙빙 돌고 어지러워서 주체를 하지 못하고 구역감까지 동반된 증상이 나타나 자녀가 모친인 환자를 모시고 내과 진찰을 받아보니 평소 지병인 당뇨 합병증의 저혈당 증상은 아니고 원인 파악이 어려워서 종합병원의 검사를 받아보라고 하였다. 그런데 자녀의 생각에는 한방치료가 더 나을 것 같다고 모시고 오셨다.

환자는 뇌 MRI 같은 검사를 원하는데 뇌 촬영 정밀검사는 뇌졸중이나 뇌종양, 뇌의 선천적인 기형 등과 같이 기질적인 이상 증후라면 모르지만, 일시적으로 과도한 뇌압상승이나 자율신경계의 과항진 등에서 유발되는 현재 증후는 아무것도 나타날 것이 없다. 또한 뇌졸중이나 뇌암의 전조증상이라고 하여도 발현된 상태가 아니기 때문에 정밀검사를 하더라도 아무것도 나타날 수 없는 상황이다. 그런데도 불구하고 많은 환자들은 두통이 극심하거나 괴로우면 단 며칠을 참지 못하고 CT도 아닌 MRI와 같은 고가의 정밀검사를 해 보려고 한다.

환자를 살펴보니 부활(浮滑)한 진맥상태는 우측은 실(實)하고 좌측은 약(弱)하다. 좌우 뇌의 뇌압편차에 의한 증상 발현인 것이다. 좌우의 뇌압차로 어지러움과 구역감, 울렁거림 등의 증상을 불러오는 것이다. 우뇌의 상승 원인은 간화상염으로 무엇인가 불만족이 큰 상황이다. 그 차이를 줄여 안정화시키는 것이 치료의 목표로 침 시술과 체질 밸런스 처방을 시행한다. 그런데 환자는 단 하루를 참지 못하고 정밀검사를 실시하였다.

편두통, 기절을 유발하는 환자 상태는?

40대 후반 환자로 주소증은 편두통이다. 좌측 편두통이 심하여 양약 및 테이프침을 붙여보기도 했는데 소용이 없어 내원하였다. 며칠 되었는데 어제는 더 심하더니 입 안도 헐고 소화 장애도 있다. 진찰을 하니 진맥상 침(沈)하면서 미약(微弱)하고 허약한 심신쇠약상태이나. 두통도 긴장싱이라기보다 에니지부족에서 오는 허손(虛損)두통이다. 허약한 기혈을 보충하면 두통도 사라질 수 있는 상태이지만 일시적이 아니라 오래되어 최소한 1주일 이상 보양해야 두통만이라도 해소될 수 있다. 또한 뇌력의 부족으로 기억력 저하, 우울증 및 기절도 있어, 안정가료가 필요하여 입원을 권유하였다.

다음 날 내원하여 말하길 환자는 4개월 전 및 7개월 전쯤 두 번에 걸쳐서 기절(氣絶)을 하였다고 한다. 두 번째 기절 시에는 뇌 MRI 검사도 실시했으나 특별한 이상은 발견하지 못했다고 한다. 내장의 기혈부족으로 인한 뇌 에너지 부족상태가 기질적(器質的)인 훼손상태는 아니기 때문이다.

● 기절을 유발할 수 있는 몸 상태의 진단

1. 자율신경기능 검사상 신체활성도 및 뇌 활성도가 10 이하로 매우 낮다. 심신피로 및 조절능력의 저하를 보여준다.

2. 맥은 기혈, 음양이 모두 부족하고 훼손되어 허약하다. 이와 같이 뇌-척추(천골)의 신경흐름이 미약하거나 혹은 뇌-심장혈관계의 혈압과 혈액 양이 부족하여 뇌 기저부에 영양공급이 저조해져 일시적으로 뇌기능의 감퇴가 심해질 때 발생한다.

기절하여 치아를 다치고

35세 남성으로 2일 전 갑자기 기절 절도하면서 치아 3개가 상하여 치과 치료 중인데 입 주변도 다쳐서 마스크를 쓰고 내원하였다. 과거 이와 같은 사례들을 기억하는데 이분도 역시나 마찬가지라는 생각이 든다.

진맥을 해 보니 소음인 체질로 신허(腎虛)의 망양상태이다. 과도한 상체에너지 소모로 뇌혈류 및 뇌신경 호르몬의 흐름이 약해져서 일시적으로 뇌 활동의 정지, 즉 기절하는 상태를 유발한 것으로 보인다.

환자는 최근 휴식 없이 과로의 연속상태에서 증상이 발현되었다. 그러하니 맥도 미약(微弱)한 상태이고 망양증의 양기 허탈의 상태이며 자율신경계의 실조 및 저조하고 미흡한 신체 활성도 및 뇌 활성도를 나타낸다.

오늘날에도 여전히 심신의 과로 연속인 경우를 보는데 특히 IT, PC의 발달로 뇌신경 과로까지 겹쳐서 뇌 활동의 휴식이 부족한 상태가 결국 이러한 환자 상태를 만들어낸 것으로 보인다. 일정 이하의 상태에 도달하지 않았기에 기절, 절도증상이 발현되지는 않지만, 뇌기능 저하로 인해서 기억력 저하, 건망 증세는 정신과로 상태인 대다수 현대인이 경험하는 일이다.

규칙적인 생활을 하고 심신의 과로를 삼가며 나물류, 해조류 등을 주로 섭취하여 뇌정을 보충하는 것이 예방의 길이다.

한 기절 절도환자의 한방진찰 소견

42세 여성으로 어젯밤 갑자기 어지러움으로 기절하여 쓰러져 119로 종합병원의 응급실에 다녀왔는데 오늘도 어지러움이 심하여 일상생활을 할 수 없어 직장에 가지 못하고 내원하였다. 이와 관련된 과거력으로 환자는 중학시절 및 수년 전에도 헬스장에서 기절 절도하여 의식불명으로 응급실을 간 적이 있다.

● **한의진찰의 소견**

1. 현기증으로 인한 기절은 여러 상황에서 발생할 수 있지만 타박과 다른 외상, 간질이나 뇌종양, 악성 빈혈, 일과성 뇌일혈증과 같은 기질적(器質的)인 증후가 아닌 일회적인 경우에는 과도한 두뇌의 활동에 의한 일시적인 뇌 활동의 정지[실증(實症)] 혹은 뇌 활동 과다의 후유증으로 인한 뇌기능감퇴, 뇌력부족[허증(虛症)]에 의해서 뇌기저부 신경흐름의 장애로 발생한 것으로 추정된다.

2. 환자는 진맥과 상담을 통해서 보니 태음인 목양체질로 최근 수개월간 직장생활에서 과도한 뇌 활동을 지속하다가 발생한 것으로 보인다. 진맥상 활현(滑弦)한 기운이 완연하고 경락기능 검사상 뇌 활동이 과도하게 높은 상태로 두통 및 두풍 혹은 기절 절도를 유발할 수 있겠다. 체질적 특징상 집중과 집착이 강하여 울분을 잘 참고 견디는 과정에서 심신을 아끼지 않고 사용하여 위와 같은 일이 발생한 것이다.

3. 환자에게는 뇌 활동의 휴식과 심신의 안정을 위해서 안정가료차 입원치료를 권유하였다.

＊ 환자는 입원 중 앞서 논한 '집중과 집착이 강하여 울분을 참고 견디는 과정에서 심기 불편함'이 지나쳐 두통이 지속되었다. 상담하였지만 의사와 상의도 없이 야간에 119차를 불러 근처 종합병원을 찾아 재차 CT, 초음파, 심전도 검사를 한 이후 다시 대학병원 응급실을 찾아 진료하였으나 이미 논한 대로 별다른 이상을 찾을 것이 없었다. 자신이 감당하지 못한 상황이 와서 불편한 증상으로 호소하고 차라리 어떤 병명이 나오길 기대하기조차 한다.

• 앞의 환자가 퇴원한 며칠 이후 다른 환자가 비슷하게 내원하였다. 두통 및 심신 불량하여 입원치료한 환자는 자신의 가족력(모친의 중풍과 자매의 뇌혈관의 기형으로 인한 뇌졸중 발생)을 들면서 두통이 지속되니 혹시 자신도 그렇지 않은가 하여 뇌 MRI 촬영을 원한다. 환자 눈의 촉기상태로 본 망진, 경락기능검사, 맥진, 촉진 등을 보아 뇌 자체에는 아무런 기질적인 이상이 없는 상태임에도 불구하고, 환자의 요구는 강력하여 어쩔 수 없이 의뢰하였다. 그 어떤 책임도 질 수 있다고 하였음에도 불구하고, 결과는 물론 아무런 이상은 없었다. 이런 유사한 경우가 의료현장에서 많이 발생하여 우리나라에서 세계적으로도 의료검사의 과용, 남용이 되고 있고 이에 대한 의료비 지출도 심각한 수준이다.

기면증으로 잠을 이기지 못하여 내원

26세 젊은이로 고교 이후 잠이 많고 항상 졸리는 증상이 있는데, 최근 몇 년간 더욱 심해졌다. 특히 운전을 10분 이상 하게 되면 운전을 하지 못할 정도로 심하다. 수년간 밤에 수면유도가 어려운 수면장애는 있지만, 아침에 일어나는 것은 별다른 문제가 없다.

기면증과 연관된 이러한 증후는 뇌나 장기의 특별한 기질적인 문제가 아니기 때문에 현대의학의 어떤 진단 방법으로도 결과는 불투명한 경우가 많다.

한의진찰 소견은 이렇다. 진맥을 하니 좌우맥이 침안시(沈按時) 모두 허약, 부실한 상태가 심하여 내장기운의 훼손에 의한 생체에너지 부족으로 추정된다. 다시 말해서 낮에 잠이 쏟아지는 이유는 생체에너지의 부족 때문이다. 이런 분은 지구력도 약하고 활동력에 추진력도 강하지 못하지만 현대생활이 그러하듯 육체적으로 힘써 일하지 않고 단순작업과 두뇌활동 위주라서 일상생활을 유지하는 데 별다른 지장이 없다. 그러나 허손상태의 지속은 병을 만성화시키고 병을 유도하며 노화를 촉진한다.

치료에서 문제는 선천적인 허약상태의 개선이다. 후천적인 부분은 지금 치료하면 호전되겠지만, 타고난 선천적인 허약은 쉽지 않다. 선천적인 문제는 자신이 스스로 극복해야 할 과제로 남는 경우가 많다. 유전이 추정되는데 모친은 베제트라는 난치병 치료 중인데 체질과 병증의 정도도 거의 동일한 수준이다.

상세불명의 고열 지속의 원인

44세 부인으로 관절수술 이후 수술부위 통증과 함께 4~5일간 고열이 지속되었다. 처음 2일간은 39℃ 정도를 오르내리며 야간통증으로 고통스러워하였다. 환자상황을 알기에 힘들지만 어쩔 수 없고 시간이 지나면 안정되리라 믿고 기다렸다. 환자는 감기나 급성염증으로 인한 고열상태가 아니었다. 만약 그렇다면 해열제 처방으로 효과적으로 발휘되었겠지만 그렇지 못했다.

환자는 강건한 태음인 체질로 지난 20년간 결혼생활을 인내로 참고 살아왔으나 누적된 상태로 갈등과 울화가 주체될 수 없어 분노화된 상황이었다. 마침 입원한 다른 침상의 환자도 남편과 불편한 관계에서 흉격적열의 울화로 인한 두통증세가 심했는데, 다른 분 남편은 그래도 자신의 남편과는 차이가 있었다. 똑같이 이혼하지 못하여 살고 있지만, 남편이 수백만 원의 금목걸이와 팔찌를 선물해주어 차고 있었는데 자신은 지금까지 남편으로부터 선물이라고는 받아본 적이 없고, 자신의 생일날이면 남편은 늘 외박하며 가정에 불성실하였다. 생활비는 지금까지 받아본 적이 없어 자신이 벌어서 자녀교육과 생활을 꾸려왔다. 폭발하는 과정에서 대화 중 앞 분은 그래도 자신보다 나은 상태라서, 간심의 울화가 더 심해져 고열이 4일 동안 유지된 것이다. 4일이 지나면서 다소 안정되었고 5일째 이후에는 소실된 상태를 유지하였다.

어지러움과 이명의 원인을 듣고 울먹이는데

60세 분으로 어지러움이 심하여 앉았다가 일어나면 빙글빙글 돌기도 하는데 작년에 발생하여 좋아지다가 다시 그렇다고 한다. 2~3주부터는 우측 귀에서 소리도 나는데, 원인이 어떠한지 알고 치료하고자 내원하였다.

환자의 좌측 맥의 1지의 허약함과 함께 상충하는 기운상 다소 폐기의 기운부족과 스트레스가 있다고 보였다. 그런데 우측 2지가 미약하기 짝이 없다. 심지의 군건함을 잃어버리고 자신을 지킬 삶의 기운도 놓아버린 상태에 있다. 현재 어지러움과 이명증의 원인이 비위의 허약상태이지만 단순한 상태가 아니다. 그래서 바로 "재미가 없습니다"라고 운을 띄우고 이야기에 들어갔다. 삶의 재미, 살려는 마음의 기운이 없는 상황이다. 강인한 사람의 형상기상인데도 불구하고 강한 주먹을 쥘 의지와 의욕이 사라져 손바닥을 쫙 펴서 놓아버린 상태, 방임 방조의 상태인 것이다. 그러니 내장에서 뇌-척추를 타고 가는 혈관, 신경의 흐름이 미약해져서 빈혈과 같은 상황이 되니 어지러움과 이명증이 발생한 것이다. 이러한 사실을 말하니 말수가 없는 분이 울먹이며 눈물을 흘리려 한다. 남편이 의처증으로 젊어서부터 괴롭히더니 나아졌다고는 하나 아직도 그러하다며 젊어서는 아이들 때문에 이혼하지 못하다가 이제는 달리 방법이 없어 참고 살고 있는데, 지난 삶이 힘들게 하였다. 나이 들어 보니 이제는 젊음도 사라졌고 다른 희망도 없어졌다.

중학교 때부터 양손을 떨기 시작했다는 분의 진맥소견

환자는 양손이 떨리는 증상으로 내원하였는데, 대략 20년 전부터 시작하여 지금은 더 심해졌다고 하여 이제 처음으로 한방진찰을 해 보겠다고 내원하였다.

양방의학에서는 원인 불명인데, 상태를 보아 어떤 현대적인 검사를 통해서도 기질적인 뚜렷한 원인을 찾을 수 없기 때문에, 상세불명의 신경장애로 추정된다.

이러한 상태에서 한의학적 진단은 가능한가? 사실 아주 특별한 경우를 제외하고 장부의 상태 진단과 증상의 원인은 가능하나 치료 여부에는 문제가 있다. 환자의 소견을 요약 정리하면 이렇다. 체형은 비습(肥濕)한 태음인으로 진맥하여 보니 우측 1지의 삽울한 기운이 느껴진다. 즉, 원인은 선천적인 것으로 자신 스스로뿐만 아니라 어떤 치료를 하여도 극복하기 어려울 것으로 보인다.

좀 더 자세히 살펴보면, 환자의 증상 시작도 그렇지만 진맥상에도 선천적인 원인에서 시작된 병인으로 환자의 삶에서 비롯된 소인이라 생각하여 살펴보니 3녀 1남의 가족관계인데 자신이 둘째로 태어났고 아들을 위해서 3녀의 출산 이후 막내 늦둥이가 아들이라고 한다. 과거에 아들 없이 둘째 딸로 태어나서 생활하는 가족의 환경은 말할 필요가 없을 것이다. 그런 와중에 받은 스트레스가 우측 심폐(心肺)의 맥을 손상시켜 회복하지 못하고 있는 상황이라고 본다.

전신 떨림의 원인

환자는 2년 전부터 팔다리 및 몸을 떠는데 정신이 없어 진정제 계통을 복용하지 않으면, 하루 몇 시간이고 몸을 심하게 떨고 있다. 그렇게 떨고 나면 온몸에 기력이 빠지고 만다. 안색을 보니 정신적인 피해로 울체된 다소 두려운 소심한 상태로 보였으나 정신적 병변은 보이지 않는다. 현대 검사상 그러하듯 특별한 원인은 찾을 수 없는데, 진맥상 내장기운도 다소 유약(柔弱)할 뿐 별다른 증후가 없다. 아직 뇌의 중추신경계의 문제가 보이지 않아 지금 적절한 치료로 회복 가능할 것으로 보였다. 만약 치료되지 않으면 중추신경계의 퇴행으로 평생 신경안정제 계통의 처방을 받아 다스려야 할 상태였다. 입원치료 시작 며칠은 차도가 없다고 환자는 불안해하였지만 별다른 병이 아니라 걱정하지 않았다. 치료 5일째부터 안정을 찾아 이후 1주일간 잘 지내더니 다시 발작하여 환자는 걱정하고 불안해한다. 그리고 다시 호전되어 환자는 안색이 참 밝아졌다.

진찰하면서 그런 원인이 오랜 세월 동안 남편의 강압적인 태도로 인한 두려움이 신기(腎氣)를 훼손시켜 뇌-척추-신장기운의 허약에서 발생한 것을 알게 되었다. 퇴원 이후 남편 집으로 가니 바로 증상이 발생되었고 안색은 다시 어두워졌다. 남편이 지금은 그렇지 않다고 하나 여전히 두려운 대상이었다. 그런데 치아도 문제였다. 좌우 치아가 부정교합뿐만 아니라 좌측 어금니는 발치된 상태로 있었다. 교합기를 착용하니 즉시 크게 떠는 증상이 잠잠해졌다. 부정교합도 문제로 여겨진다.

완고한 안검연축 및 두풍, 후두통증 등

46세 남자로 좌측 안검연축증상이 6년 이상 지속되었고 지속된 지는 3년째이다. 별다른 치료를 해 보아도 차도도 없는데, 후두부의 상기, 상열통증과 머리가 멍한 증후 그리고 좌측 협부의 결림 등의 증상이 있다. 최근 내시경 및 초음파 검사상 신장(腎臟)의 결석이 확인되었고 기타 증후는 없다.

환자는 어려서부터 건강이 좋지 않았는데 어릴 때 너무 약하여 죽다가 살아났다고 하며 중고시절에는 두통이 극심하여 CT 등 검사도 실시하여 왔다. 환자는 어떻게든 낫고자 하는 불편한 몸 상태를 가지고 있다. 안검연축증상은 며칠간 휴식을 취하면 낫기를 반복하고 피로, 기력부진이 역력하다. 환자 스스로 지황백호탕을 지어 복용하니 상열감과 후두부의 피로감은 다소 낫다고 하나 그 외 증후는 여전하다.

자율신경계 검사는 신체활동도 및 대뇌활성도 등 모두가 10 이하로 심신허손상태임을 말해주는데 체열진단상 상기된 상열감은 어느 환자보다 가장 높게 나온다.

이런 사유와 양방의 신장결석 병증 이외 다른 병은 존재하지 않는다. 진찰상 보니 소음인 신수열표열병증(腎受熱表熱病症)에서 완고한 태양병소음병증까지 완고한 상태이다. 기혈의 응체가 심하여 발생한 증후이니 어려서 불건강한 가운데 울체된 기운이 결국 병증을 완고하게 만들지 않았나 한다. 6개월간 치료를 하면 해소될 수 있는 상태이다.

주증은 좌측 팔다리의 떨림이 쉴 새 없이 지속되어 내원

60대의 농부로 팔다리의 떨림이 지속되는데, 지난 1년 3개월 전부터 발생하였으니 지난 시기를 보아 단순한 기력부진의 상황은 아니라 무엇인가 병변이 발생하여 지속된 것으로 추정할 수 있다. 최근 들어서 갈수록 더욱 심하게 지속된다고 한다. 처음에는 디스크증(경추)이 아닌가 추정되어 병원에 갔다가 그 원인이 아니라고 하여, 신경과를 소개받아 대학병원의 검사를 하였는데 특별한 원인파악이 되지 않은 상태이다. 경추 디스크 문제라면 주증이 통증이나 저림으로 나타날 것이다. 또한 뇌졸중 증후라면 편마비나 언어장애 등을 동반할 것이다.

상담 중에도 좌측 팔다리의 떨림이 수없이 지속되는데, 뇌의 기질적인 질환이지만 그렇다고 하여 양방 검사상 기질적 병인으로 나타날 상태도 아니다. 즉 CT, MRI 검사상 뇌질환으로 나타날 상황도 아니니, 단순한 양방진단으로는 원인불명의 증후이지만 광주에서는 검사결과가 미흡하여 서울 대형병원에 간다고 하니 분명 병명은 붙여줄 것으로 보인다. 광주 지역병원에서는 파킨슨증후라고 하였으니 가장 근접한 소인이라고 본다. 어떤 이는 풍중으로, 어떤 이는 파킨슨증후로 말했다고 하는데 그럴 수 있어 보인다. 풍중이며 파킨슨으로 진행될 소인이다. 그에 맞은 질병 코드가 무엇일까 찾아보니 G259로 추체회로 이상 운동장애에 근접한다. 즉, 환자는 과음에 의한 신경계회로의 손상상태로 보인다.

체질은 소음인 수양체질 수양1폐사방으로 뇌-척추-신장의 문제가 기측정상 확인된다. 만약 완고한 중증(폐사방) 상태라면 난치이다. 환자보호자에게는 증상 격감은 가능하겠지만 근치 여부는 1개월이 지나야 알 것 같지만, 지금 환자는 1년이 지난 상태라 근치의 어려움이 있겠다. 침 시술을 해 보니 침 시술 중에도 지속적으로 떨떨 쉴 수 없이 떨림이 있다. 2주간 입원으로 차도가 있고 회복가능성이 있었는데 양방치료를 선택하고 말았다. 나을 병을 평생 가지고 가야 할 상황이 된 것이다.

기운이 떨어져서 죽을 것 같다

남편이 2년 전 암 투병 중에 운명하였고 그 과정을 옆에서 지켜본 부인으로서 애증이 많음이 느껴진다. 변변한 삶을 주도적으로 살지 못한 채 애증을 가지고 있던 남편을 잃고 부인은 강인한 사람이라서 한편에서는 잘 살 줄 알았다. 그런데 아직도 망연자실한 듯 주체적으로 삶을 리드해 가지 못하고 있다.

오늘도 자녀와 함께 내원하여 보니 진찰상 맥이 하나도 없다. 환자는 "기운이 떨어져서 죽을 것 같다"며 힘이 하나도 없고 무슨 기운도 없다고 한다. 진맥상 비위 맥이 침울하고 체하여 식욕도 없고 위장운동이 잘 되지 않아 소화불량의 체기상태이고 심폐기운이 침약하고 허손되어 폐기가 부족한 상태이다. 뜻과 의지를 발휘하지 못하고 또 자체도 없어 보이는 상태이다.

부인들 가운데 간혹 이러한 경우를 본다. 남편이 생존해 있을 때에는 기상도 있고 기도 세며 자존심도 매우 강하여 흔히 드셀 정도인데 남편이 운명하자마자 오히려 풀이 죽어 허탈상태로 빠지고 강한 자존심마저 사라져 버리고 어디에 의탁, 의존하게 되어 버린 나약한 사람으로 급변하는 경우를 본다. 마치 극과 극을 보는 듯한 모습은 생존에는 남편에게 별다르게 의존하지 않고 살았던 모습은 찾을 수 없고 오히려 사후에 그 그림자가 깊게 짙어지는 현상은 생전에 애증의 문제가 해결되지 못하고 오히려 사후에 깊어져서 그러한지 잘 알 수가 없다.

한 대학생의 진찰 소견

20세 대학생으로 물건을 들다가 허리를 삐어서 내원하여 진찰하게 되었다. 체질은 소음인으로 수양2형인데 우측 침안시 3지의 하초맥에서 병사(病邪)가 감지되고 이는 머리까지 영향을 준다. 아니나 다를까 두통도 극심하게 간간이 반복되고 있었다. 현재 대학 2학년으로 성숙한 나이인데도 불구하고 모친의 개입이 여전하게 유지되고 있고 이로 인한 병사는 지속된 것으로 보인다.

오늘날 부모, 특히 모친의 자녀에 대한 개입 정도는 말할 수 없을 정도이다. 명문 S대를 졸업하고 외국 유학을 가는 데에도 그 절차를 모친이 알아서 해주고, 만약 취업을 하게 되면 부모가 전화하여 근무 경향까지 물어보고, 결혼을 하여도 그 삶까지 사사건건 돌보아주는 경우도 있는데 이를 허용하는 자신이 더 문제이다.

환자는 아직 대학 2년생으로 젊지만 부모 밑에서 벗어나지 못한 가운데 스트레스를 받고 있어 이로 인해 두통이 유발되는 경향이다. 이에 "자신이 하는 일을 스스로 결정하는 것이 필요하고 이것이 중요하다"라고 조언하였다. 외부로부터 개입을 줄이고 차단하기 위해서는 자신과 관계된 여러 일들을 스스로 결정하고 그에 따른 책임을 스스로 다하는 것이 필요하다.

노인의 병인 – 가족관계의 상처

친구 모친(여, 78세)으로, 어지러움으로 넘어질 뻔하고 정신을 차릴 수 없고 구역감과 식욕상실 등 심신장애로 몸을 갱신하지 못하여 내원하였다. 1~2년 전까지 건강했던 분인데 심신의 훼손상태가 심하게 보여 진찰을 하니 내장기운이 훼손되어 있고 특히 비위의 울체가 심하여 밥맛뿐만 아니라 소화되기 어려운 상태이다. 아직 중한 병증(암증)의 상태는 아니지만 그렇게 진행될 가능성이 높아 치료를 권유하였다. 1차 한약처방을 하고 2주 이후인 5월 1일 내원하였다. 오늘 자녀가 근무하는 양방병원에 가서 내시경과 초음파 등의 검사를 하니 위염이 심한 상태라 한다. 전보다 기운과 소화력은 더 낮지만 심폐맥 및 비위의 훼손상태는 여전히 유지 중이다. 어쩌다가 이렇게 되었을까 물으니 자녀들의 문제로 크게 속이 상하고 있었다. 아들 하나는 파산하여 이혼하고 행방불명의 상태이며 딸은 순탄하지 않은 결혼생활을 하는데 한 번씩 크게 속을 상하게 한다는 것이다. 그렇지 않고 어떤 원인에 의해서 심폐 및 비위의 기운을 상하게 할 수 있겠는가? 노년에 이르러서도 병발을 유발하는 이유는 이와 같이 상처받아서 발생하는바, 안정적인 환경을 유지시켜주는 것이 주변 가족들이 행해야 할 바이다. 그런데도 불구하고 자녀, 형제 가운데는 나이든 부모나 형제에게 좋지 않은 불미스러운 가족상황의 일을 전하거나 가당치 않은 무리한 요구와 행패를 하는 경우도 있으니 삼가 경계해야 할 일이다.

몸속이 떨리는 증상의 원인

지난 3년 전 자동차 사고로 다발성 골절을 앓은 환자인데 그 이후부터 가슴 및 몸속의 떨리는 증상이 있다고 내원하였다. 환자는 그 이전에는 발생하지 않아 사고의 후유증으로 보고 있으나 발생 계기의 정확한 원인은 불명확하다. 신경과에서 안정제 계통의 약을 복용하면 마치 죽은 사람처럼 감각 및 신경증세가 있어 복용하지 못하고 있다고 한다.

몸 밖으로 눈에 띄게 떨리는 증상은 없지만, 몸 안의 속이 떨리는 증세로 내원하는 경우가 있다. 이때 증상의 정도와 상태의 호전 정도를 파악할 수 있는 것 중 하나가 진맥(診脈) 소견이다. 진맥을 하여 보면 맥 자체가 떨리는 것을 느낄 수 있다. 심맥(心脈)의 부조화(不調和) 현상이다. 심장을 쌓고 있는 심포(心包)의 기운이 어떤 자극이나 충격을 받아서 불안정(不安定)하게 되어 발생하는 증세로 '심불안증'이라고 해야 할 병증이다. 거기에서 실증(實症)과 허증(虛症)이 있다. 환자는 소양인 체질로 맥활실하며 우측 2지가 1지로 상충하며 뻗어 올라가는 느낌이다. 다소 우리하게 울리는 증상이 속의 떨리는 증세가 있음을 말해주지만 실제 더 심한 상황은 심장의 화가 머리에 과한 자극을 주어 어찌할지 모르는 몸 상태를 말해준다. 흉격적열의 증세로 형방도적산이라는 약증에 해당된다. 소양인인 이 환자는 주변인이나 환경에서 받은 스트레스 누적에 의해서 밖으로 노출되지 못하여 내적으로 어찌할지 해결되지 못하는 상황이 심불안증과 같은 증세를 유발하지 않았나 추정된다.

몸에 종기가 자주 발생하는 이유는?

결혼 전 20대에 본원을 찾아 치료를 받은 적이 있는데 결혼하고 출산도 한 상태로 오랜만에 내원하였다. 과거 당시 홀로된 모친과 잘 지내는 것으로만 알고 있었다. 그런데 이번 진찰을 통해 새로운 사실을 알게 되었다.

환자는 어깨 아픔과 목이 자주 쉬는 것, 그리고 컨디션이 좋지 않으면 종기가 자주 발생하는 상태로 내원하여 진맥을 하니, 비위의 2지 맥이 허약해져 비위기능이 떨어져, 즉 소화흡수 능력이 떨어져 식욕도 소화력도 약해진 상태를 보여주는데 좌측 1, 2지에 병사(病邪)의 상태가 있어 몸에 염증(炎症)이 만들어지는 것을 알 수 있었다. 그 염증은 애증(愛憎)의 착잡(錯雜)에 의한 강하게 내재된 스트레스로 인해 뇌 내에서 분비되는 안티호르몬의 일종에 의해서 발생하는바, 어떤 상황인지 살펴보고자 하였다.

환자는 어려서부터 모친과 살았는데 모친은 자신에게 잘한 것보다 잘못한 것에 대해 지적이 과하게 다가와 늘 야단만 치는 상태였고 현재까지 손주를 보고 있어 집에 있는데, 자주 부딪히는 상황이 되어 갑논을박하며 대치하는 상황에 의해서 마음이 많이 상한다는 것이다. 아이에게 잘못하면 강하게 대하여 그런 것을 보면 속이 상하다가 한번 말을 하면 언쟁이 되니 속이 더 상하고 대치하는 과정이 지난 20여 년간 간간이 반복되어 왔다는 것이다.

진찰만 받겠다고 하여 - '좌측 아랫배의 기혈응체 하복통'

딸의 상태를 진찰만 해달라고 하여 진맥하면서 즉시 이와 같이 말했다. 소음인 수음체질로 좌측 하복부의 병증이 확연하였다. 즉, 좌측 3지의 침안시(沈按時) 병증 맥상으로 울삽한 기운이 분명하고 이는 삶의 과정에서 불건강한 조건이나 습성으로 인해서 애증(愛憎)의 병사가 놓여－뇌세포에서 스트레스성 호르몬이 무의식적으로 하복부에 분비되고 있어서－난소 및 대장부의 병증이 진행되고 있음이다. 환자는 그보다 방광염증을 자주 앓는다고 하지만, 그 좌측 하복부가 간간이 압통을 일으켜서 내과 진찰을 받으면 별다른 내용이 없다고 한다. 자신은 아픈데 병원에서는 이상이 없다고 하여 어떤 상태인지 알 수 없다는데, 아직 난소낭종이나 난소물혹, 혹은 대장의 종양이 형성되지 않았을 뿐, 병변은 조직세포의 기혈응체를 벗어나 염증적인 병사의 상태를 보이니 지속되면 수년 안으로 양방 진단상 병명으로 나타날 것이다. 이러한 증상은 대학시절 이후 발생한 것으로 수년이 경과되고 있다. 환자는 대학시절부터 자취를 하여 섭생에서 불규칙하였고 식단이 건강하지 못했는데 예로 좋아하여 밀가루 음식을 즐겨하여 왔다. 회복을 위해서는 섭생에 대해 절제하도록 하고 현재 방광염과 하복통의 회복을 위해서 2개월간 치료를 권유하였다. 우측의 선천 문제가 아니라 현재 삶의 문제이기에, 정확한 처치를 하면 대략 2개월이면 근치까지 이르지 않더라도 증상은 소실되고 병변상태도 크게 개선될 수 있다.

말을 하려고 하나 혀가 제대로 작동이 안 된다

42세 부인으로 간혹 '말을 하려고 하나 혀가 제대로 뜻대로 작동이 안 된다'는 증상을 일으켜 내원하였다. 양방에서 검사상 특별한 원인을 찾을 수 없는 것은 뇌 및 신경계의 기질적(器質的)인 손상이 되지 않았기에 기질적인 상태 이상만 보는 현대 검사상 파악할 수 없기 때문이다. 그럼 무엇 때문인가?

지금까지 진찰하면서 살펴본바, 그 원인은 대체로 위 환자와 같은 경우이다. 환자를 진찰하니 좌우맥 유약(濡弱)함을 지나 쇠약(衰弱)해진 상태이다. 이는 사려과다(思慮過多)로 인한 뇌정(腦精)의 부족, 정허(精虛) 증세이다. 다시 말해서 정신활동을 과도하게 사용함으로써 뇌정(腦精: 뇌-척추 호르몬)을 많이 소모하여, 뇌의 피로상태로 뇌-신경계의 흐름이 불순하여 발생된 증후이다. 뇌의 피로와 기억력 감퇴 및 정력감퇴를 동반한다. 그러므로 정신활동을 최대한 줄이고, 보정(補精)의 식생활을 하고-설탕과 기름진 음식을 삼가하고 나물, 채소, 해조류를 즐겨하고-체질상태에 맞게 처방을 받아 치료하면 허손된 정기(精氣)가 보강되어서, 즉 뇌-척추 신경호르몬의 정혈이 채워져서 정상적인 인지 및 언어능력을 유지할 수 있게 된다.

위와 같은 상태로 지속되고 방치하면 정혈(精血)의 소모가 지속되어 골다공증이 빨리 오고 폐경이 빨리 오며 뇌-척추의 노화가 빨리 온다. 이런 증후로 깊어지는데 방치하면 뇌정의 소모가 깊어져 60대에도 치매환자가 될 수 있는 것이다.

냉방병의 한의학적 진단소견

냉방병(airconditioningitis, 冷房病)이란 자연환경의 고온에 순화되어 있던 인체가 인공의 냉방환경에 적응하지 못하여 발생하는 질환으로 피로, 권태감, 두통, 요통, 위장장애, 감기, 신경통, 생리불순 등의 증상이 발현되며, 여성에게 압도적으로 많다.

갑상선암으로 치료 중인 한 분(33세)이 어제부터 갑자기 시시때때로 몸에 열이 오르고 두통이 있으며 몸이 무겁다고 한다. 몸살인지 어떤 상황인지, 알 수 없는 스트레스 때문인지, 자신은 알 수가 없다고 한다.

진맥을 하여 보니 부안시(浮按時)보다 중안시(中按時)에 부활(浮滑)하고 충(衝)한 맥상이 보인다. 이는 겉보다 그 한 단계 아래에서 표면으로 병사(病邪)가 상충하는 것을 의미하고, 이러한 상태는 냉방병의 가벼운 몸살상태로 보인다. 즉, 일반감기라면 피부표면에 침범하여 부안시 부맥(浮脈)이 나타나겠지만, 땀구멍의 허한 틈을 타고 들어온 찬 기운이 혈맥(血脈)에 들어와 한사(寒邪)의 병사로 작용함으로써 인체 대적 반응으로 중안시에 부맥이 나타나고 허열이 시시때때로 상충하며 몸이 뜨거워지고 가슴의 열감과 우리 몸에 예민한 뇌에서는 혈맥의 병사로 인해서 통증을 유발하기도 한다. 그러니 치료는 단지 감기처럼 밖으로 병사를 제거하는 것(祛邪)만 해서 회복되지 않고 혈맥에 에너지를 보충(補中)함을 겸해야 한다.

한 심계(心悸) 정충(怔忡) 환자의 원인진단

PC작업 과다로 어깨와 목이 아리고 불편하다고 치료하던 중 2~3개월 전부터 자면서 간간이 머리도 아프지만, 무엇보다 가슴이 답답하고 불안하여 잠에서 깬다고 치료를 상담한다.

체형기상으로 보아 태음인으로 보았으나 두 번째 내원 시 더 자세히 진찰을 해 보니 소양인 토양2형으로 심폐기운이 훼손된 상태로 좌우맥, 특히 좌측맥 1지의 훼손상태가 감지된다. 심폐기운이 훼손당하여 쇠약해지고 불안정하여 환자 스스로 자각적으로 가슴이 답답해지고 맥상이 불안정해져 흉비, 기단, 정충, 불안함을 가지게 된 것이다.

맥진상 1년 전쯤 받았던 상처로 인해서 발생된 소치로 여겨진다. 그리하여 1년 전 상처를 받은 적이 없는가 물으니 별다른 일은 없었는데 하면서 다만, 오래 사귀던 사람과 헤어지면서 받았던 상처(일종의 배신감)가 있었으나 담담하게 극복하여 문제가 될 것이 없다고 한다. 그러나 외면상 그렇지 속은 그렇지 못한 것을 볼 수 있다. 또한 누구나 그러하듯 수년간 사귄 사람인데 배신처럼 헤어진 과정에서 상처받지 않았을 리 없다. 심폐맥이 쇠약하고 훼손된 것을 보아 그 상처를 받지 않고 그렇게 될 가능성은 희박한데 그 외 다른 원인을 찾을 수 없다. 우선은 환자 증상이 발현되니 1개월간 심폐기운을 보강하는 체질침, 처방을 통해 치료하면 증상은 개선될 것으로 보인다. 하지만 이런 상태를 극복하지 못하면 중병으로 이어진다.

한 갑상선 이상자의 치료

갑상선 이상으로 1개월째 치료 중이다. 환자(20대)는 지난 3개월 전 갑상선비대로 보아 재검하니 더 커졌다고 하여 한방으로 가능한지 내원하였다.

진맥을 하니 소음인 수양2형인데 좌측맥 3지의 삽울함이 단순 비대함이 아니라 염증(炎症) 그 이상 암증(癌症)에 이르고 있는 상태이다. 만약 단순한 비대상태라면 삽울한 맥에 이르지 않고 훼손되지 않은 완활(緩滑)한 맥이 주로 나타날 것이다. 맥상으로 보아, 환자의 상처가 깊고 커서 조심스럽게 물으니 다행히도 솔직히 대답하는데 작년에 부모가 이혼과정에 있었고 그때 많이 힘들었다고 한다. 그 외 다른 원인은 없어 보여 그때 받았던 상처는 아직도 진행형으로 유지되는 것으로 보인다. 부모와 관계된 인연의 업은 헤어진다고 하여 쉽게 별개로 떨어지는 것이 아니라 마음과 정신 및 감정에는 깊게 남아 장기간 유지되는 경향이 있다. 문제는 과거인 것 같지만 지금 진행되고 있는 심신의 상처와 훼손상태의 유지이다. 다시 말해서 완만하게(?) 분명히 정리되지 못한 애증의 감정은 뇌 내 호르몬에 자극하여 체질상 민감한 부분의 장부 경락에 좋지 못한 영향을 지속적으로 줌으로써 병변을 발현하거나 지속하며 혹은 악화, 전변시키기도 한다. 적절한 치료를 통해 그 경락흐름을 차단시켜 병변을 완화하고 회복시키는 데 도움을 줄 수 있으나 근치는 환자 자신의 몫인 경우가 많다(6개월간 치료로 치유되었다).

모친에 대한 마음

15세 고교생으로 원래 알레르기 발진이 전혀 없던 아이인데, 최근 한 번 원인불명으로 두드러기가 발생하여 보니, 혹시 토마토가 아닌가 하여 재차 실험 삼아 먹어보니 피부발진이 발생한다면서 토마토 알레르기 발진이라고 보고 있다. 진찰상 좌측 3지의 현울한 긴장성 병사(病邪)가 확연하여 과거에 없던 상황으로 알레르기를 유발하는 병사가 분명하다. 원인은 아마도 과로에 과중한 심적 부담이 뇌－하초경락의 병사를 유발하며 알레르기 유발 발진의 소치라고 본다. 우선은 체질병증 치료를 시행하면 호전은 되겠지만 근치를 위해서는 심적 부담으로부터 자유로워져야 병사를 유발하는 상황은 멈출 것이라 본다.

그 와중에 모친이 지난 4개월간 보신의 처방으로 크게 회복되어 건강상태가 이처럼 좋은 적이 없다며 진맥만을 원한다. 맥은 건실해져 양호한데 우측에서 침안시(沈按時)에 조금 부충(浮衝)병사가 감지된다. 그래서 현재 부모와 관련된 부분을 문의하였다. 최근 친정모친이 허리가 좋지 않아 신경이 쓰인다고 한다. 지난 과정을 들어보니 이렇다. 대학생 시절 부친이 운명하여 어머니와 함께 살았는데 어머니가 건강이 좋지 않아 늘 자신이 병원을 데려가는 상황이 많았다. 직장생활 이후 20년간 어머니와 함께 살면서 그 뒷바라지를 하였다. 그러다가 2년 전 모친이 오빠네로 가게 되어 이제는 다소 자유롭다고 한다. 그동안 왜 생기가 부족했는지 이해가 된다.

찬 음식을 섭취하면 설사하는 이유는?

20세 대학생인데 찬 음식을 섭취하거나 매운 음식을 섭취해도 설사를 잘 한다며 내원하였다. 찬물만 마셔도 그렇다는 것이다. 특별히 복통은 없고 평소 소화장애는 없지만 간혹 불편할 때는 있다고 한다. 그 외 건강상 특별한 상황은 없는 건강한 상태를 보인다. 양방검사상에서도 별다른 병은 찾을 수 없었다. 간혹 이와 같이 양방 검사상 별다른 병이 존재하지 않으나 오랜 기간에 설사 혹은 복통 혹은 소화장애를 호소하는 경우를 본다. 그 이유는 기질적인 이상(염증, 궤양, 게실 등)이 없어도 기능적인 과민함과 예민함 혹은 장기의 허약한 기운 때문에 소화기장애를 유발함을 볼 수 있다.

진찰을 해 보니 대체로 견실하나 학생은 소음인 체질로 비위의 기운이 강하지 못하고 예민한데, 평소 체질상 삼가야 할 찬 음식을 좋아하고 즐겨하여 비장기운이 약해져 있어 흡수장애로 설사기를 유발하고 있었다. 만약 체질이 다른 체질이거나 식생활만 적절히 관리했어도 이러한 소화기 증상은 나타나지 않았을 것이다. 이에 비장기운을 보강하는 한약을 처방하였는데 1개월 정도만 한약을 복용하고, 찬 음식과 밀가루 음식을 줄이며 사려과다를 경계하면 위의 증상에서 벗어나 견실한 소화상태를 유지할 수 있을 것이다.

1년 전부터 염증이 발생하여 지속되는 이유는?

최근 들어 양방병원에 가면 염증이 잘 생기는 상태라고 하면서 몸상태와 그 원인을 궁금해한다. 50세 환자 말에 의하면 무릎관절증은

5년 전 수술하고 이후 지금까지 여기저기 아파서 고생하는데 최근 3개월 전 좌측 손목의 통증으로 병원에 가니 염증이라고 하여 수술하였고, 우측 어깨통증으로 진단을 받으니 어깨도 염증이라고 하고, 지금은 우측 손목도 아파서 보니 염증이라고 한다. 기운이 하나도 없다며 감기도 심하게 앓고 있다.

좀 더 상담하니 10년 전부터 기운이 없고 의욕도 약해져 떨어진 상태, 온몸의 기운저하로 양방에서는 7~8년 전에 갑상선 이상 때문으로 보고 양약으로 다스렸으나 증상과 상태는 여전하다.

그 이유는 무엇일까? 진맥을 해 보니 알 수 있었다. 좌우맥이 미약(微弱)한 상태로 생기부족, 내장기운이 쇠약하여 이에 따른 면역력 결핍에 가까워 이로 인해서 염증이 늘 발생하고 있는 상황이었다. 그럼 왜 내장기운이 쇠약해졌을까? 과로(過勞)나 만성질환으로 인한 소모성 상태도 아닌데? 맥상을 보니 삶의 기운과 재미가 없는 유약(柔弱)한 상태이니 이는 아마도 부부관계에서 삶의 재미가 없는 것으로 보이는데, 환자는 가족은 문제는 없다고 일단 회피하지만 가족관계에서 짜증이 심하고 감정기복이 심하다고 한다. 삶이란 이런 모습도 있다.

* 참고 - 삶에서 에너지를 얻는 방법

1. 즐겁고 기쁘고 흥미로운 일을 하는 것

그 반대로 하면 즐겁지 않고 기쁘지도 않고 흥미롭지도 않고 그런 일을 하면 생명에너지가 떨어진다.

→ 그러므로 즐겁고 기쁜 일을 일부러라도 만들어서, 찾아서 해야 한다. 즐겁다면 노래방이라도 가야 한다. 백화점 문화센터를

방문하여 여럿이 함께하는 것도 좋다. 취미로 도예, 그림, 사진, 차(茶), 인문학 공부, 선(禪) 공부 등을 하는 것도 도움이 된다. 나이가 들수록 배움을 갖는 자세와 흥미로운 일을 경험하는 것에 더 노력해야 한다.

2. 가치가 있고 의미가 있는 일을 하는 것

그 반대로 가치가 없고 의미가 없는 일을 지속하는 것은 생명에너지를 떨어뜨린다.

→ 삶의 가치와 의미를 널리 높게 찾을 필요가 없다. 사회복지시설을 찾아야만 가치와 의미가 있는 것은 아니다. 물론 직접 방문하여 도움을 주는 것도 큰일이지만, 지금 내 마음에서, 텃밭에서, 집에서, 집 밖에서 할 수 있는 것. 무엇보다 자신이 원하고 자신이 가치와 의미가 있다는 부분에 투자해야 한다. 투자란 시간, 금전, 노력, 힘을 쓰는 것이다. 에너지를 써야 에너지를 얻는다. 다만 자신이 원하는 바에 써야 내적인 에너지도 돌아온다.

갑상선 비대의 원인은?

30대로 병원 근무자인데 자신이 목 우측이 비대한 상태라서 무슨 혹인가 살펴보니 원인불명이라 서울 ○○병원까지 가서 검사를 해 보아도 특별한 원인, 병증을 찾을 수 없어 지켜보자고 하였다 한다.

자신이 어떤 상태인가 문의하여 진찰을 해 보니, 소양인으로 좌우맥 토양체질인데 우측의 실함과 좌측 1지의 과도한 실함을 보니 이는 뇌기능항진상태, 즉 정신활동을 지나치게 하는 성향상 발생한 것이라 하니 그때서야 20대부터 2차례에 걸쳐서 갑상선기능항진으로 치료받았던 것을 말한다. 이런 상황은 뇌신경과로－정신활동의 과도한 집착－로 인해 뇌신경의 어떤 호르몬(갑상선 관련)을 과다하게 생성, 분비시켜서 현 상태를 유도한 것으로 보인다. 그러므로 정신활동을 자제하고 기울울체를 해소하고 뇌기능의 안정화를 꾀하는 치료를 받는다면 소실(消失)될 수 있을 것이다.

50대 직장여성의 일반 사례: 손발의 저림－심신이 훼손되어

50대 여성으로 평소 주야간 일을 하는 직업으로 손발이 저리기도 한다는데 며칠 전에는 왼쪽 엄지발가락이 굽어져 마비되어 움직일 수도 없게 되자 크게 놀랐다고 한다. 그 외에도 평소에는 과로 누적에 의해서 그러한지 등과 어깨의 결리는 통증이 있다. 또한 최근 들어 소화장애로 인한 체기가 있는데 넘어오려고 하는 오심(惡心)의 증상도 있으며 머리도 맑지 않다.

왜 저림이 있고 마비감이 있으며 체기가 있을까? 단지 과로의 상태로 인해서 발생된 것일까? 1차 원인을 그리 볼 수 있는 환경이다. 진맥을 해 보니 환자는 소음인 수양체질로 침현맥(沈弦脈)이 나오고 우리하면서 우측 맥은 허손(虛損)의 유활(濡滑)맥상이 겸하여 발생한다. 이의 해석을 하자면 스트레스로 인해 울체된 상태로 현침한 상태이고, 과로로 인한 기혈소모로 인해서 허손된 맥상이 감지된 것이다. 그러하니 침현한 긴장상태가 기혈순환을 방해하여 저림과 마목증상 혹은 체기를 유발하는 것이다. 환자에게 우선 필요한 것은 휴식과 이완이라고 보겠다. 그리고 보양적인 처방이 필요하니 안정가료가 필요한 상태이다. 주부이자 직장인으로 일하는 여성에게서 나타나는 병증의 표준으로써 그 사회적인 처치의 방향을 보여준다. 다소 완화할 수 있는 사회적인 시스템 없이 지속적인 진행은 결국 다발성 관절증, 신경통증을 유발하고 골다공증과 같은 허손된 병증을 유발할 것이다.

상세불명의 하복통 원인파악

30대 부인으로 건강증진차 한약을 복용하기 위해서 내원하였다. 진찰을 해 보니 소음인 체질로 소화기능이 약하여 잘 체할 수 있는 기체(氣滯)의 증후도 있지만 좌측 하복부의 기혈이 응체되어 있다. 즉, 진맥을 하니 좌측 3지의 강침안시(强沈按時) 세현(細弦)한 기운이 이를 말해준다. 아니나 다를까 좌측 하복부의 불편함을 환자는 가지고 있었다. 자주 당기고 쿡쿡 쑤시는 증상이 있다는 것이다. 그래서 병원을 찾아 검사하였는데 산부인과에서는 초음파 등 검사상 아무런 이상을 찾을 수 없어 별다른 병이 없는 원인불명이라고 한다.

환자의 상태는 좌측 하복부[난소 및 그 주변(대장)] 조직의 기혈이 응체(凝滯)되어 있으며 이로 인해서 위(胃)보다 장(腸)에서 잘 체하는 증후와 함께 그 부위가 당기고 간혹 콕콕 쑤시는 증상이 일어나고 있다. 이는 소음인 수음체질상 뇌-장(난소)의 기운이 민감하고 예민하여 스트레스 상황에서 하복부의 기혈이 쉽게 울체되기 쉬운데 다소 누적된 스트레스 상황으로 인해서 발생한 것으로 보인다. 문제는 이의 증후가 진행되면 난소낭종이나 난소물혹 등으로 진행될 수 있다는 것이다.

즉, 지금은 별다른 병명을 찾을 수 없다고 하여 방치하면 난소질환이 발생하여 수술을 할 수 있는 상태가 될 수도 있다.

체질치료를 받고자 찾아다니는데

산후 105일을 지나고 있는데 산후 초기에 목욕하고 찬바람을 쐬어 관절풍증으로 대학병원을 시작으로 현재 여기저기서 치료한 환자(여, 31세)인데, 광주 모 의원에서는 토양인, 다른 의원에서는 수양인으로 보았으나 서울모의원에서는 금양인으로 보고 침 시술 1회 하였는데 그날 밤은 편하게 잠을 잘 수 있었다고 한다. 현재 증상은 다음과 같다.

1. 손발이 시리고 저리고 냉기가 돈다.
2. 무릎이 욱신거리고 팔목이 제일 아프다.
3. 발목이 뜨거웠다 식었다가 반복한다.

그리고 2일 전 타원에서 토양침 시술 이후 가슴 답답함이 심하다. 환자는 금양체질로 침 시술만 원하여 그리 하는데 양방병원에서 영양제를 맞고서 팔다리로 물방울이 떨어지는 느낌을 수일 동안 지속적으로 호소한다. 환자는 내장은 견실한 기운을 갖고 있으나 심신의 문제로 병원을 전전하면서 증상을 호소한다.

체질을 불문하고 환자의 상태 파악이 안 되는 상태에서 체질치료가 무슨 의미가 있을까 생각해본다. 물론 체질치료를 전문으로 하자면 체질진단을 기본으로 잘 구별할 수 있어야 하겠지만 환자의 생리, 병리 및 지금 앓고 있는 증후가 어떤 상태인지도 잘 모른다면, 정확한 체질진단을 한들 무슨 의미와 가치가 있겠는가?

남편을 밖에다 내놓고 살아라

현재 70세인데 30대 후반부터 지금까지 평소 기관지확장증이 있는데 최근 기관지 염증으로 인해 기침과 흉비 등의 증세가 양방치료를 받음에도 불구하고 지속되어 소개받아 내원하였다. 단아한 모습에 족히 10년 이상 젊게 보이지만, 진찰을 하니 삶에서 굴곡이 있어 보였다. 남편은 고위 공직자까지 지냈고 현 나이에도 부부동반의 골프 모임도 할 정도로 여유와 안정된 삶에서도 즐거움은 많아 보이지 않았다. 현재뿐만 아니라 지금까지 그리 해왔는지 모를 일이다. 그래서 폐맥(肺脈)이 훼손당하여 기관지확장증을 앓아왔고 현재 염증도 잘 낫지 않고 있었던 것으로 보인다. 초면이라서 남편과의 관계를 물어보기가 다소 어려움이 있었는데 쉽게 풀어졌다. 내용인즉 이렇다. 환자가 과거 젊었을 때, 한의원에서 치료받은 내용을 얘기한다. 옆집에 한의사가 있어 그분 가족과 가까이 지내 자주 놀러가기도 하였는데 마치 자신의 딸처럼 대해 주었다고 한다. 그런데 그분은 내가 20년 전 배움을 가졌던 은사님이었다. 그분에게 수학한 내용을 말하니 환자는 반갑게 그분의 인자함을 논하면서 자신에게 했던 한마디의 말을 화두처럼 말한다. "남편을 밖에다 내놓고 살아라"라고 하였다는 것이다. 30년 전 젊은 시절에 그렇게 말을 했었고 지금까지도 화두처럼 기억하여 나에게까지 얘기를 하니, 내가 최근 들어 깨닫게 된 내용을 내 은사님은 그때 이미 다 알고 있었던 것이다.

당신의 말 때문에 한숨도 잠을 이루지 못했다

어지러움이 심하여 현기증으로 양방 및 한방치료를 해왔지만 별다른 차도가 없어 멀리서 소개받아 내원하였다. 주변에서는 갱년기 증후군이라고 하여 신경과 치료를 권유받기도 했다. 증상은 그 외 꿈이 많고 자주 머리도 아프며 위통과 수족냉증 및 신경이 예민하여 근심 걱정이 많다는 것이다. 진찰을 하니 현대적인 병명은 존재하지 않은 가벼운 상태로 단순한 혈허(血虛)의 증후이다. 환자는 남편에게 많은 의지를 하고 여성으로서 삶을 대접받으려는 듯하다.

문제는 남편인데, 도한증으로 하초에 땀이 많은 지가 수년째 지속되었지만 병원 한 번 제대로 가지 못하고 치료하지 않았다. 소음인 망양중증의 상태로 신장의 병증이 깊어서 그러한데 부인은 자신만의 건강만 걱정하니 남편은 관심 밖에 있다. 남편의 병의 깊이를 논하니 부인은 정말 문제가 있냐 하며 크게 걱정하고 무엇보다 불안감을 참을 수 없는 듯 물어서 예상하는 바가 있어 안심을 시키기 위해 몇 차례 반복적으로 논하였다. 그런데 문제는 다음 날이었다. 밤새 한숨도 잠을 이루지 못했다고 한 것이다. 자신이 예민한 사람인데 (남편이 아니라) 자신의 건강상태가 그렇게 좋지 않느냐며 원장이 사람의 명수(命數)도 안다고 하는데 그렇게 말을 해도 되느냐며 남편 걱정을 하는 것이 아니라 자신의 건강걱정을 토로한다. 앞 사람과 극과 극이라고 할 수 있겠다.

태음인 환자의 이야기 - 허실(虛實)

85세 노인으로 감기후유증의 기침과 천식기운까지 조금 있고 무엇이든 목에 메여서 잘 먹지 못하는 등 불편하여 내원하였다. 환자는 말이 없고 자녀가 나서서 얘기하는데 많이 힘들어한다고 하였다.

천식기운은 기관지염, 즉 감기를 앓고 있는데 기침 위주의 증세에 최근 시아주버니의 사망으로 인한 상심으로 심폐기운이 조금 훼손당해서 발생한 것으로 보였고 좌우맥이 실(實) 유여(有餘)하여 결코 허약하거나 쇠약한 상태가 아니었다. 오히려 견실(堅實)한 상태인데 좌측의 긴장성 상태로 울체된 기운이 매핵기 증후로 목 메여서 음식이 잘 넘어가지 못하고 있을 뿐이었다. 그런데 보호자는 어머니가 허약해져서 그러니까 어떻게든 영양제라도 맞추고 해야 된다고 여겨 양방치료로 결국 선회하였다. 허실을 구별하지 못하는 보호자는 결국 환자를 고생길로 인도하게 된다.

같은 날, 최근 5일간 해외여행을 자녀 및 손주를 데리고 다녀왔다. 66세 부인으로 원래 외손주를 집에서 양육하고 있었는데 자녀들이 여행을 가자 같이 가게 되었다. 가기 전에 내원하여 진찰하였는데 예상대로 다녀온 이후 허탈(虛脫) 상태로 맥이 유약(濡弱)해져 있다. 보신(補身)이 필요한 상태이다. 환자는 맥을 못 추고 허탈한 상태로 무슨 영양제라도 주사하거나 보정(補精)해야 할 상태였다. 이렇게 나이와 관련 없이 보신해야 할 상태가 있고 해소해야 할 상태도 있다.

제6장 통증의 진단이야기

원인불명의 두통 지속, 그 이유는

2년째 암 치료 중인 환자의 지인으로 소개받아 내원하였다. 52세로 두통이 극심하여 근처 병원에 진찰받고 20일간 입원치료하고 있는데 두통이 가시지 않고 지속되고 있다는 것이다. 뇌 촬영 검사 등 몇 가지 검사를 하였고 담당의사도 이제는 PET 검사라도 해 보아야 할지 고민되는 상황이라고 한다.

두통은 뇌졸중이나 뇌종양과 같은 기질적인 원인이 아닌 일반적인 경우는 심화(心火)나 간울(肝鬱) 등 과도한 스트레스의 상태로 인해서 뇌 혈류량이 과도하게 많아지거나 교감신경의 과긴장 상태를 유발하여 발생하는 경우가 흔하다. 흔히 신경성 편두통이다.

환자는 소양인 체질로 진맥을 하니 현긴(弦緊) 맥이 확연하다. 과도한 긴장성 스트레스를 가진 것이고 심장의 울화를 보이는 심맥은 과중하다. 환자의 체력 및 의지는 강건하고 어찌할 수 없는 상황임을 말해준다. 잠깐 상담하니 환자는 남편과 불만이 극심함을 토로한다. 자녀들이 결혼할 나이가 되어 이혼할 수는 없어서 그냥 어쩔 수 없이 남편과 살고 있지만, 애인이라도 만들고 싶으나 차마 그렇지 못하고 있다고 한다. 지난 세월의 삶과 남편에 대한 울화병이 깊어 갱년기를 지나면서 울화병이 견디다 못해 심화상충하여 두통을 유발하니 어떤 검사기기로 나타날 상황이 아니라 기질적인 병변은 없어서 원인불명의 두통이다. 환자의 상태를 파악하지 못하면 여러 가지 검사와 치료는 의미가 없는 것이 되고 만다.

좌측 팔의 통증과 저림, 그 원인진단 – 신경통증

57세 부인 환자는 좌측 팔이 저리고 아픈데 여러 검사를 하고 치료를 하여도 소용이 없다고 자녀 산후 보신을 위해서 내원하여 문의를 한다.

중년의 나이에 한쪽 팔의 저림과 아픔은 경추디스크의 퇴행성질환이나 견관절장애 증후군인 경우가 많다. 경추디스크의 탈출이나 퇴행성 변화로 경추 사이가 협착되면 신경을 누르게 되어 그 신경이 지배하는 부위로 저림이나 신경순환장애를 느끼게 되고, 견관절 이상상태에서도 팔이 저리고 아플 수 있는데 회전근개 염증이나 파열, 혹은 견관절강의 석회화 등에 의해서 견관절을 통과하는 혈관계 및 신경계를 압박할 경우에는 팔로, 심하면 손끝까지 저림이나 마목, 혹은 통증을 유발할 수 있다.

그런데 환자는 진찰을 하니 진맥상 부활(浮滑)하는 기운과 함께 충(衝)하는 병사(病邪)가 감지된다. 이는 몸살기와 같이 관절신경통증을 유발하는 인자가 혈중 내에 유지하여 근통을 유발하고 있음이다. 물론 방사선과 검사상 경추 및 어깨 관절에 이상이 없다고 하나 다소 목 관절 및 어깨 관절을 도수검사로 테스트하면 원활하지 않다. 이보다는 앞서 지적처럼 신경계 내부의 병적인(염증적인) 소견을 가진 인자가 존재하여 신경통(神經痛)을 유발하는데 좌측 목, 견 관절의 부위가 좋은 상태가 아니라서 좌측만 우선 느끼는 것으로 보인다.

외상 이후 어깨통증과 팔의 저림 호소 – MRI, CT 검사 필요한가?

3일 전 계단에서 뒤로 넘어지면서 어깨와 목 부위를 가볍지만 다쳐서 어깨와 가슴뿐만 아니라 팔, 손까지 저려서 불편하다.

증상이 심하여 응급실을 찾아 혈액 및 방사선 검사를 했지만 그 결과에는 이상이 없었다. 살펴보니 단순한 외상인데 자각적인 증상이 심하다고 하여 검사를 시행하였는지, 아니면 환자의 요구가 지나쳐서 검사를 시행했는지는 알 수 없다.

● **한의진찰의 소견**

1. 도수 검사와 함께 추나학(推拿學)적인 견해로 근골을 살핀다. 목, 어깨 관절의 회전과 근육의 상태, 안압시(按壓時)의 상태 등 환자상태를 살펴본바, 단지 경도의 외상에 의한 근인대의 손상일 뿐, 방사선과 검사가 필요한 내용은 없다. 더욱 혈액검사로 나타날 염증적인 상황도 아니다. 다시 말해 혈액 및 방사선과 검사가 필요 없는 경우이다.

2. 두통, 요통 등 환자 가운데는 자타의 요구에 의해서 CT, MRI, 혈액 검사를 빈번히 하는데 그 검사로 어떤 원인도 찾을 수 없는 경우도 많다. 방사선과 검사는 근, 골의 손상과 훼손 정도가 파열이나 골절 등으로 심한 기질적(器質的) 병변이 의심될 때 시행하는 것인데 단지 통증이 심하거나 불편하다고 하여 혹은 치료가 잘 되지 않는다고 하여 무작위로 하는 것은 환자도 문

제이거니와 자유시장경제 하의 의료체계 문제이기도 하다. 오늘날 불필요한 검사로 인해 재정적인 피해가 우려된다.

어깨통증과 팔의 저림, 경추수술을 해야 하나?

환자는 40대 중반으로 지난 3개월 이전에 우측 손의 불편함이 시작되더니 저림이 지속되고 팔에 힘을 주기 어려워 내원하였다. 두 곳의 양방의원 검사 중 한 곳에서는 경추는 양호하다고 하였고, 다른 한 곳에서는 경추가 약간 틀어짐으로 판별되어 디스크 탈출증으로 추정되었다. 일반 검사만 하였을 뿐 아직 MRI의 정밀검사는 하지 않았다. 평소 헬스 운동을 10년 이상 지속한 분으로 몸 관리를 잘하고 있는데 손에 힘이 약화되어 좋아하는 운동을 하지 못하니 경추디스크증이 아닌가 하고 하루빨리 회복하고자 수술을 적극 고려하고 있었다. 몇 곳에서 치료하였으나 차도가 없어서 더 그러하였다.

● 한의진찰의 소견

도수 검사와 함께 추나학(推拿學)적인 견해로 근골을 살펴보았다. 목뼈(경추), 어깨 관절의 견인검사 및 압박검사 등을 통해서 살펴본 바, 단지 근(筋) 경직에 의한 일시적 신경장애일 뿐 방사선과 검사상 경추디스크증일 가능성은 5% 이하(以下)였다. 설사 디스크탈출증의 경증상태라고 하여도 이와 관련 없이 치료하면 호전될 상태이다. 굳이 MRI 검사를 하여 이상 없음을 판별할 필요가 없고 또한 수술과는 거리가 멀기에 그런 검사를 생각할 바도 없다. 지금 필요한 것은 1~2주간 안정가료하면서 치료하는 것이다.

상세불명 진단 – 좌측 팔, 다리의 저림, 경추디스크증 추정

30대 남성으로 경추디스크증으로 1회 침 시술을 받은 환자로부터 전화가 왔다. 오늘 갑자기 좌측으로 팔이 저리고 다리까지 저리다는 것이다. 심각한 상태로 여겨서 불안하여 전화한 것이다. 차트를 보니 2주 전 초진으로 내원하고 내원하지 않았는데 당시 기록에도 좌측 팔의 저림과 마비감이라고 적혀 있지만 환자는 처음 증상이라고 하소연한다. 환자는 급하다고 내원한다고 하여 기다려서 퇴근시간 40분이 지나서야 뒤늦게 진료를 하게 되었다.

● 한의진찰의 소견

1. 경추 압박 등 도수검사상 아무런 반응이 없다(음성).
2. 좌측 흉쇄유돌근 및 사각근의 경직상태가 확연하다.
3. 맥진(脈診)상 수양체질이며 침안시 실현(實弦)한 기운이 담음 정체와 스트레스성임을 말해준다.
4. 기(氣)측정상 침 시술(수양1)로 양호하다.

결국 환자는 경추디스크증이 아니라 목의 근경직상태는 담음성 스트레스성 상태로 보인다. 물으니 단순방사선과 검사상 디스크로 여겨진다는 막연한 진단을 받았다. 환자 또한 여기저기 담이 결려서 불편하고 등의 흉추부위에서 운동 시 마찰음도 간간이 들린다고 한다. 과로누적, 스트레스 누적에 의한 피로상태가 겹쳐서 견비통증의 증상이 악화되고 있어 보인다.

20대의 통증원인 - 완고한 흉추부위 등 근경직

26세 젊은이가 등이 아파서 2주간 고생했다고 내원하였다. 특히 자고 나면 아프다는 것이다. 안색을 보니 선천적인 불량함이 느껴지는 어둡고 탁한 병색이 깔려 있다. 진맥을 하니 대체로 좌측은 양호하나 우측은 삽울한 기운의 선천부실 훼손상태가 보인다. 그런데 등의 상태를 보니 굽어서 굳어져 있는 상태로 후배위 자세가 경결되어 45도 이상은 되지 못하는데 마치 70대 노인의 등의 경직성 상태와 같다.

우선 치료하면 3~4일간 침, 추나, 한방물리치료를 실시하면 편해지겠지만 다시 얼마 되지 않아 재발하여 불편함을 유지할 수 있는 상태이다.

어떻게 하여 이 상태에 이르렀을까? 이는 거의 상체운동을 하지 않는 상태로 장기간 유지되어 왔던 것이 문제이다. 중고시절에는 검도와 농구도 곧 잘했다고 하나 그 이후 7년 이상은 운동 없이 보내고 팔, 어깨 운동이나 작업할 일도 거의 없이 보낸 것이 화근이다. 이의 회복을 위해서는 등배운동을 3개월 이상 꾸준히 해야 한다. 운동으로 권할 만한 것은 수영, 배드민턴, 검도, 테니스 등 상체를 쓰는 전신운동인데 이러한 운동과 함께 체조, 요가동작을 하는 것이 필요하다. 20대에는 젊으니 이렇게 하여 호전될 것이지만 그렇다고 하여 1개월 내에 좋아질 상태도 아니며 만성화되면 30~40대에 척추간 협착증 등으로 만성적 불편함과 통증으로 살아야 하는 상태이다.

흉비통, 불규칙 혈압의 상태 진단 - 심양허증 진단

60대로 머리가 멍하고 가슴의 불안감과 답답함의 통증을 느껴 대학병원에서 검사하니 뇌 촬영상 작은 혈관 하나가 막혔다고 하여 양약을 복용하니 머리의 멍한 느낌은 사라졌으나 심장부분에 증상이 여전하여 내원하였다. 최근 들어 혈압도 아침마다 160에서 120까지 오르내리기를 반복하여 이러다가 혈압약을 상복해야 하는 건 아닌지, 심장병은 아닌지 걱정이 되어 내원하였다. 지인으로 환자의 상황을 아는지라 진맥하면서 안심을 시켰다. 환자는 3~4개월 전 3개월간 가족의 건강상 문제가 심각하여 노심초사(勞心焦思)한 나날을 보냈다. 그런 과정에서 심장기운을 많이 쓰다 보니 심장에너지가 부족해져(심양허) 심장 자체에서 조절하는 능력이 다소 쇠약하고 불안해진 것이다. 맥상은 이를 보여주는데 다소 약해지고 불안해져서 심박동 및 출력에서 불안정함이 불안감 및 흉비증을 유발하고 혈압까지 영향을 주었다. 뇌혈관의 작은 부분이 막힌 것도 나이와 연관도 있으나 최근 신경을 과로하게 쓰는 상황에서 비롯된 소치로 보인다. 아직 기질적으로 병변상태로 진행되지 않아서 현재 상태에서는 한방치료를 한다면 모두 정상화될 것이다. 다시 말해서 생활상 안정을 취하고 과로하지 않으며 마음을 쓰지 않도록 주의절제하면서 보심의 처방치료를 한다면 2개월 정도면 안정화되리라 본다. 물론 혈압도 정상화되어 그 이전 상태로 되돌아갈 것이라 본다(실제 그리 되었다).

통증 호소, 한 신경성 환자의 진찰 - 심기울체증

43세 부인으로 지난 1월경에 침 시술을 몇 회 받더니만 3개월이 지나 다른 병원(신경외과, 통증의학과 등)에서 치료하였으나 더 안 좋아진다고 다시 찾아왔다. 현재는 뒷목도 당기는데 그 이유가 주사를 목에다 놓은 후 목이 불편해졌다며 그 뒤 마른 체형에 체중도 3kg 정도 감소되있다고 한다.

그동안 치료를 1개월씩 다른 의원에서 받았으나 증상은 오히려 더 심해졌다는데 그럼 환자의 상태는 어디에 문제가 있는가? 과거력을 보면 12월 19일에서 1월 3일까지 7회에 걸쳐 내원하였다. 증상은 단지 우측 입술 주변의 가벼운 마비감 때문이었다. 당시에는 일체의 다른 증후는 없었는데 오히려 병원을 다니면서 악화되어 버렸다(?). 항강통, 견비통 등으로 너무 불편하다니 정말 오치(誤治)로 인해서 기질적(器質的)으로 악화된 문제의 환자인가?

초진 당시 내장의 기운이 조금 쇠약하고 수음인 체질로 신경이 매우 예민한 상태로 기운이 답답하게 울체된 상태였다. 심기울체(心氣鬱滯)의 증후가 완고한데 이는 주변 환경에서 받은 상태를 말해준다. 그리고 3개월이 지난 지금도 마찬가지이다. 어떤 기질적인 이상이 아니라 심기울체의 심신증 환자인 것이다. 그러하기에 3개월 동안 치료를 해 보았어도 차도가 없고 오히려 증상만 심해졌다고 한 것이다. 환자의 문제도 있고 치료에서도 심신의 상태를 다스렸어야 했는데 그렇지 못한 것으로 보인다.

흉비통과 좌측 견비통 - 간심(肝心)의 울화(鬱火)

수년 전부터 가슴이 꽉 막힌 답답함이 미어터질 정도이고 호흡이 곤란하며 왼쪽 어깨 등으로 통증이 겸하여 일어나는 증상이 있어 내원한 65세 부인이다. 작년 가을 감을 따다가 나무에서 떨어져 허리를 다친 이후 허리통증도 남아 있지만 기존 증상도 더 심해졌고, 당시 입원치료도 하였으나 현재까지 검사상 특별한 원인을 찾을 수 없다. 그런데 증상이 발생하면 곧 죽을 것 같다는 그런 말을 입에 달고 사는데 그러한 증세로 고통스러워 현재 1년째 일을 하지 못하고 지내서 어찌할 바 몰라 하였다.

흉통과 함께 좌측 견비통이라서 혹시 폐암의 증후가 아닌가 의심되기도 하였으나 막상 진맥을 하니 그것이 아니었다. 좌측 폐맥이 쇠약한 것은 분명하나 이는 의기소침한 삶의 여정으로 아직 암맥증에 이르지는 않았다. 소양인 체질로 비위맥이 실증의 실맥(實脈)상으로 보아, 흉격의 적열증상이 원인이었다. 체질상 밖으로 풀고 떠들고 활발하게 살았어야 하나 물어보니 전혀 표현을 하지 않고 대화를 잘 하지 않는데, 같은 동네에 언니가 최근까지 살면서 수십 년간 늘 구박하고 타박하였지만 묵묵히 참고만 살아왔다고 한다. 복진을 해보아도 흉협(胸脇) 고만(苦滿)의 심한 상황이 역력하다. 간담(肝膽) 및 심(心)의 울화가 울체되어 누적된 상태인데 아직 심장병, 간병의 기질적인 병변으로 전변된 상태는 아니지만, 병세는 존재한다. 자신도 언제 죽을지 모르겠다며 걱정하는 환자에게 "죽긴 왜 죽어요, 살날도 많이도 남아 있구만" 하며 안심을 시켰다.

MRI 진단상 척추협착증 환자의 한방진단 – 실제는 심신증

어깨, 등, 허리, 무릎 등 전신이 아파서 정형외과에서 MRI 촬영도 하였는데 '요추 간 협착증'이라는 진료확인서를 가지고 왔다. 56세 부인으로 허리는 주사 1회 치료로 아픈 것이 없으나 여기저기 아픈 것은 여전하다고 한다. 도대체 환자의 병증은 무엇인가?

환자는 태음인으로 결혼 이후 현재까지 시부모를 모시고 살면서 노동과로 또한 지속해 와서 담음(痰飮)이 정체된 상태와 더불어 심폐(心肺)기운의 손상을 입어 한의학의 간조열(肝燥熱)증에 폐기허(肺氣虛) 증세로 내장 상태를 치료해야 삭신 통증이 완화 해소될 것으로 보인다. 척추 간(요추 간) 협착 증세는 나이 50대라면 50~60% 이상 나타나는 노화에 따른 생리현상도 있고 그 증세가 단 1회 진통주사 치료로 호전된 것처럼 건강상 하등의 문제가 될 것이 아니다. 그럼 왜 허리를 정형외과에서 고가의 MRI 촬영까지 실시하였을까? 이의 속사정은 잘 알 수는 없으나 도수 검사상 특별한 이상을 찾을 수 없기에 허리만은 정밀검사를 하는 것이 보다 환자의 신뢰감을 획득하는 데 도움이 되어서 그러지 않았나 추정해본다.

환자는 입원치료를 하였는데 초진 시 진료소견대로 허리통증은 호소하지 않고 다른 전신 삭신통증을 호소하며 심신 불량함을 보인다. 사실 허리만 아프다는 것은 진단과 치료에서 허리 이외 별다르게 고려해야 할 부분이 없고 치료도 명확한 편이다.

요통으로 5년간 병원 전전 고생, 그 원인은? - 심화병

한 환자(70세)가 서울에서 내려와 치료 중이다. 요통으로 5년간 병원을 전전하며 치료 중인데 그동안 아파서 좋다는 곳은 안 가본 곳이 없다고 한다. 과거 환자의 지인 한 분이 디스크수술을 앞두고서 본원에 내원하여 2주간 치료로 극적으로 호전되어 수술하지 않고도 현재까지 건설회사의 직장생활도 잘하고 있다고 하면서 자신도 이곳이 마지막이라고 찾아온 것이라고 한다. 노년 요통의 원인은 대체로 골연화증과 연관된 퇴행성 골염이나 내장 특히 신장이나 대장, 자궁의 병변으로 인한 방산통인 경우가 대부분이다.

환자는 유명한 곳이란 곳은 가보지 않은 곳이 없다고 하는데, 진맥을 하자마자 허리뼈나 내장기의 문제가 아님을 알았다. 맥상 1지의 상충(上衝)하는 기운이 강하고 3지 하초의 맥상은 그리 심하지 않다. 환자 스스로도 요통이라고 말하면서도 야간 수면장애, 가슴 답답한 흉비, 두풍증 등 심신불량의 상태를 호소한다. 심화(心火)의 화병(火病)이다. 남편은 연노(年老)하지만 정정하여 사업을 열중하고 불우이웃돕기도 꾸준히 하는데 정작 부인에게는 지출권한이 없어 하나하나 승인받아야 하고 의료비도 매번 받아서 사용해야 하니 심적인 불편함 정도가 이만저만이 아니다. 검사란 검사는 다해 보았고 치료란 치료는 다해 보았지만 고통의 지속은 멈춤 줄을 모르고 병원을 전전했다는데, 이분의 마음을 잘 읽고 받아주지 못하여 여기까지 온 것이다.

무릎 이하 다리의 심각한 무력감, 그 원인은? - 간암증(肝癌症)

무릎 이하 다리의 무력감으로 여기저기 병원을 전전하며 내원하였다. 한의원, 외과 등의 진단과 치료를 받았으나 소용이 없고 최근에는 무릎의 MRI까지 검사를 하였으나 정상으로 판정받아 어떤 원인인지도 모른 채 힘들어하였다. 집에서 화장실 가기도 꺼려질 정도로 힘이 없기도 하며 무엇보다 버티는 힘이 없고 주저앉기도 한다는 것이다.

사실 진맥을 하자마자 병인(病因)과 그 정도를 파악하였다. 환자는 난치의 간암증(肝癌症) 상태였다. 양측 무릎 및 다리 관절은 모두 정상으로 건강성을 가지고 있으나 간적(肝積)이 심하여 조혈작용이 제대로 이루어지지 않아 혈액, 신경에너지의 미약으로 다리뿐만 아니라 팔도 근력을 내지 못하여 일어나는 증상이었다. 또한 환자 스스로 삶에 의욕도 없고 너무 힘들어 요양해야 하겠다고 피부로 느끼고 있었다. 복진상 적취는 우협하에서 복부에 확연한데 이러한 내용과 진찰에 앞서 진맥상 좌측 중침안시 확연한 현활하고 실하면서 삽울한 것이 2지만 아니라 2지의 간담맥를 중심으로 1, 3지에도 나타나니 하초(下焦)까지 전이된 상태이다. 치유가능성 단계를 지났으며 장기생존이 유일한 희망이다. 왜 이런 상태를 모르고 지냈을까? 그것은 환자는 태음인 목양체질이기 때문이고 간암증이기 때문이다. 이렇게 태음인의 경우, 간암은 말기에 이르러도 불치상태가 되어야 양방 검사상 진단되는 경우를 자주 본다.

우측 다리의 굴신불리 증세로 내원했지만! - 췌장 암증(癌症)

40대 초반으로 한의사의 소개로 내원하였다. 우측 하지의 불편함과 어깨 근육통증을 호소한다. 안색에 병색이 완연하고 진맥을 하니 소양인체질에 우측 2지 비위맥이 중침안시 삽한 기운이 부(浮)에서 중안(中按)까지 촉지된다. 비위가 좋지 않다고 하니 그때서야 종합검진 결과, 위염으로 진단되어 양약을 1개월간 복용 중이라고 한다. 그러나 위염에서 그렇게 맥상이 나타나지 않는다. 염증이 심해도 부한 가운데 조금 삽울한 기운이 있을 정도이니 중안까지 훼손되지 않는다. 즉, 환자의 맥진은 암증(癌症)이다.

다음 날 다시 진찰하니 역시 그렇다. 기측정을 해 보니 진맥과 동일하게 췌장에서 기시하여 식도 주변으로 전이되는 상황이나 침중은 아직 중증이라서 암증으로 아직 치유가 가능한 상태이다. 췌장은 현대의학의 진단에서도 잘 나타나지 않고 뒤늦게 말기의 불치상태에 근접했을 때 발견되는 경우가 흔하다. 그러하니 앞으로 한 단계 악화되어 난치상태에 접하여 병변이 진단될 수도 있어 환자의 예후는 밝지 않다. 지금 일반치료를 한다고 하여도 병색과 병증을 모르고 있으니 - 즉, 위염으로만 알고 있으니 - 환자는 나을 수 없다. 위염도 앞으로 수개월간 치료해도 회복되지 못할 것으로 보인다.

배우자가 말하길 속으로 삭히고 고민과 갈등, 스트레스를 내색하지 않고 표현하지 않는다고 한다. 일반적으로 비위가 손상받은 것은 대체로 갈등과 고민의 여색이다.

하지 통증의 진단 – 허리문제가 아닌 중풍전조증

50세 사업가는 오른쪽의 다리 아픔과 당김으로 내원하였는데 이러한 증상의 원인이 대부분 그러하듯 환자 스스로도 '요추 간 추간판탈출증'을 의심하고 있었다.

1. 그런데 진찰을 하여 보니 허리의 불편함으로 인한 상태가 아니다. 그 근거는 도수 하지직거상 디스크증의 이상이 없을 뿐만 아니라 요통, 디스크증인 좌우 3지의 침안시(沈按時) 실증(實症)의 병맥이 나타나지 않는다. 요부(腰部)의 문제라면 어떤 경우이든 체질무관하게 하초맥상 병맥이 나타나기 마련이다. 그런데 오히려 1지의 부안시(浮按時) 불순한 훼손 맥상은 뇌(腦)의 이상임을 말해준다.

   진찰 결과는 이렇다. 소음인 체질로 뇌기능의 저하, 불순상태, 즉 뇌 – 척추신경상 흐름의 이상에 의한 하지 저림, 마목감으로 여겨진다. 흔히 말하는 중풍(中風)의 전조증(前兆症)이다.

2. 환자에게 사실을 알리고 안정 가료할 것을 당부하였다. 그런데 사내 담당의사가 디스크탈출증이라고 하였다며 본원의 진찰을 무시하였다.

3. 그해 가을에 중풍(中風)이 발생하여 후유증의 언어장애와 수족 마비감을 가진 채 재차 본원을 찾았다. 간혹 이렇게 원인을 디스크 장애로만 알고 중풍의 전조증인 줄 몰라서 예방조치를 받지 못하는 경우가 있다.

좌측 슬관절 이하 근통, MRI 검사 의미가 있나?

간혹 그러나 드물지 않게 CT 혹은 MRI와 같은 정밀방사선과 검사를 시행하고 내원하는 경우를 본다. 정밀검사란 일반검사로 이상이 있을 경우, 의사의 판단하에 보다 정확한 기질적(器質的)인 병변(病變)을 확인하고자 실시하는 것인데, 일반 검사상 어떤 이상도 발견할 수 없는 기질적으로 양호한 상태인데도 불구하고, 증상 자체가 지속된다고 하여 의사가 아닌 환자의 요구에 의해서 정밀검사를 실시하는 경우를 곧잘 볼 수 있다. 물론 결과는 아무런 이상을 찾을 수 없다. 그런 환자의 사례이다.

환자는 19세의 대학생으로 무릎 이하 관절의 불편함과 피로로 인해서 2개월간 휴식 중이다. 연예인 지망생으로 춤과 운동을 지속하는데 양쪽, 특히 좌측 무릎이 불편하여 서울에서 몇 군데 일반검사 및 치료를 하다가 안 되어 집에 내려와 휴식을 취하며 얼마 전 근처 척추전문병원에서 MRI 검사를 실시하였는데 이상은 발견되지 않았다.

처음에는 가만히 있어도 아리고 아팠기에 혹시 인대나 관절의 손상이 아닌가 하여 검사를 실시했다고 하나 일반 정형수기 진단상 근육과로로 인한 피로염증일 뿐 이 나이에 환자가 그러하듯 별다른 이상을 찾을 수 없다.

10대 후반의 젊은이의 무릎에 그 어떤 이상이 올 수 있을까? 또한 수기검사로 능히 판별 가능한데도 정밀검사가 필요했을까?

발목관절증, 그의 관리

31세 부인으로 2년 전 왼쪽 발목을 삐었는데, 당시 인대가 끊어져서 발목교정을 한 이후 발목이 자주 시리고 저리며 불편하다. 걸으면 아프고, 추우면 걸을 때 불편하다. 자고 나도 불편하고 환자는 고통스럽지만 정형외과 검사상 별다른 이상을 찾을 수 없었다.

염좌 질환은 흔하고 치료와 회복도 가볍게 이루어지는 증후이지만 이렇게 발목을 심하게 삔 이후 적절한 관리나 치료가 되지 않아서 후유증으로 불편함을 호소하여 내원하는 경우가 종종 있다. 원인은 발목 관절 주변인대 및 근육이 염좌로 인해 약화되었는데 이의 미회복상태(만성염증상태)와 이로 인한 기혈순환장애이다.

● 염좌의 한방치료 필요

염좌 질환은 흔하고 치료 및 회복도 가벼운 증후이지만, 간혹 이렇게 후유증이 수년 동안 남아 괴로움을 주는 경우가 있다. 한방치료를 처음부터 양방과 겸하여 했다면 그 후유증은 격감했거나 회복으로 나타나지 않을 수 있다.

외상성 증후군의 일종으로 볼 수 있는데, 발목관절의 틀어짐을 추나요법으로 바로하고, 주변 인대 및 관절강 등의 손상에 따른 후유증을 침 시술로 근맥(筋脈)의 흐름을 원활하게 하면 염좌 이후 후유증이 소실될 수 있다.

족열감의 원인은? - 신장기운의 쇠약

80세 노인이 족열감으로 고생한다고 내원하였다. 작년 여름부터 발생하여 가을에는 심하여 얼음을 발바닥에 대고 자야 할 정도로 심했고 지금까지 종합병원, 정형외과, 한의원, 내과 등 여기저기 다 다녀보았으나 별다른 효과가 없이 현재도 증상이 심했다가 약해졌다가를 반복하며 족열감으로 인해 잠을 자는데 불편함으로 깊이 들지 못하여 자주 깬다고 한다.

족열감은 양방의학적으로 원인, 증상, 치법이 불투명한 증후 중 하나이다. 한의학에서는 그 상태에 따라 분류하는데 주로 신장 하초의 기운이 쇠약할 때 진액(津液)이 부족하여 발생하는 경향이 있다. 예를 들어 산후, 갱년기 증후, 신혼 초, 부부관계의 과다한 행위, 노화 등과 연관되어 몸의 진액 부족으로 나타난다. 환자의 진찰 소견도 노화와 연관된 신허(腎虛)의 진액과 기운 부족으로 인한 허열(虛熱)증후로 보인다. 좌우맥 3지가 약(弱)하여 망양증으로 승양익기부자탕증이다. 신장 기운이 쇠약하여 족부의 신경 및 기혈순환이 원활하게 이루어지지 않아, 즉 신경호르몬계 및 혈액순환계의 흐름이 약해져서 발생한 허열이니 보신이 관건이다. 즉, 생명력이 떨어지고 내장기운이 쇠약해서 일어나니 이에 합당한 치료를 하면 2개월 정도면 호전될 것이다. 다만 기력부진이 심하여 이후 치료를 어느 정도 지속해야 재발을 방지할 수 있을 것으로 보인다.

다발성 섬유근통 및 관절병증의 원인 - 심기울체(心氣鬱滯)

56세 부인으로 아프지 않은 데가 없다며 내원하였다. 환자는 근처 종합병원에서 진찰하다가 대학병원으로 의뢰하여 최근 이와 같이 - 다발성 섬유근통 - 확진을 받았다. 상세불명의 증후인 이 질환은 어찌하여 발생했을까?

환자에게 물어보니 말이 없다. 의사노 모른다는데 환자에게 묻는 자체가 우스운 일이 될 수 있다. 그러나 자신이 아파 온 이유를 모르겠다는 것은 현실을 부인(否認)하는 행위일 때도 있다. 그나마 한방침 시술을 다른 곳에서 받아보니 근육통증은 다소 호전되어 긍정적인 반응이다.

안색과 혈색은 양호한데 좌우맥이 침울(沈鬱)하기 짝이 없다. 활동적이고 외향적인 기색은 없고 침체된 상태에 있다. 체열측정을 하니 다른 것보다 가슴부위가 빨갛게 체온만 높다. 심화(心火)의 상태를 보여준다. 그러나 그에 대한 표현은 하지 않는다. 남편은 가까운 시골에서 사업을 하며 주말부부로 지낸다는데 자신이 어떻게 살아왔고 현재 살고 있는지 불명하다.

원인은 기운의 순환체계에서 울체되어 신경계 내피에 흐르는 미세한 신경관들이 경직되어 통증을 유발하는 것으로 보인다. 한의학에서는 기체, 즉 혈체(혹은 혈어)로 심신의 체기가 기혈의 응체를 가져온다. 불통즉통(不通則痛), 기혈응체로 인한 통증유발을 말하니 이 경우도 정확히 부합한다. 해결은 어떻게 해야 할까? 먼저 아프게 된 상황을 인정부터 해야 할 것이다.

통증으로 수면장애 호소자의 진찰 - 노화의 병사(病邪)

80대 노인으로 우측 어깨부위의 통증으로 수면장애를 호소하며 내원하였다. 외과에서 주사제 및 물리치료도 하였으나 아직 미진하다면서 한방치료차 내원한 것이다. 아프기 시작한 것은 수개월째로 좌측 어깨도 좀 좋지 않았으나 양방치료로 호전되었는데 우측은 여전하다는 것이다. 어깨 관절의 상태는 방사선과 및 혈액의 검사로 염증의 유무를 추정할 수 있지만 관절염증은 심하지 않으면 잘 나타나지 않는다.

관절통증을 유발하고 특히 야간통증으로 수면장애를 초래할 정도라면 대부분 병사(病邪: 염증유발 인자)가 존재하는 경우이다. 예로 운동과로로 근육관절을 과하게 사용하여 관절통증을 유발할 때도 염증이 발생한 것인데 수일간 안정을 취하면 자연 회복되기도 한다. 염증을 유발하는 것을 한의학에서는 병사(病邪)로 여겼는데 이 환자는 노환으로 소음인 이허한(裏虛寒)증의 허약상태에서 우측의 침안시(沈按時) 맥상 분명하게 병사(病邪)의 삽(澁) 기운이 촉지되어 염증의 발현으로 야간통증을 유발함을 알 수 있다. 이러한 병사(病邪)를 제거하면, 즉 염증적인 소인을 제거하면 관절염증이 치료되어 통증이 감소하고 회복되어 자연스럽게 관절활동이 정상적으로 가능해진다. 환자의 통증 격감(호전)과 혹은 악화의 상태파악도 맥진의 진찰을 통해서 병사(病邪)가 얼마나 소진(消盡)되는지 혹은 진행되는지를 살펴서 파악할 수 있다.

왼쪽만 머리부터 발끝까지 저리다 - 신경과울(神經過鬱)

　38세 남자로 왼쪽으로 머리에서 어깨, 등, 다리 전체가 저리고 시리다고 내원하였다. 이런 경우는 우선 중풍전조증이나 경추디스크 상태일 경우를 생각할 수 있다. 이런 기질적인 장애가 없다면, 상세불명의 신경장애를 우선 고려할 수 있다. 환자 스스로도 상태가 좌측의 선체라서 가볍지 않고 불편함이 심하여 종합병원에서 뇌 및 경추의 MRI 검사를 실시하였는데, 별다른 이상은 찾지 못하고 원인불명의 상태였다. 자세한 상담을 해 보니, 최근 2개월 전 좌측 목, 어깨가 아파서 치료 중 2주 전에 양방의원에서 전기자극 침 시술을 받고서 발생한 것 같다고 한다. 그 때문인지는 불명확하나 경추에서 어깨보다 좌측 두부로 날카로운 신경저림의 증상이 크고 체열진단상 목 주변만 정상온도보다 낮게 나와 순환장애의 상태를 알 수 있었다.

　환자를 살펴보니 바른 자세이나 신경이 매우 곤두서 있고 날카로운 상태로, 진맥상 소음인 수양체질과 완활(緩滑)한 기운상 병증, 병사를 찾기 어렵다. 즉, 중풍전조증이나 경추의 디스크 상태가 아니다. 또한 적외선 체열진단상에서도 마찬가지로 좌우 비교상 신경장애의 이상을 찾을 수 없다.

　진찰결과 환자는 신경과로성, 자율신경계의 교감신경이 과항진된 상태로 증후가 발현된 것으로 추정된다. 이런 상태의 경우에는 2주간 안정가료하며 침 시술로 심신을 다스리면 현재 불편한 증상은 개선, 소실될 것으로 보인다.

대상포진, 그 원인과 치료에 대한 견해

70세 남성으로 대상포진이 발생한 지 3개월이 지났지만 현재 두상(頭上) 부위의 통증으로 수면장애를 초래하여 내원하였다. 처음부터 지금까지 양방치료(약물치료)만을 하고 있는데 아직 근치되지 않고 그 후유증을 앓고 있다.

대상포진을 양방에서는 바이러스에 의해 생기는 피부질환으로 보고, 한의학에서는 단독(丹毒)이라고 하여 과거 의서에 풍열의 병사(病邪) 침범을 원인으로 생각한 것을 보면 원인에 대한 견해는 시대적인 용어만 다를 뿐, 양·한방 동일하다. 대체로 1개월 정도 치료하면 회복되는데 나이도 있고 악화요인이 있어 잘 낫지 않는 것으로 보인다. 3개월째 지속되고 있는 현상을 어떻게 볼 것이고 어떻게 치료할 것인가?

● 한의진찰의 소견

1. 발생과정은 대체로 과로로 허약해진 상태에서 큰 충격의 스트레스를 받았을 때 발병하는 경향이 있다. 이러할 때 바이러스, 풍열의 병사(病邪)의 침범을 받기 쉽다. 이분은 허손(虛損)된 맥상과 더불어 현(弦)하고 충(衝)하며 부삭(浮數)한 맥진이 이를 말해준다.

2. 통증의 지속원인은 바이러스인 풍열의 병사가 잔존(殘存)하여 제거되지 않았기 때문이다. 즉, 치료가 다 이루어지지 않아 그런 것이며 엄밀한 의미에서 후유증이라기보다는 병증의 진행이다. 통증치료를 위해서도 병사(病邪)의 근치가 필요하다.

대상포진의 한 노인 환자, 야채스프가 필요할까?

80대 노인으로 대상포진을 1개월 전부터 앓기 시작했는데 처음에는 그 전에 허리를 삔 적이 있어 그 후유증으로 생각하였다가 대상포진으로 인한 증상으로 알게 되어, 대체통합의원에서 요료법, 야채스프, 프로폴리스 등을 섭취하다가 노환이라서 안정가료가 필요하여 본원의 입원치료차 내원하였다. 소음인 체질에 161cm, 40kg의 허약한 상태로 진맥을 하니 좌우맥이 미약한데 오른쪽 맥이 곧 절(絶)할 정도로 미미하여 생명력이 미약한 위중, 위독한 상태인 망양말증임을 보였다. 이러한 상태가 5일간 지속되자 가족(보호자)과 상의하였다. 현재 환자는 식욕부진이 심하여 거의 잘 먹지 못하고 소화력이 극히 떨어진 상태이며 기력도 그에 따라 부진이 심하다. 보호자도 환자의 심각한 병중함을 알고 상태의 근황이 궁금하던 차였다. 입원 당일 말하지 않는 것은 병중함이 커서 오차가 없어야 하고 또한 치료과정에서 어느 정도 호전될지 반응을 보기 위함이다. 환자는 1주일이 지나면서 안색도 좋아지고 식욕도 조금 나아지며 통증도 차츰 줄어들어 10일이 가까워지자 통증도 가시는 듯하다. 또한 맥도 우측 맥이 조금 나아지는 느낌이다. 그래서 생명의 위독한 상태를 뒤로 조금 늦어질 것으로 보인다. 그러나 일정 상태를 벗어난 생명력이 크게 떨어진 상태에서는 어떤 처방과 처치도 소용이 없고 결국 절(絶)하게 되는 것을 볼 수 있다. 시간의 흐름과 노쇠한 상태에서 어느 누구도 비켜가지 않음이 자연이 언제나 그러하듯 공평한 평등이랴.

제7장 암 진단이야기

두한(頭汗) 증세, 직장암 초기 수술로 마감했지만

50세 여성으로 여기 가면 반드시 나을 것이라는 말을 소개자로부터 듣고 왔다고 하며 자신의 불편함을 논한다. 무엇보다 두한(頭汗)증으로 광주 및 서울까지 한·양방 병의원을 찾아다녔다고 한다. 처음 발현은 2년 전 대상포진이 발생하고 나서부터인데, 화가 나거나 힘들면 머리부위의 땀이 심하다고 한다. 그러나 마음이 편하고 안정되면 그렇지 않다고 한다. 병력으로 신장염증과 난소낭종의 제거 수술을 하였고 현재 갑상선에 혹이 있으며 뒤늦게 작년에는 직장암 초기 수술을 하였다고 한다. 암 얘기는 전혀 염두에 두고 논하지 않으려는 듯, 치료 상담을 마치고서 끝에서 말한다.

환자의 진찰 소견은 이렇게 유(濡)의 주맥으로 약하기 그지없다. 망음(亡陰)의 말증으로 진액부족≒정혈부족≒음허증이 심한 상태이다. 이는 호르몬대사, 특히 갑상선 기능과 유관하다. 문제는 좌측 침안시 3지에서 삽울한 맥상이 유지되는 것이다. 즉, 하행대장에 암증(癌症)으로 초기단계에 머물러 있음을 볼 수 있다. 보이는 것만 제거할 뿐, 암증은 잔존하는 것으로 추정된다. 환자가 육식을 금한 것은 대장 등의 병증을 보아 타당하지만 정혈부족의 상태라서 담백한 단백질을 조금 섭취해야 할 필요성도 있다. 두한 증세의 개선을 위한 보음(補陰)과 함께 하초(대장)의 암증치료도 이루어져야 한다.

위암 초기, 노인의 상태 진단

80대 노인으로 최근 위 내시경상 위암(胃癌) 초기라는 진단을 받았다고 향후 어떻게 하면 좋을지 상담을 원한다.

진맥을 하여 보니 소음인 수양체실로 우측 2지 비위(脾胃)의 병증 병사는 전혀 감지되지 않는다. 강침안시 맥상이 잡히지 않는데 중침 안시에도 그렇다. 위에 암이라고 하면 암의 병사(病邪)라도 있어야 하는데 그렇지 못하다. 그런데 좌측 3지는 오히려 노화퇴행성의 병증 훼손상태로 차라리 이 부분(신장)이 그런 병증(노화성 암증)이 존재한다. 위암이라고 한다면 미진한 상태이고 그 기시(起始)가 바로 신장(腎臟)에 있음이다.

그래서 진맥소견대로 말을 하였다. 위암 초기로 한의진찰상 발견되지 않으니, 재검진을 해 보라고 하였다. 그렇게 말하니 환자 보호자는 뒤늦게 재검진 중이라고 한다. 아주 초기라서 지켜보자고 할 정도라고 한다.

어떤 결과가 나던 특별한 치료를 하지 않는다면 무해(無害)할 것이니, 향후 수년간 생존하고 생활하는 데 아무런 지장이 없을 것이다. 노년의 노화성 암 가운데 초기(初期)의 상태는 대체로 완만하게 진행되는 경향이 있어 치료와 관련 없이 안정가료하면 장기 생존에 지장이 없다. 그러나 말기(末期)에 이른 경우에는 전체 몸 또한 노화암이라는 병변을 야기하는 몸의 조건이 되는 상태라서 그 어떤 방법으로도 치료되지 못한다. 적절한 치료로 관리가 우선이다.

자궁암 수술 이후

40대 환자로 1년 전 자궁암의 진단을 받고 절제 수술한 이후 현재까지 정기검진 중인데 몸은 정말 안 좋은데 병원 검사상 아직은 별다른 증후를 발견하지 못했다고 하면서 상담한다. 암 진단을 받고서 현재까지 매주 주말에 황토방에서 황토찜질을 하고, 매일 뜸을 뜨고, 도라지와 더덕을 복용하고 있다는데, 어떤 상태인가 묻는다.

체질은 소양인으로 좌측의 1, 2, 3지의 병사(病邪: 암증을 유발하는 병사)는 환자가 고통스러울 수밖에 없는 이유를 말해준다. 그런데 환자는 절대 한약은 복용하지 않고 있다는데, 남편이 "한약은 독이 될지도 모르는데 왜 복용하느냐?"고 따진다고 한다. 자신은 지인이 섭취하라고 하여 매일 섭취 중인 도라지, 더덕은 한약재인지 모르는가. 이에 대해서 논하여 봐야 시비만 될 뿐 그냥 들어주었다. 기회가 되면 한방치료를 권유하였다.

자신이 암에 걸려 있고 그 병증으로 고통을 받는데도 불구하고 이를 모르고 또한 알려주고 치료하여 생명을 구하고자 하여도, 엉뚱한 길을 찾는 이에게 무슨 해결책이 있을까 생각해본다. 현명한 판단과 결단력이 필요하다.

3회에 걸친 암 재발, 전체 절제 이후 진짜 상태는?

환자는 지난 1년 6개월 전 처음으로 자궁경부암 진단을 받고 국소치료를 받았는데 3차례에 걸쳐 재발이 되어서 수일 전 자궁절제술을 권유받은 상태에서 내원하였다. 아직 수술하기 이전의 상태에서 진찰을 해 보았다. 한의학으로 그 부위만 암증(癌症)이 잔존한다면 한방치료도 고려할 수 있겠지만, 양방 진단상 찾지 못한 다른 부위의 암증에서 비롯되었다면 치료가 난해하다.

태음인 목양체질에 강건한 기상을 가진 환자로, 진맥하니 우측 비위의 손상과 훼손상태로 보아 비장, 췌장의 암증이며 좌측 3지의 병증 상태 맥상으로 보아 대장암증도 우려된다. 즉, 췌장에서 기시하여 대장을 지나 자궁에 전이된 것으로 추정되며, 그래서 지속적으로 자궁에서 3회에 걸쳐 발생한 것으로 보인다. 진찰상 확인되어 본원의 치료만을 권유할 수 없었다. 그리하여 이후 환자는 양방치료-자궁전체 제거 절제술-를 받고 재차 내원하였다.

만약 자궁 내에서 발생한 것이라면 자궁 전체의 절제수술로 암은 완치된 것으로 보아 재발은 되지 않을 것이다. 그러나 진찰상 췌장에서 대장의 불량함이 심하여 현재 2주 이상 치료로 증상은 개선 중이지만, 암증(癌症)이 여전히 남아 존재한다. 향후 적절한 치료를 받을 확률도 낮아 예후도 불투명하고 불확실하다.

한 치료 중인 암 환자의 한방진찰

30대 후반으로 4개월 전 위내시경에서 식도암(食道癌)을 발견하여 항암을 4회 하였는데도 여전하여 방사선 치료할 예정(방사선과에서는 수술을 권유, 외과에서는 불가능하여 방사선치료를 권유한 상황), 그 과정 중 요양병원에서 3개월간 요양도 하고 내원했다.

【초진】

좌우맥 병증 상태-좌측의 중안시 현활한 맥상-간(肝) 부근의 암증(癌症)이 추정되지만, 좌우맥상이 유근(有根)하여 수년간 생존은 가능한 상태이다. 적절한 치료가 필요하였다. 그런데 본원의 치료는 받지 않았다.

【재진】

2개월간 양방치료 인터페론계통의 신약을 맞았으나 별다른 효과가 없어 재내원하였다. 양방진단에서 처음부터 흉부 및 명치 복부 쪽의 암증 상태도 있다는 것-동양인에게는 흔하지 않는 흑색종양-이라고 한다.

현재 자각적인 상태는 악화(惡化)되었다.

1) 식사를 잘못하여 물과 함께 섭취, 소화불량

2) 섭취 시 위 부위 통증 발생

3) 심신쇠약, 스스로 스트레스를 받으니 양방치료 효과가 없다고 함.

4) 주변 가족(친정, 시댁)의 환경 악화 유지, 남편의 문제(최근 양방에서 불치 쪽으로 논하니 이제야 얼마 전부터 잘해준다고 함)

【예후】

아직은 좌우맥이 유근하고 약증 침증도 동일하나 전체 상태는 약화되어 생명이 걱정된다.

아직 불치의 상태는 아니지만 어떤 치료를 선택하느냐에 따라서 장기 생존은 능히 가능하거나 치유 또한 가능할 수도 있는 상태이다. 침증은 아직도 수양2+신사방의 중증에 머물러 있다. 그런데 이런 상황에서도 엉뚱한 치료를 선택하여 악화를 거듭하여 불치상태에 이르러야 다시 내원할까?

암증의 한의학 진찰, 그의 진위(眞僞)

지난 3년 전(2009년)에 2차례 병원에 입원 치료한 분이다. 당시는 통증 증후로 입원하였는데 친가의 여러 분들이 내원하여 치료하던 중 신뢰도 쌓이고 하여 병중(病重)함을 알리고 치료를 당부하였다. 물론 병중(病重)함이란 중풍전조증이거나 암증인데 이분은 암증(癌症)이었다. 그리고 이번에 다시 내원하였다.

작년(2011년) 초부터 10개월간 양방대학병원의 진찰, 치료를 받았는데 결국은 뒤늦게 '갑상선암'이라는 진단을 받고 수술하고 방사선 치료실시 이후 요양 관리차 과거 본원이 생각나서 오신 것이다. 몸살처럼 전신불량과 전신통증을 호소하는데 이는 갑상선과 전혀 무관하다. 그럼 환자의 상태는 한의학적으로 어떠한가?

소양인체질로 좌우맥이 현활하나 침안시 미약해지고 있고 좌측 중침안시 세현하면서 병사가 삽울하게 유지된다. 병증은 간(肝)에서 기시하여 갑상선(甲狀腺)에 이른 것으로 겉만 수술하였고 간의 위중상태는 치료하지 못했는데 어떤 영문인지 모르지만, '상세불명의 간질환'이라는 코드를 달고 왔다. 병증은 2년 전부터 한 단계 악화된 중증→위중의 상태이고, 침증은 토1＋폐방에서 폐 및 대장까지 진행된 상태로 이제 생명을 걸고 적절한 치료를 꾸준히 받아야만 치유에 이를 수 있는 위중한 상태이다. 환자의 병인은 말할 것도 없이 생활에서 오는 것으로 사적인 환자상황은 논하기 어려우나 일반적인 부인이 갖는 삶의 무게와 상황이 있다.

＊ 참고

그 이후 치료과정에서 기적처럼 치유, 회복되었다.

폐암 1기 수술자의 현재 상태 진단

60대 후반 여성으로 지난 1주일 전 갑자기 허리통증이 심하여 한 발도 걸을 수 없어 시골에서 119 응급차를 타고 대학병원에 입원하여 검진하였으나 원인불명상태로 아직도 불량하여 내원하였다. 오늘 퇴원하면서 흉비증이 있어 폐의 검사(CT, MRI)도 하고 왔다. 환자는 작년 4월 폐암1기 진단을 받고 수술한 경험이 있다.

● **한의진찰의 소견**

1. 어렵게 걸어온 모습이 고관절퇴행성이 심각한 상태로 보였다. 오랫동안 관절염을 앓아왔다고 한다. O자형 걸음은 오래된 것 인데 이번처럼 아픈 것은 처음이라고 한다. 환자는 6년 전부터 혼자 사는데 의지가 강한 시골 농부였다.

   우측 맥을 잡으니 부안시(浮按時) 다소 병사(病邪)가 있어 보이는 삭삽(數澁)한 기운에 중안시에는 세현(細弦)한 기운이 조금 유지된다. 침안시(沈按時)에는 거의 절맥(絶脈)에 이른 상태로 맥이 유약하게 있다가 없다가 한다. 우측만 보아도 고통의 상태를 이해할 수 있었다. 망양말증에 이르고 스트레스울체와 암병의 진행을 볼 수 있다. 좌측은 세현한 기운이 더 강하게 있고 침안시 활하나마 맥은 유지된다.

2. 결국 진찰 소견은 "작년 폐암1기 수술 여부와 무관하게 병(암)은 진행되어 왔고 그 고통은 현재 좌우 신경통으로 나타난 것"이다. 병증 깊이로 보아 이미 3기를 지난 상태이며 소음인 수양체질의 위중상태에 도입된 상태이니 현 의학의 치료범위를 넘어서 있다. 향후 본원 치료 2주간 실시로 차도가 있겠지만, 근치는 불가능할 성도이다. 그나마 다행히 호전되면 3~4년 장기생존이 유일한 희망일 수 있다. 현재 보행장애를 유발하는 고통스런 통증은 개선될 수 있을 것이다. 1년 전 전체 상태를 정확히 파악하여 그때부터 제대로 치료했다면 어찌 되었을까?

위장의 암증 환자

41세 부인으로 남편이 암으로 치료 중인데 안색을 보니 좋지 않아 진찰을 권하였다. 진맥을 하니 위장(胃臟)의 암증(癌症)이 심하지 않지만, 완고하나마 분명히 존재하여 치료를 당부하였다. 환자는 어떤 소화장애를 크게 느끼지 못하고 특별히 위통도 없었다. 하지만 아직 양방 진단상 확연히 나타날 정도는 아니나 분명한 병증이 존재할 것으로 보아, 위내시경 검사를 권유하였다. 몇 차례 거부하더니만 간곡한 권유로 근처 내과에서 내시경검사를 시행하였다. 그 결과는 위(胃)에 염증과 함께 작은 미란성 추정의 작은 혹이 하나 있는데 별다른 것 같지 않아 보인다며 6개월 이후 재검진을 권유받았다. 환자에게 "그 때까지 치료하여 다시 검사했을 때는 없어졌으면 좋겠다"고 하였다. 위장관내의 혹이 아직 불투명하게 단순한 혹으로 보았지만 나는 암으로 본다. 만약 치료하지 않으면 병증이 확연하여 크게 나타날 것으로 보인다.

그 진단 이후 환자는 현재 1년 동안 간간이 치료를 받았다. 아직 환자는 근치되지 않았지만, 병색과 상태는 크게 호전된 상태로 살고 있다.

많은 사람들이 암이 어느 한순간 발생하는 것으로 알고 있다. 암 관련하여 진찰을 15년간 해 본 결과, 암은 단시간 내 발생하는 경우는 극히 드물고, 대부분 수년간의 병변상태를 지나서 발현되는 특징을 가지고 있다. 어떤 극단적인 상처나 스트레스가 가중하여 장부 내의 혈기를 손상받아 훼손되면 병변(病變)이 발생하는데, 특별한 치료나 치유의 과정을 가지지 않는 한 병변은 고착화되어 어느 순간 암화(癌化)되어 일반 검사상으로 나타나게 된다.

젊은 암환자의 재진상태 – 중증에서 위중상태로

30대 초반 젊은 나이로 작년 10월 2회에 걸쳐서 내원한 이후 다시 5개월 만에 재차 내원하였다. 현재 배꼽 주변에 종양이 있어 서울 ○○병원에서 표적치료를 해 보자고 하는데, 환자는 지난 항암요법으로 인해서 더 이상 견디지 못할 것 같아 대안 모색으로 본원을 찾아왔다.

【5개월 이전 10월 초진 시 당시 상황】
2년 전 대장암 3기 말로 진단되어 항암 12차까지 받아야 하는데 8차 항암치료를 하던 중 난소 전이상태로 재수술하고 치료차 내원

하였다.

당시 1) 면역 치료, 2) 피로개선, 3) 당시 양방에서 혈액수치가 정상이라고 하여 다소 안심하고 있었다. 진찰하여 보니, 암증이 존재하지만 가치(可治)의 상태라 분명히 밝혀 치료를 권유하였는데 양방진단도 양호하여서 그런지 이후 본원치료에 응하지 않았다.

그런데 그 뒤에도 양방치료를 하였는데 12월에 콩알만 한 것이 배꼽 주변에서 발견되고 어제의 결과는 종양이 더 커져서 이렇게 해야 할지 모르는 상태이다.

【현재 진찰 상황】

우측의 2, 3지에 삽울하면서 세현충한 기운이 확연하다. 선천적인 원인에 의한 병발이며 아마도 대장→난소가 아니라 난소→대장 전 이상태이고, 좌측 수술은 그 말단이고 현재 우측의 병소에서 기시 진행된 것으로 나온다. 그 병인이 선천적이라서 자가 회복이 어렵고 어떤 치료도 막기 어려울 수 있고, 진행이 지속되기 때문에 불치의 상태로 마감될 수 있다. 또한 침증은 토1+폐·대장증[위중(危重)의 상태로 난치상황이니 본 치료 반생반사의 병증]이니 생사가 바뀌는 상태로 갈 수 있다.

* 근본 병인이 유전, 선천적이라서 스스로 병인을 자각하기가 매우 힘들어 그를 해결하기 어렵고, 현재 병증이 난치의 위중단계로 들어서 하복부에서 발현이 악화되니 어찌할까! 이제야말로 생사를 걸고 치료를 해야 할 판이다.

한 청년 암환자의 진찰

체력 저하와 기력부진 등으로 보약처방을 원하는데 20대 초반의 젊은 나이에 최근 갑상선 암수술을 하였다고 하여 암중상태가 어떠한지 혹 다른 병소는 없는지 진찰하게 되었다.

지난해 환자가 양방병원을 처음 찾게 된 동기는 갑상선이 아니라 소화불량, 식체감, 위통 등의 소화기 장애 증상이었는데 우연히 갑상선암을 진단받아 수술하게 되었다고 한다. 그런데 진맥으로 해 보니 체질은 소음인이고 신수열표열병증(腎受熱表熱病症)으로 병증은 신장(腎臟)에서 기시하였고 위장의 병증도 완고하며 병변은 암증(癌症)으로 유지 중이다. 진맥상 침울하고 병사(病邪)가 좌측보다 우측에 침안시(沈按時) 나타나서 병의 시작이 유전(遺傳)이며 우측 신장(腎臟) 부근이니 예후가 불투명하다. 즉, 현재 병증으로 보건대 갑상선 부위의 병증은 말단(末端)이고 그 중심에는 위장이 있고 그 밑에는 신장경락으로 유전이라는 병인이 자리하고 있다. 이에 향후 2년 전후에 재발 진단될 가능성이 높기에 예후를 논하기 어렵다. 지금 치료를 적절히 한다고 하여도 완치, 근치에 이르기도 어려운 상태인데, 하물며 이후 뒤늦게 발견한들 무슨 소용이 있겠는가? 생각되면서 나이를 보아 젊으니 어떤 치료를 받느냐에 따라 생사가 달라질 수도 있어 보인다. 간혹 암환자 가운데 1차 양방진단과 처치를 받아 마무리된 경우에서도 위와 같이 병증이 다른 부위나 그 근처에 남아 있는 경우를 본다.

암환자의 왕진과 같은 목양체질 병증자

보호자가 내원하여 환자의 상태를 말하는데, 50대 부인으로 3년 전 대장암(大腸癌) 진단을 받고 수술 및 항암 치료로 완치(完治) 판정을 받게 되어 기뻐하다가 1년 후 폐암(肺癌) 진단을 받고 2년간 폐암 치료 중 올해 5월에서 뇌(腦)까지 전이된 상황이 발생하여 감마나이프 등 시술을 받고 있는데 그동안 치료가 잘되고 있다고 하더니만, 인제 와서는 불치라고 두 손을 든 상태라서 보호자는 정말 억울해 죽겠다며 환자를 어찌하면 좋을지 본원에 내원하여 치료를 해 볼 수 있는지 문의차 내원하였다. 상담 이후 내원하려던 환자는 종합병원에 입원 중인데 갑자기 통증이 심해지고 거동이 어렵게 되었다며 왕진을 꼭 와달라고 부탁하여 그리 하였다.

가서 환자를 살펴보니 원인불명의 복통(腹痛)이 커서 고통스럽다고 하나 뇌 한 부분의 암증으로 의식이 완전하지는 않게 보였다. 별다른 대화를 하지 못하는 상황에서 진맥을 하니 모두 유근(有根)하고 부활(浮滑)한 기운이 역력하다. 환자는 태음인으로 생명력이 강건하여 현재까지 잘 유지해왔던 것이다. 또한 앞으로도 어떤 상황에서도 (설사 도움이 되지 않은 해로운 치료를 받더라도) 한동안 생명은 유지될 것이다.

한 한의사의 소개로 폐(肺)에서 뇌(腦)로 전이된 암환자가 내원하였다. 2년 전에 소세포 폐암 진단을 받고 2년 넘게 치료 중인데 지금까지 항암치료는 80여 차례로 셀 수 없을 정도로 많았다. 최근에도 항암주사치료를 했는데 이번에는 급격히 불량해지는 것을 느끼고 뇌암(腦癌) 상태를 가늠하지 못하여 다른 방향을 모색하고자 내원하였다. 좌측맥 1지는 곧 욕절(欲絶)할 상태로 불치의 사증(死症)의 맥상이다. 다만 우측 1지는 유근(有根)함이 남아 있어 훼손된 삽울한 기운이 역력하지만 선천지기가 강건하여 현재까지 항암요법의 부작용인 생명력 훼손을 잘 견디어왔던 것을 알 수 있다. 태음인 목양체질에 선천지기가 강건하여 그런 심각한 훼손을 유발하는 치료를 받고도 이렇게 버티고 있던 것이다. 그러나 이달 초에 받았던 그 치료 전후에 이미 불치의 상황을 유도한 것으로 보인다. 이제 항암요법을 다음에 한 번 더 할 것인가? 환자는 고민된다고 하는데 그 치료를 받으면 조금 남은 생명력이 더 이상 견디지 못하고 눕게 되고, 더 이상 일어날 수 없을 것이다. 지금도 불치는 마찬가지이지만 환자가 강인한 기운으로 아직은 자리를 잘 버티고 서 있다.

* 이렇게 태음인 목양체질만이 항암주사요법, 방사선요법 등의 심각한 부작용을 동반하는 반생명적인 치료를 받아도 잘 견디고 버티어 줌을 알 수 있다. 반면에 소음인은 그 부작용에 가장 취약한 것으로 나타난다. 생명력의 강인함은 소음인도 있으나, 위해한 치료의 피해에 대한 대항력 차이는 체질과 유관하다.

한 말기 불치상태 환자의 1년 전 인연

한 한의사의 소개로 담도암 말기상태로 내원하여 보니, 불과 1년 전에 본원에서 치료한 경험이 있는 분이다. 당시 증상은 소화불량, 초진 시 체질이 불명할 정도로 건강상태가 좋지 않았는데, 맥상 불명하여 기측정상 목양체질로 확인되었고 한약 10첩을 처방하였고 3일간 침 시술을 받았다. 당시 본인이 병중(病重)함을 파악하여 일체 치료에 집중하도록 입원치료를 권유하였던 환자인데, 그런데 본원의 치료를 받지 않고 병중하다고 하여 양방의 진단을 받아 담도암 진단을 받았고 양방 및 다른 한방병원에서 치료를 받기도 했고, 호전(?)되기도 했다는데 양방 신약이라고 하여 투여한 다음에 복수가 차서 처음 1,000cc 제거하고 그다음은 2000cc 넘게 제거, 그리고 지금은 그 이상의 복부부종상태로 내일을 기약할 수 없는 상태로 내원하였다. 우측은 1지가 거의 미약하고 좌측은 1지가 소실된 상태와 같아서 절맥(絶脈)에 이르는 상황이다. 맥상 그리고 증상 상 위독(危篤)한 상태로 1개월 이내(以內)의 상황이다. 다만 태음인 목양체질의 특유의 강인함으로 더 오래 유지할 수 있을 것으로 추정된다. 어떻게 하여 이렇게 1년 만에 생사가 바뀌었는지 어떤 처치가 잘못되었는지 알 수가 없다.

조금이라도 기대를 가지고 내원한 환자를 바로 치료 불가하니 타원으로 가보시라고 하기가 어렵지만, 병의 위독함을 알리고 보호자에게 요양병원을 알아보시라고 하면서, 원하시면 잠시 본원에 입원치료해 보라고 하였다. 입원 다음 날 보니 우측 1지에 병사가 상충되어 "참 용서하기 어렵죠? 용서가 안 되는 분이 있어요?" 라고 물으니 말이 없다. '말하지 않으니 그런가 보다' 생각했다. 그런데 "이런 상태가 되니 용서 못 할 것이 없네요"라고 한다. 이에 아무런 말도 할 수 없었다.

- 15년 전 1998년 진단을 하게 된 이후, 현재에 이르기까지 본원에서 중증상태로 진단되어 본원의 치료를 받은 분 가운데, 단 한

분도 운명한 분은 없다. 만약 이분이 작년 처음 내원 시부터 본원의 진단을 받고 이를 신뢰하여 본원의 치료를 지속했다면 어떻게 되었을까? 처음으로 운명한 사람이거나, 다른 모든 사람들처럼 생명을 유지하고 있을지 모를 일이다. 그 누구도 알 수 없다. 하지만 이분은 가고 없지만, 지금까지(2013년 4월) 단 한 분도 운명한 사람은 없다.

말기 간암에 이르고 있는 한 환자

지난달 다른 과에서 1차 1회 진료하고 1개월 만에 좌측 손목관절증의 같은 증상으로 내원하여 침 시술을 하고자 하여 일요일이라서 바쁜 와중에도 간단히 진맥을 하였다. 우측은 3지의 소음 수양맥으로 대체로 양호한데 좌측은 1, 2지가 현실(弦實)하고 중침안시도 확연하게 분명하다. 지방간증은 아니며 간암(肝癌)의 병증상태이다. 자각적인 증상은 전혀 없는 상태로 외관상으로 보기에 전체적인 건강상태는 양호해 보인다.

그런데 완현(緩弦)한 기운도 있어 양방 진단상 잘 나타나지 않을 것 같지만 확연히 심하여 이미 말기에 근접한 상태인데 정작 지금 당장 치료를 하지 않을 것이 분명하니 예후는 불량하다. 침증(鍼症)의 기(氣) 측정상에서도 예상과 같이 위중한 상태에 접어들었다. 물론 환자에게 간병이 가볍지 않음과 3개월 단위로 양방 간기능 검사를 하도록 '진료소견서'를 써주었다. 환자는 지난 3개월 전인 올해 2월에 양방건강검진을 하였는데 별다른 병 없이 양호하다고 하여 내 소견을 믿지 않는 분위기이다. 하지만 병이 너무 깊고 확연하여 여기에 보고한다. 병인을 살펴보니 환자는 음주도 잘 하지 않고 유전적인 부분도 없는데 직장에서 스트레스가 과하다고 한다. 원인은 아직 자세한 상담을 하지 않아 다소 불투명하다.

간암 말기 불치환자의 진찰 소견

60대 초 남성으로 매년 종합검사 중이나 2개월 전 몸의 이상을 느껴 내과 및 종합병원을 걸쳐서 바로 대학병원으로 전원, 진단상 간의수술 및 치료시기를 지난 상태로 진단(말기 불치증)되어 현재 약물만 복용 중인데 집 근처 한의원과 인연이 있어서 소개받아 내원했다.

● 한의진찰의 소견

환자는 토양체질맥에 우측 2, 3지 현활 좌측 1, 3지 현활맥 강건자로 병중하나 병색이 드러나지 않아 양방에서 매년 초 검사하였지만 (올해도 종합검진의 통지가 나옴) 1년 전에도 양방 검사상 정상으로 나타나 발견하지 못하여 진행되어 왔다. 만약 1년 전에 진단을 통해서 파악하여 그 뒤 적절한 치료를 했다면 하는 아쉬움이 남는다.

5일 이후 자녀분한테 전화가 걸려왔다. 환자는 종합병원에 있는데 현재 상태가 어려워서 한방치료로 연장이 가능한지 문의해본다는 것이다. 내심 어려운데 본원에서 치료하겠다니 심적인 부담이 되었지만, 환자의 상태가 심히 어려움을 아는지라 며칠 치료해봐야 그 상황을 알겠다고 하였다. 그런데 점심때 환자를 모시고 왔다. 그만큼 보호자의 입장은 다급하고 어려운 상태임을 말해준다. 상태를 보니 지난 상태와 다르게 입원을 받을 수 있는 상태가 아니었다. 그렇지만 환자가 입원치료한다고 왔는데 바로 내보낼 수도 없는 상황이었다. 환자는 어떻게든 살려고 하고 여기가 마지막이라고 왔는데, 보자마자 치료 못 하겠다고 하는 마음을 표하는 것이 도리가 아니라고 여겼고 어쩔 수 없이 짐을 안고 3일만 지켜보자고 했다. 예상대로 어려운 상태가 지속되었다.

다음 날 목요일 휴진하는데 마음에 걸렸다. 환자의 상황이 운명할 상황은 아직 아니지만 입원 다음 날 주치의를 보지 못하는 것이 어떨까 하여 내심 마음에 걸렸다. 그날 오후 수족온욕하고 한속이 들고 열이 오른다고 하여 저녁 9시 병원을 들렀다. 단 몇 분만 살펴보고 아무 말 없이 갔다. 보호자에게 3일간 지켜본바 어찌할 수 없다고 전원을 권유하였다. 다음 날 별다른 기척이 없자 다시 보호자에게 전원을 권유하였다. 환자는 나날이 악화가 분명해졌다. 黃疸이 黑疸처럼 변하고 腹水도 차올랐다.

【맥상】

첫날 밝힌 우측 2지의 소실로 위독상태가 있고 좌측 1지도 미약하며 좌우 3지로 생명을 유지하고 있었다.

(토양맥은 소실된 상태로 맥상은 마치 수양맥이다. 병중해지면 체질맥의 의미가 없어지는 것은 아니다. 체질맥이 소실되어 가는 과정을 보면서 병중한 것을 알 수 있다. 맥상이 소실된다는 것은 그 장부가 활동이 제로, 정지되어 위독함을 보인다.) 좌측의 척맥이 미약하여 크게 불량하고 위독함을 말해준다. 복수를 전에도 뺐다는데 빼기이전과 무관한 맥상은 호전되지 않음을 보아 더욱 병중함이 큼을 말

해준다. 입원 5일째 전원하는 날, 친구로부터 전화가 왔다. 보니 친구의 장인어른이라는 것이다. 어쩔 수 없는 상태임을 알렸다.

말기암 환자의 예후와 배우자의 폐종양 진단

50대 남편이 위에서 간으로 전이된 암 말기의 불치상태로 내원하여 진찰 중, 부인의 상태를 보니 폐의 병변[암증(癌症)]이 심하여 3개월 동안 치료를 당부하였다. 그런데 치료를 하지 않았고 1년이 지나서 전화가 왔다. 내원하여 진찰을 다시 받아보겠다는 것이다. 작년 원장님이 '폐의 병이 있다'고 하여 걱정이 되어 PET 검사를 실시하니, 폐종양이 있다는 것을 발견하여 광주 모병원에서는 암으로 보았지만, 서울 모병원에서 재검사를 실시하고 살펴보니 양성인지 악성인지 알 수 없지만 일단 지켜보자고 하여 현재까지는 살펴보니 크지 않고 그대로 있다고 한다. 폐의 암 유무 확진은 조직검사를 실시해야 하나, 광주 모병원에서는 하자고 하였지만, 서울에서는 조직검사 그 자체가 폐에 손상을 주는 부작용이 크고 아직 작으며 양성일 수 있으니 가능한 일단 지켜보자고 하여 그리 하고 있었다.

● 한의진찰의 소견

한의학에서 폐의 병변을 진단한 바는 진맥을 통해서이다. 내장의 병증은 겉으로 나타날 수 없어 진맥을 통하지 않으면 알 수 없다. 폐의 병변은 좌우맥의 1지 부안시(浮按時)에 삽울(澁鬱) 맥이 대표적인 병증 맥으로 나타난다. 손상된 것만큼 그 맥도 손상, 훼손되어 나타난다.

1년 이후 내원한 배우자는 충분하지는 않지만 이후 몇 차례 치료하여 어느 정도 완화가 되었다.

한 폐암환자의 진찰이야기 – 불행한 미래예측

환자를 진맥하고서 다음의 과거 진단사례를 소개하였다.

【사례 1】

폐암 말기 1개월 시한부 환자로 내원한 분을 진찰한 적이 있는데 이분에게 아무런 치료를 받지 않으면 1년 이상 생존 가능하고 치료하고자 한다면 본원의 치료를 받으라고 하였다. 그리고 근처 병원에서 입원하고 3개월간 본원의 치료를 받았는데 처음에는 너무 기력 부진하여 택시를 타고 다니더니만 몸 상태가 개선되어 걸어 다니다가 상태가 호전되어 스스로 그만두고 뒤이어 실험용 약복용을 하면서 운명하였다.

【사례 2】

30대로 폐암1기 진단을 받고 내원하여 진맥해보니, 뇌까지 전이된 상태일 뿐 아니라 신장에서 기시한 병(신수열표열병증)이라서 뇌는 감마나이프 치료를 하면 되고, 폐암은 작으니 수술로 제거하면 되는데, 문제는 신장의 병이 중하여 이를 꼭 한방치료로 근치하라고 하였다. 이것이 처음이자 마지막이었다. 그런데 어찌 된 영문인지, 어떤 치료를 받았는지 모르지만, 폐암1기는 그대로 놓아두어도 대체로 4~5년 이상 생존 가능한데 환자는 3~4년 이후 운명하고 말았다. 신장에서 기시하여 폐를 지나 뇌에 이른 중증과 같으니 적절한 치료를 받아야 되나 그렇지 못한 것으로 추정된다. 보이는 것이 전부가 아니다.

대장암 수술 이후 항암, 현재 불치상태의 맥

2년 전 8월 대장암 진단 이후 현재까지 항암요법을 지속하여 왔다. 최근 들어 복막 전이상태로 3주 전까지 대체로 양호했는데 급격히 악화되어 복수가 차서 1차 3주 전에 제거하고, 어제 다시 2차 복수를 제거하였다. 2~3주 전부터 거의 먹지 못하고 기력이 쇠진하며 살이 급격히 많이 빠진 상태로 내원하였다. 그동안 항암요법은 환자가 강력히 원하여 근치하고자 하였는데 1개월에 2회 3박 4일 일정으로 항암치료를 지속하였다.

진맥을 하니 우측 맥은 강침안시 다소 유지하여 선천적인 근거가 지금까지 생명을 유지하고 있음을 보여준다. 또한 선천적인 쇠약이나 문제에서 비롯된 병(암)이 아님을 보여준다. 항암요법의 위해함에도 불구하고 지금까지 견딜 수 있는 힘이 바로 여기에 있음이다. 그러나 좌측 맥은 강침안시 무맥(無脈)에 거의 도달한 상태이니(절맥) 수개월을 견디기 어렵겠다. 이러한 상태라 어떤 치료도 소용이 없음이니 환자는 정말 견디기 어려운 나날을 보내고 있다.

1. 양방에서 6개월 정도 살 수 있다고 하였으나 그렇지 못하다.
2. 만약 환자가 항암요법을 1차 더한다면 그것으로 마지막이 될 수 있는 상태이다.

3. 그 어떤 치료도 의미가 없는 상태이다.

담도암 말기 난치상태의 맥

한 시골한의원의 소개로 내원하였다. 지난 3개월 전 극심한 복통으로 병원 응급실을 걸쳐 대학병원에서 CT, MRI 검사상 담도암 4기 상태로 진단, 서울 ○○병원에서 동일하게 진단되어 어떤 치료를 할 것인지 선택하라고 하였는데 그중 항암요법을 하려면 서울 병원이나 광주 ○○대학병원도 동일하니 광주에서 하라고 하였다며 광주에서 치료하였다. 총 2회차 항암요법으로 간은 1/2로 줄어들었다고 하나 폐 전이 및 골반 전이상태로 있으며 현재 대체요법 화순 ○○클리닉에서 고주파 치료를 1주일간 받았다. 또 고용량 비타민요법으로 1차 치료 시 힘들던 것이 2차 치료 시 덜하였다며 다음 주 중 검사와 항암을 하고 그 이후 본원치료를 고려한다고 한다.

진찰하고 설명하였다.

1. 환자는 위중상태로 현재 어떤 요법으로도(본원치료는 반반) 치유될 상태는 아니라는 점이다.
2. 더 나빠지면 위독상태로 불치의 상태에 도달하니 위해한 치료를 가급적 피해야 한다는 점이다.
3. 환자는 아직 스스로 죽음을 느끼지 못하나 더 나빠지면 어쩔 수 없다는 것을 느끼니 지금 좀 나을 때 장기생존(3~4년)을 위한 치료가 최선이라는 점이다. 만약 더 나아지면 더 오래 생존하거나 기적은 그 뒤의 문제라는 점이다.

* 참고-암 관련 건강수준의 이해

1. 암 발생은 중등도-중증 초입에서 발생한다.

2. 대부분 중증에서 진단되어 치료될 것으로 믿고 환자는 양방치료를 시작한다. 이 치료로 회복될 수도 있고 오치로 인해 위중상태에 도달하면 운명이 바뀔 수도 있다.

   (위독상태는 치료 불가능한 상태는 짧게는 며칠, 길게는 1년 이내 병승상태)

3. 중증을 지나 오치로 위중상태에 접어들면 일반치료로는 불치상태(즉 위중상태에서 어떤 일반치료로 중증단계로 호전시키지 못하는 경향이 있음), 이때는 반생반사(半生半死), 즉 위중 초중 상태는 치유가능성이 높으나 위중단계의 중말상태는 장기생존이 유일한 방책이다(중증단계로 호전되어도 다시 위중상태를 지나 위독, 운명함/3~4년 장기생존이 유일한 대안).

   (이는 일반적인 견해-아주 특별한 사례도 있음, 즉 위중단계의 중말부위(혹 위독 초입단계)의 상태에서도 수년간 생존한 분)

   위중단계의 중말부위에 접하면 환자는 그때서야 불치운명을 예감한다. 그러나 그때는 회복하기에 늦은 것이다(처음 진단 시 중증상태에서는 회복 가능할 것으로 몸을 맡기나 불행은 여기서 시작되는 것임).

4. 위독상태에 근접하여 한 발이라도 진행되면 불치에 이른다.

* 결국

1. 중증상태에서 근치하여 치유하여야 한다(적절한 진단과 치료가 요구됨).

2. 위중상태에서는 본원치료와 같은 수준의 치료가 유일한 대안이다.
- 이 단계에서 다른 요법으로 치유된 분은 거의 없다.
- 억울한 죽음은 이런 상태에서도 자주 일어난다(물론 억울함은 중증상태에서 위중에 빠지는 것임).

누가 보상하고 책임질 것인가?

드물지 않게 안타깝고 눈물 나는 경우를 본다. 어제도 오늘도 내일도…… 언제쯤 이런 아픈 일이 사라질까?

환자는 40대로 세 자녀를 둔 가장이다. 2년 전 감기로 인해서 병원 검사상 폐암1기 B기의 진단을 받고 수술하였으며 이후 정기검진 중에 있다. 환자는 그 이전까지 생활이 좀 불건강하여-과식, 과음, 늦은 외식/샐러리맨의 생활-암 진단 이후 생활을 바르게 하고 지난 2년간(?) 한 대체요법 의원의 조언대로 생식과 건강법을 지속하여 왔다고 한다. 그런데 최근 검사상 요추 4번에 종양으로 보인다는 X-ray 단순검사로 이번 주에 암(癌) 유무의 정밀검사(MRI?)를 한다고 한다. 환자는 평소 운동(배드민턴)으로 인해 조금 무리가 되어서 간혹 허리가 아픈 줄 알았는데 암이라고 하니 당황해한다. 환자는 처음 폐암 진단(그것도 1기) 이후 하는 일도 잘 되어 빚도 갚게 되고 생활도 더 건전해졌으며 더 좋아졌다고 한다. 세 자녀의 가장으로 책임감이 커 최대한 무리하지 않으려 하지만 직장 일도 하고 있다. 그런데 이제 몸의 상황은 이제 난치로 생사가 걸린 위험한 상태이다.

환자의 진맥상 처음에 보니 건강법 실천으로 맥상 양호하게 보이나 병사(病邪)가 깊고 중하였다. 소음인 체질로 수양체질맥에 좌우 강침안시 삽울(澁鬱)한 기운이 조금 감지된다(조금밖에 감지되지 않는 것은 건강법 덕분).

다만 현실은 엄연하니 췌장(膵臟)이 중하고 척추(脊椎)는 말할 것도 없다. 위중에서 위독상태로 악화되고 있는 것이니 이 상태로 유지되면 보통 6개월에서 1년 정도이다. 지금 적극적인 치료, 정성을 다한 노력을 통해서 위중한 상태로 유지되면 1~2년이며, 다행히 앞으로 2개월 이내에 중증단계까지 호전되면 3~4년 생존은 가능할 수 있겠다.

이렇게 환자의 병증이 위중한 상태인데 병원의 정기검진은 지금까지 무엇을 하였다는 것인가? 그리고 이제 척추암 진단이 나오면 재발(再發)이라고 하겠지만 실제는 재발이 아니라 생각된다. 왜냐하면 암증이 없던 사람이 2년 만에 이렇게 암으로 진행될 수 없기 때문이라. 진행되어 온 암의 병이었고 2년 전 진단하여 치료했어야 할 병이다. 지금 엉뚱한 치료를 한들 뒤늦은 사후약방문이니 생명력이 약해지고 전이가 깊어 위독한 상태에서 극약의 처방이 무슨 효과가 있겠는가? 이 상태에서 항암요법을 시행한다면 오히려 남아 있는 생명력마저 소실되어 6개월 전후 생명으로 이어질 수도 있으니, 2년 전 폐암1기 진단 수술 이후 나름대로 최선을 다해 온 삶의 대가가 이것이라면 누가 보상하고 책임질 일인가?

* 현대 양방의학의 암 진단 한계

양방의학의 암 진단 한계는 확연이 나타난 경우에만 진단된다. 암증을 미연에 예방하고자 한다면 전조증(前兆症)을 잘 살펴야 한다. 그런데 문제는 현대의료기 기술로는 잠재된 암(잠재암)이나 미발현 암을 발견하지 못한다는 것이다. 그뿐만 아니라 확연히 존재하는 암도 간혹 현 과학기술의 한계로 말미암아 발견하지 못하여 이를 뒤늦게 확인될 수도 있다는 현실이다. 또한 재발이라고 여기는 경우에서도 1차 치료로 몸에 전혀 없던 암이 발현되기보다는 1차 치료 그 이전에 존재하고 있었던 암증(잠재암/미발현암)이 뒤늦게 발견되는 경우가 적지 않다는 것이 현실이다.

앞의 경우도 마찬가지이다. 다른 부위에 암증이 없고 폐암만 1기 B기의 상태라면 수술 치료를 통해서 암 치료를 종결, 완치할 수 있는 상태이다. 그런데 2년이 지난 지금 양방진단으로도 척추(요추)의 암은 확연한데, 그럼 이 척추의 암은 폐암 진단과 수술 이후 암 치료한 다음에 1~2년 사이에 발생한 암인가? 그렇지 않을 것이다. 그렇게 병증 속성상 암이 급속히 발생하지 않기 때문인데 아마도 췌장과 척추의 암은 그 이전부터 존재해왔던 것으로 생각된다. 재발이 아니라 기존에 있던 암이 진행되어 온 것이고 건강법 과정에서 완화되어 그나마 지연되어 온 것으로 보인다.

- 이 무렵 내원하여 근통 증후로 치료한 최ㅇㅇ(여, 62세) 님은 2년 전 서울 ㅇㅇ병원에서 폐암2기 진단을 받고 치료하였던 분이다. 현재 어떤 암의 상황으로 양방치료를 받고 있지는 않다. 만약 이 분도 당시 다른 부위에 미발견된 암증이 더 깊게 존재했다면 현재 안정된 상태를 유지하지 못할 것이다. 당시 폐암보다 깊은 암증이 없었기에 현재 안정상태를 유지하고 있다.

- 한 분에게서 전화가 왔다. 자신의 부인(44세)이 폐암 말기로 현

재 대학병원의 호스피스 병동에 있는데 환자는 의지가 강하여 살려고 하지만 병이 너무 심하여 고통스럽다는 것이다. 산소호흡기가 아니면 숨쉬기도 어려운 상태라고 한다. 그러나 이분은 1년 반 전에 처음 암 진단 시 3기 B기 상태였다는데, 당시에는 이렇게 위독한 상태가 아니었다. 그동안 치료는 무엇을 의미하는지 안타까운 상황을 또 듣는다. 그분이 내게 말을 한다. "당신을 당시에 알았으면 이런 사태는 오지 않았겠죠?" 거기에 지신 있게 대답을 할 수 없으나 그런 환자는 아직까지 없었다. 최소한 3~4년은 안정상태로 생존하였다(예를 들어 2004년 폐암 말기 치료사례의 내 논문 참조). 그러나 당시에 나를 알았다고 하여도 나에게 치료할 확률은 극히 희박하였을 것이다. 치료 가능하다(?)는 거대한 양방병원에 기대고 치료에 응하여 똑같은 결과를 낳았을 것이다. 이는 수없이 반복되는 암 치료의 의료현실이다.

* 참고-맥은 무엇을 나타내는가?

1. 맥은 내장인 오장육부(五臟六腑)의 상태를 나타낸다

혈맥(血脈)이 내장의 장기 곳곳을 순행하고 돌아 내장의 상황이 어떠한지 예측하고 추론할 수 있게 해준다.

예를 들어 맥진을 통해서 위장병이라면 위기능장애, 위무기력, 위염, 위암의 유무(有無)와 상태를 어느 정도 파악할 수 있다.

① 위장활동이 약하고 쇠약한 상태라면, 오른쪽 2지 비위맥(脾胃脈)이 미약(微弱)하게 나타나서 위장의 허약한 상태를 보여준다. 만성 위 기능저하, 위 무력상태를 예측할 수 있다.

② 그런데 체기(滯氣)로 위장운동이 잘 되지 않아 소화불량이 심한

상태라면, 비위의 맥이 현긴맥(弦緊脈)으로 나타난다.

③ 위의 염증이라면 비위의 겉만 조금 삽(澁)한 기운만 촉지된다.

④ '비위를 상했다'라는 마음을 상한 사건을 접하면 상처 상태인 비위맥에 삽울(澁鬱)한 맥상을 보여주는데, 상처를 회복하지 못했기 때문에 그 흔적이 남아 있다. 이러한 훼손이 치유되지 않으면 중병의 병변으로 진행되어 비위의 암(癌) 등 중병으로 발현된다.

이렇듯 장부의 활동상태, 병변상태가 정확히 맥상(脈象)으로 드러나 보여준다.

2. 맥은 X-ray나 혈액검사처럼 표면적이고 1차적인 상황이 아니라 환자의 심신상태의 시공간상을 알 수 있는 4차원적인 상태를 보여준다

장부(臟腑)가 허약하거나 훼손된 상태라면 그 발생된 시기와 그 원인을 살펴보고, 진행되어 온 과정을 예측한다. 전체 장기의 기운과 다른 장기와의 관계를 살펴서 치유의 가능성과 치유의 방법을 찾을 수 있다.

예를 들어 두통(頭痛)을 호소하는 환자를 진찰하였는데 진맥은 촌관척(寸關尺)을 통해서 오장육부(五臟六腑) 모두와 두부(頭部)와 연관된 상초 1지(指)의 부안시(浮按時) 맥상을 본다. 1지가 상충하고 부활(浮滑)하는 강하게 상충(上衝)하는 맥상을 보인다면 현재 화가 나서 어찌할 수 없는 스트레스성 두통(頭痛)을 보이는 것이다. 그 정도가 강하면 강한 신경성 스트레스 누적으로 어떤 약도 현재는 소용없어 1주일이라도 두통은 지속될 수 있다. 그런데 만약 1지의 부안시 맥뿐만

아니라 우측 강침안시(强沈按時) 하초맥인 3지가 현긴(弦緊)한 기운이 유지된다면, 이는 부모형제와 연관되거나 선천적인 유전과도 관련이 있는 강한 스트레스 상태가 장기간 노정되고 있음을 보여준다.

두통은 하나의 증후이고 허리까지 근경직을 유발하며 아직 해결하지 못한 문제가 있을 것이다. 만약 여성이라면 친정의 문제가 현재 두통에도 관여된 상황을 의미하고 기혼의 남자라면 본가의 가중한 압박이 존재함을 1차로 예측한다. 그런데 좌측 2지에 중침안시(中沈按時) 현긴한 기운이 유지되면 현재 상황에서 울분(鬱憤)의 분노(忿怒)를 참고 견디고 있음을 보여준다. 두통은 하나의 표현 증상일 뿐, 울분의 간담질환은 지속되는 현실이다. 이는 결국 해결하지 않으면 간담질환으로 실제 병화(病化)된다.

3. 맥은 하나의 종합검진이다

앞서 논한 것처럼 오장육부의 상태를 살펴서 그 병증과 병변의 깊이, 병인을 추론하게 한다. 오장육부의 맥상이 건실한 정도를 보아 무병장수할 수 있는 건실한 건강체인지 그렇지 않은지를 알 수 있다. 증상을 호소하면 그 증후가 단순한 허약인지 양방 검진상 어느 병변이 나타날 수 있는 병증의 상태인지, 혹은 특정 부위에 병변이 진행 중인지를 가늠하게 한다.

4. 맥은 거짓이 없다. 진리의 길에 나침반이 된다

오장육부의 기운을 함축하여 그 상태를 보여주는 맥은 거짓이 없다. 선천적인 부실함이 있는지 없는지에서 시작하여 현재의 아픔이 기질적인지 심신적인 꾀병에 불과한지를 알게 하고 치료에서 효과적인지 그렇지 못한지를 판단하게도 한다. 의학적인 부분을 넘어서 삶에서 그 가치와 효능, 인생에서 건강이 진정 무엇인지 알게 한다.

좌우맥 전체와 우측의 3지를 촉지하여 선천적인 건실한 상태를 파악하고, 두통 환자라면 좌우맥 1지의 병증맥이 나타나야 하나 그렇지 않고 어떤 부활(浮滑)한 기운도 없다면 단지 마음의 병에 불과한 것인지도 알 수 있다. 요통 환자가 좌우 3지의 침안시(沈按時) 맥상에서 어떤 상황도 없다면 꾀병임을 알 수 있게 한다.

허리통증으로 디스크 혹은 자궁근종을 수술하였는데 좌우맥 3지의 침안시 병변 맥을 그대로 유지한다면 그 수술은 잘 되었다고 하여도 요통의 원인을 찾지 못한 오진이었으며 다른 병변으로 인한 요통임을 보여준다. 또 중이염 치료를 2개월 이상 했는데도 불구하고 상충하며 부산한 맥상이 지속되면 여전히 낫지 않고 있다. 특히 3지 신장계통의 병사(病邪)에서 기시한 경우라면 급성신장염의 후유증으로 중이염이 발생하여 지속된 상태로 귀만 보고 치료하니 치유되지 않고 있음을 알 수 있다.

경제력 상승과 Well-Bing 바람을 타고 유기농 등의 건강식과 수많은 의학적 치료가 범람한다. 그에 따라 진료에도 불필요한 낭비와 과소비가 폭증하고 있다. 예로 한 환자가 10가지 이상의 많은 약을 장기간 복용한다. 그래도 우리의 몸은 치료되지 않고 불편해서 그것이 잘못된 것임을 증명해 보여준다. 요즈음 다이어트와 함께 해독, 정화요법이 유행하는데 그럴 수밖에 없는 이유가 2000년 이후 영양과잉과 미국식 식생활에 따른 담음(痰飮)의 병변 때문이다. 담음이란 고지혈증, 고콜레스테롤증, 비만, 당뇨, 고혈압과 연관된 병증인데 그러한 요법이 필요한 경우는 담음의 맥상인 활맥(滑脈)이 주맥으로 나타나야 한다. 또한 치료가 성과적이라면 활맥의 정도가 약화, 소멸되어야 한다. 그러나 그렇지 못하고 활맥(滑脈)이 아닌 다른 맥상을 보이면 그에 따른 다른 처치가 필요하다. 예로 고지혈증과 당뇨에서도 허로(虛勞: 허약)하여 보양식이 필요한 경우도 있다. 병명만 같지 병인과 병변상태인 실제 몸 상태가 다르기 때문이다. 일방적인 치료는 헛된 낭비를 낳는데, 미국이나 프랑스 등 선진국을 보지 않더라도 우리나라에서도 볼 수 있다.

우리 몸은 필요 이상의 것을 요구하지 않고 필요 없는 것에 반응하지 않는다. 과하면 담음(痰飮)의 맥상으로 불편함을 드러내고 허손된 상태에서 소식, 생식, 단식, 해독, 정화하면 어떤 효과도 느끼지 못한다. 건강성의 화완맥(和緩脈)은 마치 중용(中庸)의 도(道)처럼 바로미터의 나침반으로 작용한다. 맥상을 통해서 건강의 다양한 방법과 수많은 치료방법, 약의 유용함 및 그 성과를 보여준다. 그 방법들이 건강에 유익하려면 어떤 상태이든 화완맥(和緩脈)으로 근접해야 하지 그 반대로 멀어지면 그만큼 유익함보다 해로움이 있다는 것을 의미한다.
물질과 그 물질의 상태는 그 나름대로 가치를 지니고 있다. 그 유용성, 에너지를 바르게 사용하는 것은 사람의 몫인데, 그렇지 않을 경우에는 득이 되지 못한다. 물질 그 자체가 문제가 아니라 우리 자신이 문제이다. 옳게 사용한다는 것은 건강에 유익하도록 하게 한다는 것이며 이는 건강의 척도인 화완맥으로 접근하고 그 상태를 유지할 수 있도록 하는 데 있다. 옳지 못하다는 것은 건강에 불이익하며 해롭게 사용한다는 것을 말하여, 건강의 척도인 화완맥으로부터 멀어지거나 건강을 훼손시키는 상황을 유발한다는 것을 의미한다. 우

리의 사고방식과 인식패턴, 사상의식, 그리고 현대의 수많은 활동과
방법들이 모두 다 건강에 유익한 것은 아니며 건강에 유익하지 않은
활동과 방법들이 진리가 될 수는 없다. 그 바로미터 중 하나가 화완
맥인 건강장수의 맥일 수 있다. 맥은 거짓 없이 건강의 유익함과 그
렇지 못함을 보여주기 때문이다.

이러하듯 맥은 많은 정보를 의사에게 제공한다. 맥을 통해서 사람
을 보고 세상을 볼 수 있게 한다. 많은 사람들이 아무 말도 전혀 하
지 않았는데도 수년 혹은 수십 년 전 사건과 상황 혹은 임신 전후의
부모 건강상태까지 알아내는 것을 가지고 신기해한다. 간혹 맥상이
자신을 속이는 경우도 있어 의사인 나도 잘 알 수 없는 경우가 있지
만 그런 경우는 극히 드물고 대부분 환자가 설사 속이더라도 맥은
있는 그대로 보여준다.

* 진맥부위에 대해서

의사가 진찰하는 진맥 부위는 크게 목의 경부동맥과 손목의 요골
동맥 부위, 그리고 발목의 동맥부위 3곳인데 주로 사용하는 곳은 좌
우 손목에서 보는 촌구맥법(寸口脈法)인 삼부(三部)의 진찰방법이다.
즉, 양측 손목의 요골돌기 세 곳에 의사의 2, 3, 4지(指)에 차례로 놓
아 촌관척(寸關尺)이라는 3부로 인체에 상응하여 진찰한다.

촌맥(寸脈)의 1지에서는 상부인 심폐(心肺)의 상태를, 관맥(關脈)의 2지
에서는 삼초의 중부인 비위(脾胃), 간담(肝膽)의 상태를, 척맥(尺脈)의 3지
에서는 하부 장기인 신장과 방광, 대장, 자궁, 난소의 상태를 살펴볼
수 있다.

PART 02

한의 치료이야기

한의 치료는 주로 침 시술과 한약을 통해서 이루어진다. 여기에서는 침 시술 가운데 체질침 단계별 처방과 사상의학의 병증시치의 처방을 위주로 치료한 내용이다. 한의 치료는 어떤 병에서 어느 정도 치료효과가 있을까? 그 유효성을 살펴볼 수 있을 것이다. 지난 20년간 임상경험을 바탕으로 다양한 환자를 진찰하여 보건대 한의학은 다음과 같은 질환에 치료적 효과가 분명하다.

1. 소아과

선천적인 질환의 개선 및 극복, 식욕부진·성장지진아·만성허약체질의 개선, 만성감기 및 복통·야뇨증·중이염·성장통, 두통·현기증 등 흔히 다발하는 증후에서 극소수를 제외하고 모두 근치에 이를 수 있다.

2. 내과

내장의 염증적인 치료, 상세불명의 염증, 예를 들어 기관지염, 폐염, 위염, 장염, 신장염, 질염 등의 치료에 비교우위가 있으며 유전적인 결함이 아닌 후천적인 원인에 의해서 발생된 경우라면 모두 치료가 가능하다.

완고한 변비나 설사에서도 마찬가지로 일정기간 치료 여부에 따라 치유 가능하다. 후천적인 부정맥과 천식 또한 치유의 여부가 있다.

3. 부인과

생리불순과 통증은 단시간 치료로 심신의 안정화를 꾀하여 90% 이상 치료적 성과가 분명하고 갑상선기능저하나 항진에는 거의 모두에서 뚜렷한 지속효과를 보인다.

문제는 불임인데 치료 여부에 따라서 50% 정도 성과를 보인다. 산후 잡병에서는 80% 이상 확실한 치료성과를 니타내어 산후풍 예방에 한의학의 치료적 가치가 있다.

4. 피부 및 오관과의 치료

알레르기성 소양증의 치료는 탁월하여 상세불명의 피부발진의 치료에서 효과가 분명하다. 상세불명의 이명증이나 현기증, 어지러움은 한의학의 치료성과를 비교할 수 없을 것이다.

위의 여러 질환과 상태에서 한의학적 치료가 유효한 이유는 다름이 아니라 주로 내장(오장육부)의 병증을 판별하여 이를 개선하는 치료를 통해서 장부가 견실해짐으로써 이와 연관된 여러 가지 병증, 증상, 증후가 자연히 소실되게 된다. 예를 들어 만성중이염이나 베제트 구내염이 한의치료를 통해서 근치되는 이유 또한 마찬가지이다. 장부의 건강성이 회복되어 이의 부속 장기인 이목구비나 사지의 병증이 스스로 물러나게 되기 때문이다. 즉, 이목구비와 장부는 서로 밀접하게 연결되어 있고 장부가 견실해지면 그의 연관된 다른 기관의 병은 물러나게 된다.

5. 통증 및 신경과 치료

한의학 치료가 침을 위시하여 그 무엇보다 통증제어에 탁월하여 국내뿐만 아니라 미국 및 유럽에서 각광을 받고 있다. 침 시술의 자극은 진통효과가 있을 뿐만 아니라 장부경락을 다스리는데 체질침은 내장병증을 치료하여 전신상태에 긍정적인 영향을 미칠 뿐만 아니라 근본적으로 염증 등 병증의 발생을 차단한다. 중풍의 후유증인 마비감이 해소되거나 만성두통이 소실되는 이치도 동일하다.

6. 암의 치료

한의 치료만으로 암을 치료할 경우에는 초기 암의 치료, 수술 이후 재발방지의 잠재암 치료, 말기의 불치상태에서의 생존연장 치료가 주를 이룬다. 한의치료의 장점은 부작용이 없어 환자 상태를 악화시키지 않아 오치의 피해가 일체 없다는 것이며, 전인치료를 통해서 장기생존이 가능하도록 하고, 치유가 가능할 경우에는 근치에 도달할 수 있도록 도울 수 있다는 것이다.

7. 기타

여러 질환과 잡병에서 한의치료의 접근은 결국 진단능력에 따라 달라지지만, 모든 질환과 상태에서 내장(오장육부)의 병증시치를 통해서 내장상태를 견실하게 함으로써 여러 다양한 질환에서 벗어날 수 있게 한다. 즉 이병동치(異病同治)이다.

제1장 소아의 치료이야기

소아 만성감기의 치료

　1년 내내 감기를 앓고 있는 경우를 지금도 간혹 본다. 도대체 어떤 치료를 받아서 그럴까 생각해본다. 물론 문제의 시작은 허약한 체질 상태이거나 불건강한 환경에 기인하겠지만, 그렇다고 하여도 오늘날 의학적인 치료를 받았을 것인데도 불구하고 감기를 지속적으로 반복적으로 앓는다는 현실은 무엇인가 잘못된 치료관리임은 분명하다.

　6세 아이로 1년에 300일은 감기를 끼고 있다고 한다. 축농증과 이에 따른 만성비염의 상태이다. 진찰상 좌우맥의 쇠약은 체질허약 때문인지 약의 남용 때문인지 알 수가 없다. 비습한 체형으로 육식을 선호하는 태음인 목음체질로 심폐기운을 보강하고 담음을 제거하는 처방을 하였다. 15일분씩 두 번을 복용하고 나니, 환절기를 맞이하여 유치원 아이들이 감기에 걸려 전에 같으면 입원도 하고 고생했을 것인데, 기침 몇 번 하고 말며 전체 상태가 양호하게 유지하여 고마움을 표한다. 진맥을 하니 선천적인 내장기운이 충실했고 현재 기운도 조금 알레르기성 병사가 있고 심폐기운도 좀 부족하나 회복 중이다. 이번 약을 마지막으로 하고, 봄가을 두 번만 약을 복용하여 다스리면 좋겠다고 조언하였다. 원래 건강한 아이인데 관리, 치료가 적절하지 못하여 그동안 고생한 것이다.

소아 알레르기 질환자의 상태

10대로 초등생 고학년인데 비염과 축농증을 앓고 있어 내원하였다. 양약을 수개월간 복용해도 완전 회복되지 않아 다른 길이 없나 하여 온 것이다. 그 외 증상으로 5세 이후 현재까지 중이염을 자주 반복적으로 앓고 있다.

진찰은 하니 체질은 소음인이며 외유내강하고 좌측의 병사(病邪)가 촉지가 확연하고 부실(不實)한 기운도 있어 병사제거와 보신의 처방을 겸하여 하였다. 1차 2주일간 한약을 복용하고 재차 내원하였다. 비염기의 차도가 다소 있는데 현재 병사와 연관된 스트레스 긴장상태가 좌측 3지에서 촉지된다. 이러한 상태라서 부모의 상태를 살펴보게 되었다. 모친에 의하면, 부친은 아이와 거의 놀아주거나 대응하지 않고 자신의 일만 하며 엄하게, 그리고 공부만 하라고 하여 아이와 사이도 그렇지만 부부갈등도 깊이 있었다. 이 문제로 인해서 자녀가 강한 스트레스를 받아 신장경락에 병사로 작용하여 신수열표열병증(腎受熱表熱病症)의 병증을 앓고 있는지는 말할 수는 없으나 현재 스트레스성(알레르기) 감기(축농증, 중이염)를 앓고 있는 것은 분명하였다. 우측의 맥상은 양호하여 유전적인 것은 아니다. 5세 이후 발생한 것만 보아도 후천문제이다. 치료는 우선은 염증치료가 가능하고 나이가 사춘기에 접어드니 외부의 환경인자를 극복한다면 자가 회복도 가능하리라 본다.

소아 야뇨증(夜尿症)의 치료

10세 아이로 전남에서 야뇨증으로 내원하였다. 대변도 늦게 가렸는데 소변을 가리지 못하고 하루 2~3차 야뇨증(夜尿症)이 쉬지 않고 매일 지속되고 있었다. 매일 이런 경우에도 기질적(器質的)인 비뇨기 계통의 질환은 없어, 특별히 양방에서는 진단도 불투명하며 치료하는 방법도 계발되지 않아서 그런지 그냥 지켜보는 수준에 있다.

● 야뇨증의 한방치료

야뇨증이 일시적으로 나타나는 경우도 있지만 이처럼 완고하게 성장하는 과정에서 초·중등까지 지속되는 경우도 있다. 완고한 만큼 한의학적 진단 결과는 대부분 신허(腎虛)한 병증이 분명한 경우에 발생하고 그의 치료를 하면 치유된다.

아이는 소음인 수양체질로 신허의 망양증(亡陽症)에 해당된 승양익기가미탕증이었다. 5~6월 3회의 약복용으로 11월 내원 시 매일 2~3회 야뇨증을 유발한 것이 1회로 줄어들었고 다시 15일분 한약을 투여하니 이후 치유되어 다시 발생하지 않았다. 보호자는 1, 2차 투여 시 차도가 없어 치유되지 않을까 하는 망설임과 걱정도 하면서 치료를 지속해야 할지 다소 회의도 하였다. 하지만 100% 치료될 수 있는 병(야뇨증)이라서 치료를 하도록 권유하여, 결국 치유하여 건강 상태도 개선되었다.

허약체질의 개선 치료

허약이란 다름이 아니라 '장부내장 기운이 허약함'을 의미하고 그 원인이 선천적인 유전이나 혹은 건강하게 태어났으나 섭생의 불량으로 잘 먹지 못하였거나 과로나 오랜 질병투병, 외상 등으로, 내장 기혈이 소모되어 저하된 상태이다.

6세 아이와 30대 후반의 모자(母子)가 내원하여 보약의 처방을 원한다. 지난번 약 복용 이후 아이가 피곤함이 덜하고 자신 또한 많이 건강해져 생활상 큰 무리가 없다고 한다. 환자는 지난 2009년에 처음 내원하여 2011년에는 과로 이후 모발탈락 상태가 일어나 1개월간 한약을 복용하였는데 지금은 별다른 증후나 상태가 없이 단지 조금 피로할 뿐이다. 모자 모두 소음인 체질로 비위기운이 강하지 못하여 허약하여 기혈이 부족해지기 쉬운데, 아이(남, 5세)는 건강성을 잘 유지하는데 교사인 모친은 체력적으로 달려 한다.

잘 먹어 과잉영양인 우리 시대에서 보신(補身), 보약(補藥)의 의미와 가치가 없는 것 같지만 이렇게 중산층의 가정에서도 허약한 상태가 존재하여 보신의 처방이 필요하다. 모친은 어려서부터 선천적으로 쇠약하여 주변 사람으로부터 허약하다는 말을 많이 듣고 자랐는데 그로 인해서 어려서 집안일에서 열외였다고 한다. 진맥을 하면 좌측 맥은 견실해졌지만 우측 맥은 침안시 부실(不實)한 기운이 남아 유지된다. 선천적인 품수(稟受)의 허약은 이렇게 쉽게 개선되지 못하여 지속적인 영향을 미친다.

소아의 선천적 위장장애

지난 6개월 전에 내원한 소아(7세)가 다시 내원하였다. 당시 만성 소화기 장애로 구토와 복통을 자주 호소하는 등의 증상으로 처방한 소양인 첩약 10첩 복용으로, 그 뒤 복통은 소실되었고 소화기 장애도 많이 좋아졌다고 한다. 그런데 신학기를 들어서 다시 간간이 구토하게 되어 내원하였다. 평소 냄새에도 민감하여 메슥거림을 잘 유발하며 비위도 약하다. 그래도 이만하면 나은 편이라고 한다. 매번 유치원 다닐 때부터 신학기에는 더 민감하여 구토, 복통 등 소화기 장애로 고생한다고 한다. 진찰을 하니 체질은 소양인으로 분명하고 비위울체의 우측 2지의 병증 맥상이 확연하다. 복진(腹診)을 하여도 심하(心下)의 부위에 비위의 울체된 기운의 취기(聚氣)가 확연하다.

어린아이의 비위상태가 이렇게까지 된 이유가 무엇일까 살펴보니 모친이 답을 준다. 어머니가 아이의 임신 중에 입덧으로 열 달 내내 고생했는데 너무 심하여 거의 먹지도 못하고 구역감 등 비위도 매우 약해 그 영향이 아닌가 하고 내심 걱정을 한다. 입덧의 영향인지는 잘 모르지만 우측의 병증 맥상과 증상을 보아 선천 원인에 의한 증후이다. 이러한 상태에서 나이가 들면서 병의 시작이 이루어지니 소아시기의 적절한 치료를 통해서 근치(根治)해야만 병의 씨앗이 없어져 안전한 내장의 건강상태 유지로 중장년에 이르기까지 건강할 수 있다.

한 소아의 손 끝 피부 벗겨짐

지인의 가족(4세)인데 양손의 끝마디 모두에서 피부가 벗겨진 채 지내다가 내원하였다. 발생은 돌 전후부터 시작하여 2년을 지나고 있다. 증상은 처음부터 현재까지 별다른 차도가 없다. 자연히 곧 나으려니 하여 기다리다가 내원한 것이다.

체질은 소양인인데 안색을 보아도 사지의 촉진을 하여 보아도 허약한 상태이다. 품수(稟受)의 허약으로 선천지기의 부실한 상태이다. 맥 또한 유약(濡弱)하기 짝이 없이 망혈, 망음(亡陰)의 증후이다. 신허(腎虛)의 병증도 동반되어 성장장애도 있어 보이고 뇌기능의 저하도 우려되었다. 단지 피부의 문제만이 아닌 것이다. 처방은 보신(補腎)의 보음(補陰) 처방을 강하게 하여 3개월간 투여하여 치료하니 차츰 호전되더니 피부상태는 완전히 정상화되었다. 더불어 내장기운이 좋아지니 근골도 더 튼튼해지고 눈도 더 초롱초롱해졌다.

이렇게 어린 시기에 양손 끝의 피부가 벗겨진 채 지내는 경우를 본다. 치료는 대동소이하게 보신의 처방으로 회복될 수 있는데, 증상개선이 이루어진다고 하여 타고난 신허의 상태가 완전히 회복되는 것은 아니다. 현재 문제로 발생한 경우라면 몇 차례의 처치로라도 회복될 수 있지만, 타고난 허약한 기운이 완전 회복하기 위해서는 오랜 기간 관리와 처방을 필요로 한다. 그것만으로 부족할 수 있고 성장과정에서 극복해야 할 수행이 필요한 경우도 있다. 물론 적절한 치료도 받지 못할 뿐만 아니라 문제가 무엇인지도 잘 모르고 살다 가는 경우도 많다.

아이가 아플 때 MRI 검사 필요한가!

중2(14세) 학생이 머리가 아프고 목도 허리도 아프다고 하며 저녁에는 아프다고 주물러 달라고 하고, 늘 아프다고만 하니 이곳저곳 병원을 다녀 검사도 하였다. 10일 전쯤에는 근처 정형외과 전문병원에서 MRI까지 검사하였다니, 어린아이에게 무슨 형편으로 검사를 했는지 물어보니 실비 보험사에서 지불해준다는 것이다. 그렇다고 하여도 14세 아이에게 무슨 허리에 중병이 있다고 MRI 검사를 원하였고, 또 원한다고 하여 검사를 시행한 것은 무엇인가? 세상이 이렇다.

뒤늦게 본 병원을 찾아와 보니, 원래 1년 6개월 전 입원치료도 한 아이로 당시 상태는 늘 복통을 호소하여 내장기병변이 이허한증 부자증으로 만성 염증적인 병변을 가진 상태였는데 그때 치료로 복통은 소실되었으나 현재 증후의 상태는 동일하였다. 당시 외래치료를 당부하였건만 인제 와 보니 동일하게 소음인 선천지기 부실(不實)한 상태로 안색이 병변이 확연하게 검고 어두워 혈액조성성분자체도 망양(亡陽)증임을 보여준다. 양방 검사상에는 1자 목, 1자 허리의 문제를 지적한다. 1자 허리는 내장기운이 쇠약하면 허리가 후만(後彎)되면서 발생되는 증후로 성인의 경우에는 심각한 생명력 저하의 상태에서 발현된다. 청소년일 뿐 그와 동일한 선상의 기운상태이다. 목에 명울이 있다고 하여 보니, 경추 2, 3번 극돌기 끝 부위 양측 목에 임파선 결체의 소결체가 확연하다. 이 또한 이허한(裏虛寒)증의 병변으로 발생한 것으로 기혈순환장애로 응체되어 생긴 것으로 그만큼 만성상태로 유지되는 것을 보여준다. 치료는 이렇다. 내장장부의 병변이 허약함이 깊은 부자의 망양병증에서 벗어나야 세포조성성분의 불안정성과 나약함, 수적인 부족, 활동성 저하 등에 의한 통증을 호소하지 않는다. 아마도 1~2개월간 치료하면 우선 현 상태는 해소될 것으로 보인다.

소아의 복통 – 과민성 장증후군

10세 소아로 2개월 전부터 복통으로 내과치료뿐만 아니라 극심하여 병원 응급실을 수회 다녔으나 여전히 호소하여 내원하였다. 최근 1주일 전에는 대학병원에서 진찰 및 검사 – 초음파 및 X-ray 검사 등 – 를 하였는데 숙변(宿便) 이외 별다른 얘기를 듣지 못했고 진단 결과는 '과민성 장증후군'으로 추정하였다.

진찰을 해 보니 대체나 그의 상태로 여겨진다. 달리 현대적인 의미로 표현될 병증이 없기도 하다. 아이는 태음인 체질로 수년간 학습에 대한 부담을 강하게 느끼고 살았는지 모르지만 억울된 심리는 이제 병이라는 돌파구로 삐져나와 심신의 상태가 틀어져 어긋나려고 하고 있다. 아이는 아픈 것으로 표현하여 부모의 관심을 끌 뿐만 아니라 부모 자신은 학습지도가 부모의 욕심이 지나치지 않았는지 반성하게 할 뿐 아니라 아이가 현재 심신증(心身症)의 이런 상태를 지속하고 있는 것을 허용하게 하는 상황이었다.

복통을 호소하는 경우 실제로 장기에 문제는 있으나 양방 검사상 별다른 이상이 나타나지 않는 경우도 있다. 그런데 단순 기능장애에서 일시적으로 복통을 가질 수 있으나 기질적인 문제가 없다고 하는데, 수개월간 통증을 호소하는 경우는 심리적인 상태를 살펴볼 필요가 있다. 심신의 장애로 인해서 발생하는 복통일 수 있기 때문이다.

다시 말해서 장염, 크론병, 장출혈과 같은 기질적인 원인에 의한 복통도 치료를 하게 되면 기질변화는 없다고 하여도 통증 그 자체는 대체로 1주일 이내 소실되거나 격감하는 것이 일반적이다. 기능적인 문제에서도 마찬가지이다. 그러나 차도가 없다는 것은 심신장애, 심리적인 원인에 의한 복통일 수 있다.

그런데 치료과정에서 살펴보니 단지 심리적인 문제만이 아니라 이로 인해서 병변이 진행, 악화되고 있었다. 양방진단의 병증 정도의 깊이인데 복진(腹診)상 촉진되는 기운과 적취(積聚)의 상태는 맥진과 약증을 넘어선 중증의 병변으로 가는 과정임을 보여준다. 정신적인 심리적인 문제가 병을 만들 뿐만 아니라 중병으로 야기하고 있음을 볼 수 있다. 아직 맥진, 침증, 약증은 가벼우나 깊이 있는 내장의 기운은 아직 어려서 순수하기에 기질적 병변이 드러나지 않을 뿐, 암과 같은 중병으로 진행될 수 있음을 보여준다. 병을 만드는 것이 환자 자신이라는 사실을 지켜보고 있다.

소아 복통의 치료

10세의 소아로 복통으로 어려서부터 고생하다가 최근 들어 수회 응급실을 찾았고 여기저기 병원을 전전하다가 내원하였다.

이렇게 간간이 장기간 복통으로 고생하다가 내원하는 경우를 본다. 왜 그동안 소아 복통을 치료하지 못했을까? 진찰하는 한의사 소견으로는 이렇다. 소아 복통의 원인은 여러 가지 있지만, 소음인(少陰人) 체질에서는 이허한(裏虛寒) 상태, 즉 내장기운이 허약하고 찬 기운으로 인한 염증적, 궤양적, 종양적 병변이 발생해서 아프다. 아이는 그럼 어떤 상태인가. 염증적인 상태이다. 그럼 치료는 복부 내 장기조직의 이허한(裏虛寒)한 기운을 소실시키는 치료를 해야 한다. 그러나 이에 대한 치료법은 양방에서는 없는 것 같고 오히려 찬 기운의 항생제, 진통제, 소화제 등을 처방하지 않나 추정된다.

이 아이는 왜 이렇게도 아플까? 살펴보니 우측 맥의 부실함은 선천적인 허약함을 분명히 보여준다. 태어날 때부터 다소 부실하게 태어났는데 안색이 어둡고 눈 주변은 더욱 그렇다. 흔히 병색이 완연하다. 다소 후천 기운은 나으나 소음증(少陰症)에 이른 상태로 심히 완고하다. 아플 수밖에 없는 상태이다.

치료하길 매주 3회 내원하여 2주일이 지나 7회 내원하고 있다. 치료 중 복통은 격감되었고 별다른 불편함을 호소하지 않는다. 근치의 치료기간은 2개월을 잡았다. 내장기운의 훼손된 상태가 완전 회복되기까지 치료기간이 소요될 것으로 보인다.

소아 흉비증의 치료 – 운동을 기피하는 이유

초등 고학년(13세)인데 최근 수개월간 가슴이 답답하다는 말을 잘하고 숨이 잘 찬다고 내원하였다. 외형상 다소 활발하지 못하여 외부활동을 잘 하지 않고, 내성적인 상태를 보인다.

어린이에게 왜 가슴 답답한 증세가 발현될까? 그 이유가 무엇일까 살펴보니, 좌우맥의 침약(沈弱)의 허약함으로 보아 심장기운의 허약(心臟虛)으로 일어난 증상으로 보인다. 심장기운이 약하여 자체의 활동성도 떨어져서 호흡하는데 심하지는 않지만 힘들어할 수 있는 상태이다. 치료는 보심(補心), 강심(强心)으로 현재 증상이 소실될 것이다.

실제 치료에서 선천적인 허약함을 보강하면서 보심(補心)의 한약을 처방하였다. 이후 세 번에 걸쳐 처방한 30일간 한약 복용의 치료로 내장기운은 다소 충실해져 가슴 답답한 불편한 증상은 소실되었지만 아직 완전 회복된 것은 아니었다. 그 원인은 선천 기운의 허약함이 전신 건강성의 기저를 관통하고 있기 때문이다. 자고 나서 어지러움을 잘 호소하는 이유도 내장기운, 특히 심장의 기운부족으로 뇌로 가는 혈맥, 신경의 기운이 충실하지 못하여 나타난 증후이다. 그리고 심약함은 축구, 농구 등 어떠한 운동이든 하기 싫어하고 방안에서 있기를 즐겨한다. 부모는 답답하여 어떻게든 운동을 시켜보려 하나 아이의 반응은 미흡하다. 공부만 좋아서 운동을 싫어하는 것이 아니니 타고난 바가 미치는 영향은 크다.

약 교환, 원래 처방 그대로

간혹 약 복용 중 부작용이라며 설사, 복통 등을 호소하는 경우가 있다. 사실 한약이 체질과 상태에 맞지 않는다고 하여도 설사, 복통을 일으키지 않는다. 그런 한약재는 존재하지 않는다. 그럼 왜 그러는가? 한 환자를 통해서 살펴보고자 한다.

중1 학생(13세)으로 수족냉증으로 내원하였다. 체질은 소양인으로 비수한표한병증(脾受寒表寒病症)의 표증으로 경증이다. 처방은 형방지황탕(荊芳地黃湯)으로 하였다. 그리고 1주일이 지났는데 아이가 설사를 한다고 전화하였다. 약 때문이 아닌가 한다. 그 이야기를 듣는 순간 뻔한 상황임을 알고 내원하여 재진찰을 하여 보았다. 체질, 병증이 맥진 및 기측정상 약물 검사상 양호하고 정확하다. 그래서 동일한 약으로 하루 분을 드렸고 이 약을 복용하고 상태를 지켜보기로 했다. 3일이 지나 전화가 왔다. 아이가 그 약은 양호하다고 한다. 그럼 왜 이런 일이 일어났을까? 과거에도 이런 경우를 몇 차례 경험해서 인간의 심리가 이렇다는 것을 알고 있다. 과거와 다른 점은 이런 상황에서 환자나 가족에게 설명하여 이해(혹은 무안)시키는 경우이지만 이제는 아무 말 하지 않고 (동일한 약으로) 교환해준다. 환자에게 원하지 않게 한약을 권유하면 거부반응을 일으킬 수 있다. 그 거부반응에 대한 대가를 어떤 식이든 치르면 거부반응은 사라진다. 반강제로 복용한 상태에서 이제 보호자, 의사에게 어필되어서 환자는 다소 수용한 것으로 추정된다.

소아 손마디 사마귀의 치료

8세 아이로 양손의 마디마다 사마귀가 발생하여 양방치료를 하였으나 별다른 차도가 없어서 내원하였다. 6개월 이상 레이저 시술을 하여 사마귀를 제거하고자 하였으나 양 손가락 부위에 자리 잡은 사마귀는 사라지지 않고 오히려 더 성을 내고 있었다.

진찰 결과 내장기운의 훼손이 기혈훼손을 일으켜서 병발한 것으로 보아 장부기운을 개선하여 치유하는 것이 가장 중요한 것이다.

침보다는 한약을 통해서 보신하고자 소음인 망양증의 처방으로 보신(補腎)의 처방을 하여 치료를 시작하였다. 침은 주 1~2회 정도 내원하여 치료를 받았고 체질식이를 당부하였다. 처방한 약을 복용하면서 내장기운이 충실해지면서 점점 줄어들기 시작하였고 치료받은 지 3개월이 지나자 모두 사라졌다. 이를 계기로 본원의 단골 가족이 되었다.

사마귀 질환은 피부과 영역이지만 그 원인을 한의학에서는 장부(臟腑)의 병증(病症)에서 찾는데, 즉 내인(內因)으로 원인을 구한다. 또한 치료에서도 장부병증을 다스려서 내장을 튼튼히 견실하는 목표로 처방하여 다스리는데 그러하면 기혈상태가 개선되어 자연히 손발에 있는 병증도 소실되어 간다. 피부와 사지는 말단이고 장부가 근본이기 때문이다.

제2장 내과 치료이야기

한 간경화 위중환자의 극적인 치료관리

40세 부인으로 지난 3월 간성혼수로 기절한 적이 있으며 만성간염으로 생활하다 올 초에 간경변(간경화)으로 진단받았다. 증상은 식욕저하, 소화불량, 입이 마르고 물이 당긴다.

안색과 전신의 피부가 노랗게 황달의 기운이 있으며, 복부의 적취(積聚) 상태는 중증의 상태임을 말해준다. 맥진상 부정(不定)하며 불량함을 말해주고, 토양맥진을 나타낸다. 전신의 사기(邪氣)가 심한데, 간(肝) 및 신(腎), 뇌(腦)의 병사(病邪＋2)가 심하다. 약은 소양인 형방지황탕가 모려 황련 지류가미증인데 평소 복용 중인 것을 기측정으로 검사하니 세 가지 중 두 가지는 간(肝), 뇌(腦)에 치명적, 다른 한 가지는 간은 좋으나 뇌에 부적합하다.

치료는 한약, 침 시술 이외 식이요법으로 가공식, 육식을 금하게 하고 체질별 식이로 하였고 치료 초기에는 시작한 2년 동안 거의 매일 내원하다시피 하면서 성실하게 치료에 임하였다. 초기 1년간은 내일의 정황을 예측하기 어려운 상태, 즉 생명유지가 어려운 상태에서 보내야 했다. 차츰 회복되어 1년 이후 일상생활은 가능하였고 직장생활도 복귀하게 되었다. 현재(2009년 초)도 생존하여 있으며 작년(2008년) 초부터 악화 중으로 걱정스러운 상태이다.

이분은 "원장님이 살려냈으니 원장님이 알아서 책임지라"고 농담을 하곤 한다.

병의 영적(靈的)인 문제

만성위장장애를 어려서부터 앓아왔는데 최근 들어 잘 체한 상태는 나아졌지만 식울(食鬱), 창만(脹滿)하며 배에서 소리도 나고 구역(嘔逆)감까지 느끼어 내원하였다. 30대 환자는 혼자 살고 있으며 교사로 활동하고 있고, 특별히 스트레스를 받을 일도 없는데 치료를 해 보아도 여전하여 내원한 것이다.

형상기상도 그렇지만, 진맥을 하니 소음인 수양2형의 체질맥상으로 좌측 맥은 완실하게 건실하나 우측 맥은 세울하고 조금 병사의 삽한 기운이 분명하다. 이는 부모와 연관된 애증의 문제로 인해서 해결되지 않아 아직까지 지속적으로 부정적인 병사를 야기하는 것으로 보인다.

● 근치에 이르는 길

이(질병)를 해결하지 못하여 이런저런 수행도 하고 고행도 하며 해결하고자 하는 경우를 드물지 않게 볼 수 있다. 문제는 내 안에 있으며 내 밖에 있지 않기 때문에 수행은 결국 자신의 몫이다. 그런데 그 원인을 찾지 못하여 수년, 수십 년을 고생하는 것을 본다. 적지 않은 사람들이 종교나 기타 수행에 매달리는 경우도 내면에서 해결하지 못한 자신의 문제를 구원 혹은 해결하고자 하는 데 있다.

의사로서 의학적인 부분만 논하면 이 부분의 근치를 하는데 환자를 잘 도와줄 수 있다. 기측정이나 오링테스트 혹은 맥진을 통해서 이의 상태를 파악했고 환자에게 부모의 문제를 논하여 보니, 처음에는 전혀 문제가 없다고 하다가 대학 입학 시 부모의 강요에 의해서 원하는 학과를 가지 못하고 결국 타협하여서 원하는 직장을 갖게 되었다고 한다. 그 과정에서 받은 훼손이 현재에도 나타나는데 수양2침의 시술로 우측 하복부(진맥상에서도 우측 3지의 병사) 병사가 완전히 소실되지만 그 상황에서 부친의 생각을 하게 되면 병사(病邪)가 방출되고 오링테스트당 확연히 마이너스로 작용한다. 내가 어떤 이(예로 모친)에게 어떤 거짓된 정보(미워하는 마음을 내어 준다고 하여도)를 해도 오링테스트로 마이너스 혹은 기측정상 병사의 반응은 일어나지 않는다. 몸은 어떤 상황에서도 거의 거짓 없이 반응한다.

즉, 문제는 부친에 대한 애증(愛憎)이 존재하고 그 상반된 애증의 문제가 해소되어야 한다. 끈질긴 유도에 환자는 결국 눈물을 보이지만 넘어야 할, 해결해야 할 마음의 문제가 있음을 본다. 물론 어설프게 하여 환자의 화를 부채질하는 수가 있다. 묻어두고 싶은 상처의 아픔이 커져버리거나 되살아날 수 있다. 묻어두어도, 여전히 건강과 삶에 마이너스 영향을 미치더라도 그것을 가진 것은 그이다.

다시 말하지만 영적인 문제로 건강이 불량한 상태에 놓인 많은 경우에서 한의진단을 통해서도 짧은 시간 이내에 정확히 문제의 근원을 찾을 수 있다. 그리고 치료의 방향을 잡아낼 수 있다. 수년, 수십 년간 앓아온 문제를 근본적으로 해결하는 데 길라잡이가 될 수 있다.

한 식체(食滯) 소화불량 환자의 치료

완고한 소화불량으로 고생하는 사람이 의외로 많다. Naver 의학 상담 중에도 그런 경우를 쉽게 볼 수 있다. 여기저기 병원을 다니면서도 해결되지 않아 인터넷까지 문의를 한다.

이분도 그와 같은 사람이다. 30대 후반 부인으로 1주일 이상 물을 마셔도 잘 내려가지 않고 식사를 할 수 없어 죽으로 어렵게 1/3 정도만 하니 어제부터는 기운이 달리고 어지러워서 서 있을 수도 없을 정도로 힘들어 내원하였다. 평소 소화장애가 있는데 소화불량이 심한 지는 수개월째이다. 어떻게 하여 이런 상황까지 일어났을까?

● 소견

복진상 소복(小腹)의 경직(硬直)된 상태가 적취(積聚)를 이루고 있어 완고한 체증을 보여준다. 체질상 스트레스를 받으면 잘 풀지 못하고 담아두고 무엇보다 예민하게 반응하는 상황이라 작은 일에도 과민하게 반응하고, 고민되는 일을 밖으로 잘 풀지 못하여 기운이 정체되어 울체되기 쉽다. 기체(氣滯)하니 혈체(血滯)하여 근경이 이루어진다.

내장암증(소화기암) 추정상태에서 치유

1. 주증은 자궁근종 및 만성소화불량, 식체감, 피로누적, 두풍증, 요통, 하복불쾌 등
2. 병증은 소양인 망양말증에 흉격적열상태

- 치료기간: 2011년 7월 8일 ~ 2012년 5월 현재
- 총 복용 수: 360첩
- 외래 내원일수: 118일 이상
- 침증: 토1＋페보대장보방에서 토1까지 호전
- 약증: 숙지황고삼탕 혹 독활지황탕가미 처방

환자는 40대 부인으로 하복부의 적취(근종)뿐만 아니라 상복부의 적취(종양)상태가 복진상 확연한 상태로 치료를 시작, 병은 위중하여 예후를 장담할 수 없었으나 꾸준한 치료로 5개월이 되어서야 극적인 변화를 갖기 시작하여(이때에 내심 안심함) 7개월째에 치유되었다.

현재 복부 적취 소실되었고 침증도 토1에서 마감, 어떤 의미에서 보면 환자는 생명을 스스로 구한 것이다.

현기증, 불안증, 역류성 식도염 등 난치성 환자의 치료

환자는 1년 이상 광주, 서울 등 병원을 전전하였는데 차도가 없다며 내원하였는데, 최고 명원인 서울 ○○병원을 찾아 담당의사에게 "자신의 병명이 무엇이며 왜 치료되지 않는가, 도대체 의사라는 사람이 환자 치료도 못 하면서 그 자리에 있느냐"며 훈계까지 해 온 사람이다. 자신의 괴로운 상태만 치료해주면 무엇이든 하겠다는 식으로 말한다.

증상은 ① 어지럽고 머리가 멍하며 걸으면 몸이 붕 뜬 느낌을 갖는다. 이로 인해서 현재 직장 일을 할 수 없다. ② 항강(경추통)과 좌측 손의 저림, ③ 역류성 식도염 진단을 받았는데 소화불량, ④ 흉비, 정충 불안증, ⑤ 눈의 피로, 전신피로 및 권태 우울함이다.

● **치료**

1) 상태의 해석

① 내장기운이 허손(虛損)되어 부실(不實), 부족해진 심장에너지(심양허)가 뇌로 충분히 공급되지 못한 가운데 발생한 현기증 및 불안장애, 심신증 증후이다.

② 소화불량은 체질상 비위가 허약해지기 쉬운 소음인으로 심신 불량과정에서 발생한 상태이다.

③ 치료는 심양을 보강하고 기혈을 충실하게 하며 비위의 허손되고 울체된 기운을 해소하면 된다.

2) 치료과정

① 3개월간 한약 및 침 시술 (30회 내원) 체질침 - 수양2형

② 사용한 처방 소음인의 향소산, 황기계지부자탕가미 등 투여

3) 치료효과

병증상태는 맥진상태가 개선 치유되었고, 전체의 증상이 개선 및 해소되어 직장에 복귀하였다. 직장에서는 실장으로 여러 매장을 관리하고 교육하는 담당자 역할을 수행하고 있었다.

4) 2012년 2월, 현재 자동차사고로 내원, 위의 병증은 소실된 안정상태를 유지하고 있다.

고교생의 속병 치료 중

10대 가운데 간혹 상세불명의 원인에 의해서 병이 중(重)한 상태를 본다. 즉 내장기운이 훼손되어 장기간 적절한 치료를 받지 않으면 건강을 회복하기 어려운 상태로 악화될 수 있어 예후가 불량하여

걱정스러운 상태를 본다. 그의 한 사례이다.

고교생으로 7개월 전 내원하였다. 당시 사유는 초등 6학년부터 구토와 소화불량, 복통, 두통 등으로 양방진단을 받아 성호르몬제(피임약)와 갑상선약을 투여받고 있었다. 안색은 병증이 나타나지 않을 정도로 양호한 모습이나 맥상은 좌우맥이 삽울(澁鬱)한 병증이 완고하여 다소 병중(病重)하다고 여겨져 치료를 당부하였다. 치료 초기에 복통이 심하여 재차 양방내시경 검사상 위와 장이 모두 헐어 있다는 진단을 받았는데 염증보다 더 중한 병변(암증 전조증)으로 여겨진다. 3개월간 4회에 걸쳐 약물치료와 10여 회 침 치료로 환자 스스로 많이 좋아졌다고 하였으나 1/2 정도 회복상태에서 치료를 그만두었는데, 당시 복부의 적(積)의 상태는 췌장(膵臟) 쪽이 제일 중한 상태로 남아 있었다.

이후 다시 4개월이 지나 내원하였다. 너무 기운이 없어 힘들어 죽겠다는 것이다. 좌우맥의 병중한 상태는 남아 있었다. 다시 치료를 당부하였고 이후 집중치료를 하도록 권유하였다. 향후 치료의 지속에 따라서 회복 여부가 갈라질 것이고 이런 상태의 치유 여부에 따라서는 생사가 달라질 우려도 있다.

급성 췌장염의 치료

30대 태음인으로 기상 시 상복부의 통증이 심하고 현훈을 동반하여 양방병원에서 '급성췌장염' 진단 치료 중 의사의 치료 강권을 무시하고 환자가 스스로 강제 퇴원하여 본원의 치료를 받겠다고 내원하였다.

환자의 치료 요구지만, 상태가 조심스러워 살펴보았다. 태음인 목양체질 완약하고 불충(不充)한 상태로 만성중등도 건강불량자이다. 체질침(목양1침)과 열다한소탕가미 1일분 투여하고 그다음 날(3월 24일)도 상동 치료하여 상복통과 현기증의 증상이 호전되었다. 4월 6일 내원하여 상태를 보니 전체 자각적인 증상은 소실되었고 회복단계로 맥세완약하여 열다한소탕가 용골황정녹용·처방하였으며 이후 정상적인 상태로 회복되어 치유된 것이다.

* 참고

급성 내장염증(폐렴, 심장염, 췌장염, 신장염, 간염 등)은 1~2주일 내 자가 치유되기 쉽다. 그중 어려운 상태에서 진행되어 만성화되거나 다른 병변상태를 동반하며 지속되는 경향이 있다. 치료란 단지 회복을 돕고, 행여 만성화 악화될 부분을 예방하는 조치이다.

고등학생의 괴로움

고2로 보신차 내원하였다. 자주 머리가 아프고 피곤할 경우 어지럽기도 하는데 어려서부터 멀리 구토를 자주 하고 지금도 그렇다고 한다. 자주 소화장애도 있다.

별다른 증후는 아니라고 여길 수 있고 실제 청소년기에 이러한 상태를 자주 발견할 수도 있다. 그럼 어떤 상태에서 소화장애, 구토, 멀리, 어지러움, 두통증을 자주 유발할까?

그 정도에 따라 다르지만, 이 경우는 소음인 체질로 비위소화기능이 강하지 못한 체질 상태에서 어려서 부모로부터 받은 유전적인 기운이 견실하지 못해 허손된 상태로 태어나 어려서는 더 심했다. 그 증거가 우측 3지 강침안시 다소 훼손된 맥상의 흔적이 아직 유지되고 있다. 그 원인이 현재까지 영향을 주고 있다. 체질 면은 그러한 바탕이지만 실제 문제는 건강하지 않은 상태가 문제이다. 그 원인은 유전, 선천적인 기운 때문이다. 물론 현재 치료하면 어느 선까지 호전되어 건실해지고 증상도 개선, 소실되기도 한다. 또한 후천적인 기운은 좋아 건실하여 성장하면서 증상은 약화되고 개선되어 왔다.

뒤에 소개할 환자는 이와 다소 다르다. 증상은 개선되지 못했고 오히려 악화되어 왔던 것으로 보인다. 운명은 유전도 관여하나 자신이 어떤 삶을 선택하느냐에 따라 달라지는 것처럼 건강상태의 호전 혹은 악화는 자신의 행실 여하에 따라 달라짐을 본다.

이와 같은 병증을 가진 사람이 성인으로 성장할 때 환자의 사례 - 장에 용종 같은 것이 많이 있다고 하는데

30대 산모로 산후 10개월이라고 한다. 허약한 몸 상태로 내원하여 보니 최근 진단상 역류성식도염과 함께 장의 폴립처럼 용종이 많아서 조직검사를 실시하였는데 다행히 악성은 아니라고 하나 추후 지속 관찰이 필요하다고 한 상태이다(임신이 어떻게 되었으며 아이의 상태는 또 어떠한지, 이보다 심한 상태에서도 임신은 물론 가능하지만).

진찰해보니 소음인 수음체질로 이허한(裏虛寒)증이 확연한 상태, 즉 장 기운이 훼손되고 쇠약한 상태인데 7~8년 전에 장결핵으로 치료한 적이 있다고 한다. 그러한 면이 있어 결핵후유증과 연관되어 발생한 것으로 여길 수도 있지만, 평소 어려서부터 자주 설사하고 혹 구역감과 소화불량, 현기증이 간간이 심했다고 한다. 지금도 여전히 소화장애 및 현기증, 스트레스를 받으면 간혹 설사를 잘 일으킨다고 한다. 다시 말해서 오랫동안 장기능이 좋지 않았고 그런 상태에서 결핵, 그리고 현재 용종 폴립의 상태로 진행된 것으로 보인다.

만약 악화되면 어떤 상태가 될까? 대장암이다. 여기서 보여주는 사례의 병증, 이허한증의 악화는 대장암으로 이어진다. 이의 환자로 장의 훼손이 폴립을 만든 것처럼 거기에 불량한 강한 자극(스트레스)이 누적된다면 암증으로 전변될 수 있는 단계에 놓여 있다.

변비의 치료

30대 초반으로 고교 때부터 변비로 고생하였으니 횟수로 보니 15년이 지나고 있다. 평소 변비상태가 심하여 양약을 복용해야 변이 나오는데 3~4일에 1회 정도 하였다. 그 외 증후로는 목에 묶은 가래기가 지속되기도 하는데 살펴보니, 소양인 체질로 기기울체(氣機鬱滯)의 심각한 상태로 복진상 복부에 소결체가 과다하게 형성되어 퍼져 있다. 약증(藥症)은 숙지황고삼탕가 생지황가미증으로 토양체질 침증이다. 약물 치료 위주와 체질식이를 권장하였고 2개월간 치료하였다.

그 뒤 1년 5개월 만에 요통으로 침 시술받고자 내원하여 살펴보니, 진맥상 우하복부의 울체상태가 있어 그 부위의 이상을 물어보니 간간이 우측 하복부의 통증이 있다. 침을 맞고자 누워서 복진(腹診)을 하여 보니 배꼽직하 하복부의 소종괴가 촉지되어 장 부위 전체의 소결체가 여전히 심한 상태이다. 변비는 그때 약을 먹고 많이 좋아졌다고 하나(그 뒤 1일 1회 대변을 봄) 아직도 장(腸) 및 하복부의 불량함은 유지되어 예후가 결코 바람직하지 않다.

과민성 설사의 치료사례

20대 후반 미혼여성으로 장이 좋지 않아 내원하였다. 주 증상은 평소 설사를 자주 하는 것이다. 예를 들면 우유나 기름진 것을 섭취만 하면 곧바로 설사하는데 이러한 증상은 중·고교 이후부터 현재까지 15년 넘게 지속되어 왔다. 과거 시험준비로 운동 없이 오래 앉아 있었으며 몸이 찬 편이다. 과거력으로 어려서 스트레스 과로, 신경성 장염을 고교 때 자주 앓았다.

진맥을 해 보니 소양인 맥세완약하고 예민한 모양의 설(舌)의 상태로 보아 심화(心火)로 인한 유사장염이며 과민성 설사와 연관된다. 처방은 소양인의 심 및 소장의 화열을 내리는 주된 약을 가미하여 1개월 반 동안 한약을 복용하여 치료하였다.

진맥상태에서 완화(緩和)되어 완실해졌으며 대변 상태 또한 고루누게 되고 식사 및 소화력 상태가 개선되어 완화되었다.

이렇게 과민성, 신경성 장 기능장애 환자를 치료하면 보통 2개월 내 치유되는 것을 볼 수 있다. 그런데 환자는 적절한 치료를 받지 못하여 이와 같이 수년~수십 년 고생하는 경우를 본다.

그리고 오랫동안 설사를 쉽게 하는 환자를 살펴보면, 이와 같이 과민성 상태가 있는가 하면, 장 기운이 훼손되어 병증(대장암 전조증) 상태에 놓여 있는 경우도 있다. 과민성은 다스리기만 한다면 쉽게 바로 치료되나 훼손된 경우라면 일정기간(4개월 전후) 치료가 필요하다.

심장수술 이후 후유장애 치료

환자는 40대 후반 부인으로 4개월 전 심장병으로 스텐드 삽입 수술한 이후 현재에도 가슴 답답한 흉비(胸痺), 쉼이 찬 기단(氣短) 증상, 두근두근 심장이 뛰는 정충(怔忡) 증상 등 어찌할 바를 모르게 불안(不安)한 상태로 내원하였다. 진맥하니 심맥이 불안정(不安定)한 상태라서 위의 불안장애를 유발하고 있었다. 심장병 그 자체에서도 그러하지만, 수술 이후에도 마찬가지로 가슴부위의 불편함을 호소하는 경우가 많다.

● 심장병수술 이후 한방치료

수술을 통해서 기질적인 손상이나 훼손은 수술로 극복되었다지만 그것으로 가슴의 불안증세가 완전히 없어진 것은 아니라, 아직도 불안한 심장 맥의 상태이다. 이에 대한 양방의 처치는 진단의 빈 공간으로 인해서 미흡한데 한의학은 불안정한 상태를 진찰하여 허약한 심장기운을 튼튼히 하는 보심(補心), 혹은 심장의 과항진 상태를 안정시키는 청심(淸心) 등의 치료를 통해서 심장의 안정화를 꾀할 수 있다. 이분도 1개월간 치료로 안정화되었는데, 다른 사례에서도 마찬가지로—과거 본원에서 심장병 조기 진단을 통해서 양방대학병원에서 확진되어 수술하고 내원한, 심맥이 불안정한 환자도 수개월간 치료로—호전되었다. 기질적인 부분에서 한방치료는 다소 어렵지만 기능적인 이상개선은 가능하다.

경증 중풍환자의 치료

50세 부인으로 평소 혈압자도 아닌데 지난 11월 11일에 갑자기 중풍인 뇌경색이 발생하여 근처 병원에서 1차 치료하고 50일이 지나서 한방치료차 내원하였다. 발생시기부터 나타난 주증은 현기증과 구음장애였다. 현재 남은 후유 장애증상도 말이 흐려지는 구음장애와 밥을 섭취하려고 하면 입에서 침이 나와 닦아내는 부분이 남아 있다. 중풍과의 관련성은 불투명하나 수족 특히 팔목 이하 손까지의 찌릿하고 가벼운 통증이 있다는 것이다. 중풍으로 처음에는 충격을 받아 두려움도 컸지만 시간이 지나면서 이제는 심신의 안정을 취하고 있었다.

중풍은 초기 치료가 무엇보다 중요하여 발생 즉후와 당일 그리고 1주일, 1개월 그리고 발생 이후 2~3개월이 지나면 후유증의 상태가 굳어져 오래 지속되는 경향이 있다. 그래서 50일이 지난 현재, 적절한 치료를 통해서 후유증을 최소화하도록 치료해야 한다.

체질은 태음인 목양체질로 중풍발생의 원인을 살펴보니 지난 삶의 과정에서 체질적 특징인 쉼 없이 무딘 과로를 지속하였고, 간기울결의 상태가 오래 지속되어 발생한 것으로 확인되었다. 울체된 기혈을 풀어주기 위해서 청간해울(淸肝解鬱)의 처방과 체질변증 침 시술을 위주로 한 한방치료를 시작한 지 3주째가 지났는데 가벼운 구음장애는 차츰 호전되어 현재는 해소되어 말하는 데 불편함이 없어졌고 침도 흘리지 않는다. 손목의 저림 또한 해소되었는데 무리하게 활동을 하면 근육의 통증이 쉽게 오는 경향이 남아 있다.

중풍은 2, 3차 재발률이 높은 질환인데 그 이유는 중풍 그 자체만 치료할 경우, 중풍을 유발하게 한 臟腑 및 氣血循環의 상태가 그대로 존재하기 때문인데 한방치료는 이런 부분에서 병인을 다스리니 예방적인 치료도 효과적이라고 볼 수 있다. 하지만 그보다 중요한 것은 환자 스스로 스트레스를 누적시키지 않고 잘 해소하는 방안이 필요하다.

중풍 후유증 및 심장병 환자의 치료

환자는 60대로 자녀를 잃은 충격으로 인해서 그러한지 자녀를 잃은 2년 전 그해에 중풍이 발생하였다. 그 원인이 검사상 심장의 문제라 여겨 심장 수술을 하는데 그 후유장애로 지난해까지 세 차례에 걸쳐서 본원에 입원 치료하였다. 이번에는 치과치료 중 현기증이 심하여 내원하였다. 증상은 현기증이 주증으로 우측으로 머리가 쓰러질 듯하게 어지러워서 가만히 누워만 있어야 양호하고 심장의 뛰는 것이 불안하여 초조, 정충, 불안장애를 유발하여 어쩔 줄 모르는 심기쇠약상태이다.

이는 과거 상태와 별반 차이 없이 동일한데 심장기운의 허탈한 상태로 마음을 잡지 못하고 있으니(責하지 못함) 치료하면 다소 차도가 있어 현기증과 심불안장애가 안정적으로 되어 완화되지만, 다시 일상생활을 하면 재차 불안해지고 심장기운의 쇠약으로 뇌 혈액량과 뇌신경 흐름이 저하되어 뇌기능 저하를 유발하여 어지러운 허훈(虛暈)증을 유발하기를 반복하고 있다. 그 근본이 심장(心臟)으로 원래 심장기운이 강하지 못한 상태로 추정되는데 수술 이후에도 심장기운이 허약하여 심신을 조절하고 통제하는 내적인 힘이 불안정한 상태를 지속하고 있다.

치료는 안정을 취하고 강심제를 투여하여 보심(補心)하면 쇠약한 맥이 다소 견실해지나 마음을 책(責)하지 못한 관계로 일상에서 다시 누수가 지속되어 심장기운이 허약해지길 반복하고 있는 상황이다. 환자에게 필요한 치료는 의학적인 치료보다 자식을 잃은 아픈 상처를 수용하고 받아들여서 그 아픔으로부터 벗어나는 길이라 보는데, 다른 사람도 아닌 자식일이라서 결코 쉽지 않아 보인다. 인연의 업을 잡고 있는 것은 돌아가신 이가 아니라 자신이고 벗어나야 할 사람도 바로 자신인데, 가슴에 묻어 두기도 어려운 일인가 보다.

심계 정충 - 심양허(心陽虛)

2년 전 4월 보양차 내원하여 보니 심양허(心陽虛)증으로 내원 약을 처방하였고 5월 진료기록을 보니 "허로 상태 1) 심계정충, 2) 하지비증 우측 맥상 좌측 맥상 미약, 중증상태 유지"라고, 단순하지만 분명히 기록되었다. 2회에 걸쳐서 약은 승양익기의 처방을 하였다.

경계(驚悸), 정충(怔忡), 심계(心悸), 불안(不安) 등의 증상은 크게 주로 심장(心臟) 기운의 문제에서 발생하는 증후로 심장 기운의 실증(實症)과 허증(虛症)으로 구별될 수 있다. 여기서 허증(虛症)은 심장이 다소 허약한 체질에 과다에너지 사용으로 오는 심장 자체의 에너지부족과 다른 내장장기의 기운쇠약으로 인해서 심장까지 허약해진 경우도 있다. 환자는 후자로 심장 및 타 장기의 기운도 쇠약한 상태였다.

2년이 지나 올해 2월 내원하여 보니 작년에 자궁경부암(子宮頸部癌) 수술한 상태였다. 불안하고 심장부위에 불안감으로 심계 정충을 느끼어 청심환 복용하면 조금 낫다고 한다. 청심환은 원래 실증에 유효한 처방이나 불안정하게 헛되이 뜨는 불안 기운은 설사 허증이라고 하여도 조금 가라앉게 안정화할 수 있다. 맥도 유약(濡弱)함이 크고 유실유근하지 못한 부실(不實)한 상태로 약은 망양중증 승양익기부자탕증이다. 여전히 심양허를 포함한 그러한 상태이다.

3월 2회차 내원, 다소 나은 듯하나 그 차이 근소하다. 타고난 기운도 그렇지만 과로의 지속이 원인이다. 스스로 나을 수 있을까 걱정을 한다. 최근 매일 오후 9시까지 일을 한다는데 그렇게 하고서야 나을 수 있겠는가! 안정가료하고 마음을 책(責)하여 헛되이 쓰지 않고 보심(補心)지제를 복용하여야 견실해질 수 있다.

심장기능 25% 활동자의 치유

30대 부인인데 심장병(부정맥) 환자로 광주 병원을 걸쳐 서울 ○○ 병원에서 심장기능이 25% 정도 활동한다며 급사(急死)할 수도 있다는 양방진단을 가지고 내원하였다.

진찰을 하니 태음인 목양체질로 좌우맥이 모두 미미(微微)하고 욕절(慾絶)한 상태로 양방진단의 상태와 동일하였다. 이렇게 심한 심장병 환자는 지난 20년간 진료과정에서 거의 보지 못해서 보호자에게 환자를 혼자 있게 하지 말고 항상 보호자가 있어야 하며, 응급 발생시 바로 인공호흡과 119를 불러 환자이송을 해야 한다고 주의를 당부하였다. 환자는 한의사의 친척이라 신뢰를 가지고 치료에 응하였다.

이런 상태에서 양약 강심제로 상복하여 회복될 수 있도록 돕는 성분 처방이 있는지 알 수 없지만, 한약은 체질 병증별로 존재한다. 체질병증처방으로 내장 전체의 기운을 보강하는 기본처방에 심폐기운을 보강하는 강심처방을 가미하였다.

치료는 장기간 소요되어 8개월째 지나 치유의 상태에 접어들어서 환자는 정상근무를 시작하였고 이후 환약으로 처방하여 관리하고 있다. 현재 1년이 되었는데 최고의 상태에서는 좌우맥이 모두 완실한 기운으로 완전회복과 같은 상태로 보이기도 했지만, 우측은 회복되었으나 평소 좌측의 쇠약한 맥상은 1/2 정도 완화된 것으로 만족해야 했다. 위중한 상태에서 벗어나 일상생활이 가능하게 회복되었다. 환자 스스로 병으로부터 자유로워지도록 사실을 알리고 광주 ○○병원의 심장검사를 권유하였다. 과거 6개월 전 서울 ○○병원의 결과-심장이 좋지 않으니 한약을 금하고 양약으로 치료하라-와는 다르게, 이번에는 내 의견과 같이 심장기운 68%로 호전된 상태이며 양약을 복용하지 않아도 되는 안정상태라는 진단을 받았다. 신뢰와 꾸준한 치료가 아니면 불가능한 과정이었다. 한의학의 치료가 심장의 심각한 장애의 문제도 어느 정도 치유할 수 있다는 점을 소개하고자 사례를 소개한다.

중풍 치료 사례(1) - 언어건삽 및 수족마목의 치료

60대 남성으로 갑자기 뇌경색이 발생하여 근처 양방병원에서 2개월 치료 이후 내원하였다. 현재 후유증상으로는 언어장애로 말이 제대로 나오지 않아 발음도 정확하지 않고 팔다리의 마비감이 남아서 수저질은 어느 정도는 할 수 있으나 젓가락질을 할 수 없었다. 팔도 그렇지만 다리는 보행의 장애로 다리를 조금 끌 정도로 부자연스럽게 걸었다.

체질은 소양인으로 평소 견실한 체질에 별다르게 아프지 않았고 건강했다고 하나 진찰해보니 식사는 가리지 않고 잘 들고 음주를 즐겨하여 음허(陰虛)의 상태에서 담음(痰飮)이 정체되어왔고, 화를 잘 내는 급한 성격에서 얼마 전에는 크게 마찰, 갈등이 있어 심화(心火)로 인해 뇌압상승이 촉매가 되어 발생한 것으로 추정되었다.

본원 치료는 1개월 동안 입원 치료로 이루어졌는데 치료는 체질 침가미와 사상처방으로 이루어졌다. 심화(心火)를 다스리고, 신음허(腎陰虛)를 보충하고 담음(痰飮)을 제거하는 처방이었다.

치료시작 2주가 지나자 구음장애와 팔다리 마비감이 개선되어 발음이 정확하고 젓가락질로 음식을 놓치지 않고 잘하게 되었으며 다리의 힘이 생겨 걷기가 훨씬 자유스러워졌다. 1개월이 지나 퇴원 시에는 다리에 다소 힘이 덜 가는 느낌이 있는 것 그 외에 증상이 거의 소실되어 보행의 불편한 장애는 사라졌다.

중풍 치료 사례(2) - 언어건삽 및 수족저림의 치료

2009년 2월 40대 남자 분으로 3개월 전 뇌경색이 발생하여 대학병원 입원에서 2개월 입원 후 내원하였다. 증상은 언어건삽, 우측 팔다리의 저림 및 두통, 침이 흘러내리는 증후의 후유증을 앓고 있었다.

진찰상 소양인 소양상풍증으로 인한 중풍이 발생하여 형방패독산증에 해당되었다. 치료는 1차 입원치료는 2개월간 이루어졌는데, 어둔감이 개선(거의 회복)되고 두통이 사라졌으며 상지마목 마비감 및 무력감이 호전되었다.

이후 6개월 만에 내원하여 살펴보니 불편함이란 이런 것이었다. 견비통, 항강, 편마비감을 조금 호소하였으나 경증의 증후였는데 이번에는 병증이 소양인 흉격 열증으로 형방도적산증에 해당되었다. 처음 중풍 발생은 소양인 상풍증에 병발하였지만, 지내는 과정에서 중풍 발생 자체의 고통을 잘 다스리지 못하여 심화로 인한 흉격 열증의 병발한 것으로 보인다. 치료 성과는 별다른 내용이 없었는데, 중풍 후유증의 증상은 1차 치료 시 크게 호전되었기에 2차는 심화의 다스림으로 요양차 치료하였다.

중풍 치료 사례(3)

50대 남성으로 2009년 9월에 내원하였는데 1개월 전 중풍(뇌경색) 발생으로 양방병원에서 1차 치료를 하고 그 후유증으로 현훈, 두통, 수족 탄탄증이 유지되어 이를 한방치료차 내원하였다.

진찰상 태음인 목양체질에 오랫동안 스트레스를 참고 지내다 보니 간기(肝氣)의 울체(鬱滯)상태가 심화(心火)로 인해서 발병한 상태로 1차 입원치료는 체질침과 약물처방은 청폐사간탕가 죽여 등을 가미하여 투여하였다. 1차 28일간 치료의 성과는 다음과 같다. 현훈, 편두통은 소실되었고 항강, 흉비, 소화불량 등의 개선되었으며 간화(肝火)의 상태가 개선되어 중풍재발 가능성이 높은 상태였으나 낮아졌다.

그 뒤 4개월 만에 내원하여 2차 입원치료를 2주간(14일) 실시하였는데, 위의 병증 이외 협심증, 본태성 고혈압, 위염이라는 양방진단을 받고 내원하였다. 태음인병증 처방으로 치료성과는 흉통, 식울, 견비통 등 심신증이 있었으나 별다른 증후가 아니라 특별히 개선이라고 볼 수 없었다. 1차 치료 시 후유증은 거의 소실된 상태를 유지하였기에 2차 치료는 관리차원의 다스림이었다.

뇌졸중 환자의 악화(惡化) 상태

54세 남성으로 2년 전 내원 시에는 뇌졸중 환자로 1차 치료 이후 상태 회복되어 자가 관리 중에 최근 ① 말하는 것이 좀 둔해지고, ② 걷기가 다소 불편한 악화증후로 내원하였다. 병증의 악화 중이라서 치료 안정과 주의를 당부하였다. 그런데 다른 병원에서 입원치료 이후 1개월이 지나 다시 내원하여 보니 여전히 불량한데 환자는 입원 중 자신의 처지를 모르고 외출하여 밖의 일(직장)을 하려고 몸부림을 쳤다. 보호자인 부인에게 예측되는 악화상황을 알리고 도움을 청하려 했지만, 남편의 그러한 고집에 이미 두 손 든 상태로 입원치료도 부정적으로 보고 있었다. 설득을 통해 입원치료로 다소 안정 회복 속에서 2주 이후 퇴원하였고 한 해가 지나 허리를 삐어서 1주일간 입원치료 한 이후 퇴원하였고, 다시 한 해가 지나 올해 내원하였다.

살펴보니 올 초부터 직장 일을 하다가 악화되어 다른 병원의 재활치료를 받았다는데 이제는 손을 쓰기 어려운, 즉 회복하기 어렵고, 일상생활을 정상적으로 하기 불가능한 상태였다.

① 전화사용은 가능하나 어둔함이 분명하였고, ② 무엇보다 행동거지에서 지팡이를 짚고서 한 발 한 발 걷기가 어린아이보다도 못한 좁은 보폭에 기우뚱거리면서 어렵게 걷는다. 이제 다른 활동을 일체할 수 없는 장애상태로 환자는 뒤늦게 과거 치료경험과 효과체득으로 본원의 입원치료를 강력히 원하지만, 보호자는 여전히 그 어떤

치료도 응하지 않는다.

협심증 추정자의 치료

환자(여, 47세)는 6개월 전 역류성식도염의 진단을 받고 양약을 복용하던 중 흉비통증으로 이달 초 대학병원의 검사상 작은 심장혈관이 막혀서 1주일 약을 복용하다가 상열불안정감으로 주체하지 못해서 내원하였다. 그동안 환자는 마음을 잡지 못하여 여기저기 병원을 다녔는데 다른 병원들에서는 심장 이상은 없다고 하였으나 대학병원에서만 협심증을 추정하였다.

환자는 불안감, 흉비, 정충, 경계 등으로 몸을 가누지 못할 상태라서 입원치료하게 되었다. 진맥상 쇠약한 기운은 심양허증으로 좌우 맥상 다소 불안정하고 불규칙하나 협심증이나 부정맥으로 진단될 정도는 아니었다. 흔히 말하는 심불안장애로 여겨진다. 평소 강건하지 못한 심기인데 정신과로가 지나쳐서 심기를 많이 쓰다 보니 심기허탈상태로 발생하였다. 어느 정도 심장기운이 소모되면 단지 피로와 가슴부위의 뻐근한 정도이거나 조금 답답한 기운이 느껴지나, 환자는 그 상태를 지나쳐서 심양허탈까지 이르러 부정맥 전조단계까지 이른 것이다. 그래서 조그마한 자극에도 수면장애와 불안감을 느끼며 초조해진다. 한방에서는 이때 심이 허탈하므로 청심(淸心)이 아니라 보심(補心), 구심(求心)하는 처방을 사용한다.

2주간 입원치료로 다소 안정화되어 일상생활은 가능하여 직장에 복귀하고 근무하면서 외래치료를 하였다. 2개월간 치료해야 환자는 심장허탈의 병증상태에서 벗어날 것이다.

부정맥 치료, 치료 후 체질전변

최근 양방병원에서 부정맥의 진단을 받고 50세 부인이 내원하였다. 기침, 비연증, 기관지염(감기)의 증상과 함께 부정맥의 증후로 보이는 정충 불안증과 현훈, 그리고 발이 차고 시리다. 그 외 건망증과 신경쇠약증도 있다. 또 어려서부터 알레르기 증상을 앓아왔다.

진맥을 하니 우측은 양호하나 좌측은 불순한 부정맥으로 후천적인 원인에 의한 것으로 치유 가능한 범위에 있다. 그래서 치료를 시작하였다. 소양인 토양체질의 심음허(心陰虛)증으로 십이미지황탕가 동충하초 등을 가미하여 처방하였고 침은 토양2형 시술을 하였다. 치료기간은 만 2개월에 걸쳐서 약 복용은 80첩을 복용하였고 약증은 동일하게 십이미지황탕증을 유지하였고 침 시술은 10회 하였다.

그렇게 치료한 이후 양방병원의 검사상 부정맥은 치유되었다는 판정을 받았다. 그런데 그 뒤 진찰해보니 체질은 소음인 수양체질의 맥상으로 전변하여 있다.

부정맥의 발생은 유전과 후천적인 원인에 의한 것으로 분류되는데 선천적인 유전은 부모의 심장질환이 유전되거나 임신 초기에 독감의 감염 등을 원인으로 꼽는다. 후천적인 원인은 상심(傷心)의 상처가 과하여 마음 씀이 깊어서 심장에너지를 과도하게 쓰고 충격을 주어서 심맥에 부정적인 상태를 초래하는 경우에서 발생한다.

한방치료의 가능성은 선천은 거의 불가능하며 후천적인 원인에 의한 상태로 발생한 지 2년 이내로 한쪽 맥상에서 불안정한 맥상을 보일 경우에 한정한다. 선천적인 원인이거나 발생 이후 수년이 경과한 경우라면 고착화되어서 어떤 치료로도 회복되기에 어려움이 있다.

만성기침의 한방치료

만성기침으로 같은 날에 두 분의 노인이 내원하였다.

1. 한 분은 68세로 2010년 11월부터 현재까지 1년 3개월째 기침이 지속된다. 처음에는 흉선에서 폐로 전이된 상태에서 수술을 하였는데 아직 작은 종괴 하나가 남아 있으나 생명에 지장이 없는 상태로 만성기침이다. 정밀 검사상 안정상태의 종양 이외 어떠한 특별한 원인을 찾을 수 없는 상태로 마치 알레르기 기침처럼 밤마다 지속되어 어렵게 내원하였다.

2. 다른 한 분은 78세 노인으로 최근 1년간 남편 병수발을 밤잠을 설쳐가면서 고생한 이후 2개월째 양약을 복용해도 기침이 가시지 않아 내원하였다.

● 한방의 치료 관리

1. 첫 환자는 내장기운이 건실한 상태로 암증을 가지고 있으나 특별한 치료 없이도 생명에 지장이 없이 수년째 유지 중이다. 기침이 지속되는 것은 일종의 알레르기성 반응으로 보인다.

2. 두 번째 환자가 양약을 복용해도 기침해수에 전혀 소용이 없는 이유는 좌우맥이 미약하고 내장기운이 쇠약된 상태로 체력의 한계점에 도달하여서 감기의 기운을 해소, 극복할 수 없는 상태인 것이다. 즉, 허손되고 훼손된 내장기운을 보강해야만 해수기가 사라질 것이다. 대체로 만성화된 감기이거나 훼손된 상태에서 발생된 감기가 잘 낫지 않는 이유이기도 하다.

천식 3년째 투병 중 최근 기침으로 수면장애까지 유발

한 단골환자 소개로 내원한 환자(여, 24세)의 경우, 지난 대학시절 기숙한 곳이 불결하여 처음에는 비염으로 시작되었는데 현재는 천식(喘息)까지 발생하였다. 대학시절 비염 수술한 부위에서 작년에는 코에 혹(비취증)까지 자라나서 답답하고 현재는 냄새를 잘 맡지 못하기도 한다. 무엇보다 지난 3년간 치료하여도 지난 8월 이후 증상 악화되었는데 약 복용과 관계없이 여전히 차도 없이 지속된다. 증상으로 가장 불편한 것은 밤에 기침으로 바로 자기 어렵고 이로 인해서 수면을 잘 취하지 못한 수면장애로 고생 중이다.

천식은 보통 폐기운의 저하 혹은 심장성 혹은 알레르기성을 동반하기도 한다. 오래 앓았고 수개월간 수면장애까지 유발하여 크게 허손(虛損)된 상태로 생각했으나 진맥상 좌우 폐맥이 허약한 것이 아니라 실(實)하며, 상충하는 것이니 그 원인은 무엇인가 맞지 않아 수용하지 못한 관계로 받은 강력한 울화상태에서 발현되는 심(心)−소장(小腸)의 화(火)이다. 풀어쓰자면 기관지의 기질적 혹은 기능적인 자체의 문제는 없고, 심신의 내부 자극에 의한 알레르기성(?) 발작의 기침인 것이다. 심−소장의 화로 인해서 신경성 설사(泄瀉)도 동반되어 나타나고 있으니, 심−소장의 화를 푸는 약증이다. 그런데 3일째가 지나자 실증으로 보인 병사는 나타나지 않고 진맥상도 소음인 수양2형의 허손된 기운만 보인다. 가상(假像)을 보인 경우가 간혹 있는데 이는 이중적인 기운체형 기상을 가진 상태로 여겨지며, 그만큼 환자가 감당하기 힘든 환경조건이 존재했던 경우가 대부분이다. 어찌되었든 현재 천식의 상태는 변화되는 상태에 맞추어 치료하니 장부(臟腑)의 건강회복을 통해서 전체 건강상태가 개선하면 몸 상태도 호전되고 천식기운은 소실될 것이라 본다.

양약을 쓸 수 없는 기관지염증, 기침환자의 치료

20일 전 발목염증으로 수술하여 아직도 붕대를 감고 불안정한 걸음으로, 한 환자(여, 51세)가 1개월 이상 감기기침이 낫지 않아 내원하였다. 단골환자로 환자의 정황을 아는지라 태음인으로 평소 심폐기운이 허약하여 그럴 수 있으리라 보았다. 그런데 환자 진맥을 하니 "이 정도면 양약처방으로도 나을 수 있을 것인데"라고 말하니 보호자가 말하길, 현재 무좀약을 수개월간 복용하여서 그런지(양방의사가 그리 했다고 함) 백혈구 수치가 낮고 간수치가 높아서 항생제 복용을 못 하고 있다고 한다. 양방 이비인후과에서도 양약을 쓰지 못하고 가래만 석션으로 뽑아낼 뿐 어떤 처방도 없다는 것이다.

그리고 환자는 한약도 간에 해가 되지 않을지 걱정스럽게 묻는다. 그래서 그동안 참고 있다가 이제야 내원한 것이다. 환자는 야간에 수면장애까지 유발하는데 기침으로 잠을 편하게 잘 수 없는 상황이었다. 그렇게 불편한 상태를 견디다 못해서 내원한 것이다.

진맥상 기관지염증의 병사, 병증으로 1~2주일 내 치료될 병증인데 그동안 적절한 치료를 받지 못했다는 것, 환자는 고통을 견디었다는 것, 그것은 단골환자이지만 한의학 치료에 대한 신뢰와 정보가 정확히 전달되지 못한 상황이라 본다.

폐렴 치료

단골환자(여, 71세)인데 지난 1개월간 기침해수와 흉통으로 고생하다 내원하였다. 처음 2주간 양약 효과가 없어서 검사를 해 보니 (초음파, 방사선검사) 폐렴인 것 같다고 하여 달리 처방을 받았으나 여전하다고 혹시 여기 한방병원에서 나을까 하여 찾아왔다고 한다.

기침 시 흉통과 함께 호흡이 가쁘기도 하고 배도 아프다. 또 두통이 우측 편으로 심하게 온다. 손발 및 전신에 한출(汗出) 진맥상 좌측 맥에 1지의 부중시에 세삽삭함이 호흡기의 염증임을 말해준다. 다행히 우측 맥은 다소 낫다. 아직 폐렴의 상태가 지속되고 처방은 체질병증처방을 하였다.

치료를 시작한 3일 이후 차도가 있기 시작하여 2주 만에 상태가 개선되어 치료를 마쳤다.

폐렴은 감기 및 일반 질환도 그러하지만, 전신건강상태를 반영하여 나타난다. 다소 깊은 호흡기 질환으로 평소 건강상태가 약화되어 폐기능이 떨어진 환자에게서 쉽게 발생한다. 감기는 1주일의 치료기간이 보통 소요되지만 폐렴은 환자 상태에 부합하는 적절한 처방을 시행하면 3주 전후에 근치될 수 있다.

간혹 중요인사도 폐렴으로 사망하는 경우가 있는데 심폐기능 및 내장기운이 훼손된 상태에서 발현된 폐렴이 전체 건강을 더욱 약화시키니 발생할 수도 있는 어쩔 수 없는 상황이라 생각된다.

만성 요도염의 치료

환자(남, 25세)는 ① 소변불리, ② 하복불쾌, ③ 우견비통 및 흉통 (흉비증), ④ 피곤 등으로 내원하여 보니 2006년 7월 이후 대학병원 에서 요도염으로 치료 중이었다. 지난 9개월간 치료했으나 여전하여 과거 인연이 있어 한방치료차 내원한 것이다.

어떻게 하여 만성적인 상태로 지속될까? 환자는 소양인 체질로 실 증이며 건실한 체력에 맥활실한 기운을 유지하였다. 강건한 기운은 과거 상처로 인한 아픔이 커서, 심화로 흉격 열증을 만들고 그 여파 가 커서 하초에 열증까지 유발하였다. 다시 말해서 심적(心的)인 부 분이 크게 작용하였는데 원래 실증인 견실한 몸 상태에서 울화가 지 속되어 젊은 나이에 어찌하지 못한 상황이라서 병변으로 나타난 것 이었다. 약증은 소양인 도적강기탕(導赤降氣湯)가 황련증이니 알 만하 다. 치료는 2개월간에 걸쳐서 약물 및 침 시술이 이루어졌다.

양방과의 차이는 항생제를 주로 사용하느냐와 환자의 병인이라고 여겨지는 흉격의 적열증(積熱症)까지 풀어서 해결하느냐의 차이이다.

온몸이 아프다는데 문제는 간의 피로가 아니라 신장기운이 울체된 상태

단골환자(남, 49세)인데 7개월 만에 내원하여 최근 들어서 온몸이 아프고 피로하다고 한약처방을 원한다. 평소 장거리 운전과 몸 쓰는 일을 한다고 하는데 살펴보니 좌우맥의 척맥이 억울된 상태로, 신기 (腎氣)가 억울(抑鬱)된 상태이다. 이는 일에 대한 부담감, 책임감이 커서 걱정이나 근심 등의 상태를 유발하고 있어 발생된 증후이다. 이로 인해서 신장경락에서 혈액의 해독, 정화작용이 제대로 이루어지지 못해 혈액 내 성분이 탁해져서 근 피로를 유발하는 상황으로 여겨진다.

흔히 피로라고 하면 간(肝)의 피로누적으로 생각하는데 본 경우에는 간이 아니라 신장이다. 간은 간 정화, 해독요법으로 피로를 제거할 수 있으나 신장은 달리 보신(補腎)과 함께 신기 억울된 기운을 사(瀉)하는 치료를 해야 한다. 흔히 간의 피로는 현대 양방 검사상 뚜렷하게 이상으로 나타나는 경우가 흔하지만, 신장은 그 상태가 중하지 않고 현재 수준의 검사기기상 어떤 이상도 나타나지 않는 경우를 본다. 그래서 이와 같은 경우, 상태파악이 미흡하여 엉뚱한 치료를 하는 경우도 곧잘 있어서 병증을 키우고 증상상태가 누적되어 영속되는 경우를 간혹 볼 수 있다.

제3장 부인과 치료이야기

생리불순의 한방치료

　환자(여, 30세)는 처음 생리를 시작한 고교시절 이후 현재까지도 생리불순이 있는데 대학시절 이후 근 10년간 1년에 2~3회 정도만 생리가 있어 산부인과 및 한의원의 진찰도 받았다. 산부인과의 양약 (아마 배란촉진제)을 복용하면 그뿐이고 건강상태가 나빠지기도 하여 한약을 처방하기도 했는데 여전하여 주변에서 임신이 어려울 것으로 보아 보호자는 걱정이 많다.

　정상적인 생리활동은 매월 1회 이루어지는 것이다. 어떤 경우는 월 2회도 일어나고 혹은 2~3개월에 한 번 하기도 하는데, 이렇게 매년 2~3회로 적은 희소 월경도 있는데 1년 동안 소식이 없을 경우는 무월경 상태로 보겠다. 이는 모두 생리불순 상태이다.

　진찰하니 소음인으로 좌측보다 우측이 부실(不實)하고 유약함이 커서 선천적인 허약함이 노정된다. 기혈의 부족, 내장기운의 허약함으로 인한 생리불순이다. 간단히 보면 기혈을 보충하는 체질처방을 2개월 정도 하면 회복될 수 있는 상태이다.

　생리불순에 어떤 병원에서 치료하든, 한약처방을 사용하면 바로 좋아지는 경우가 대부분이다. 무월경, 생리불순, 생리통증 등 환자를 보면 1~2개월 내 통증이 극감하고 생리불순이 치유되는 것을 본다.

그만큼 생리불순은 정상복귀의 회복력이 높아서 치료가 어렵지 않다는 것과 함께 한약이 그만큼 생리적인 활동으로 복귀하는 데 효과적이라는 것을 보여준다.

미혼여성, 생리불순에 호르몬 투여 괜찮을까?

결혼을 앞둔 아가씨(31세)인데 다소 불건강하다며 모친이 데려왔다. 현재 스트레스나 과로가 있으면 목에서 머리까지 열이 많으면서 머리에 실제 얼음을 올려놔야 할 정도로 상열감이 심하다. 흑염소를 복용하고 나면서 손발이 초황해지면서 발생했다고 하는데 이는 불투명하다. 그런데 생리전증후군으로 피임약을 2년간 복용 중이라고 한다. 내가 보기에 흑염소 때문이 아니었다. 다른 원인으로 기혈허손의 불량상태를 만들었고 허열(虛熱)을 상충시킨 것으로 보인다. 자율신경계의 부조화에 뇌하수체 신경에 작용하니 심-뇌 간 조절의 부조화는 심장기운의 헛된 발동을 유발하여 상열감을 발생하는 것으로 추정된다. 과로나 스트레스 등으로 자율신경 실조증이 발생하거나 어떤 원인이든 목, 머리 부위로 체열이 상기되어 불안정하게 하더라도, 이렇게 얼음을 올려놓아야 할 정도로 심하지 않다.

생리불순 등으로 호르몬제, 피임약을 복용하는 경우를 간혹 보는데 과연 그 부작용에 대해서 잘 알고 있는지, 사전지식은 제공받았는지 알 수 없다. 다른 방도가 없어서 그리 했겠지만, 생리불순 문제에 있어 한의학으로 충분히 치유가능하고 어떤 부작용도 없이 건강상태를 개선시킨다.

환자는 소음인 체질로 좌우맥이 훼손되고 쇠약한 상태이다. 본원의 치료를 받으면서 스스로 피임약을 복용하지 않았는데, 단 10일간 한방치료로 허열의 상충이 크게 줄어들었지만, 기력부진의 허손된 상태는 2개월은 치료해야 할 상태이다.

난소낭종 및 난소물혹의 치료

40대 중반으로 1개월 전 우측 난소물혹 판정을 받았는데 크기가 5.6cm×3.2cm라고 한다. 과거력을 보니 초등 6학년 때 좌측 통증으로 극심하여 난소를 제거 수술하였고 8년 전에는 자궁근종으로 자궁적출 수술하였다. 평소 심기울체 증후가 있어서 찜질방은 답답하여 다니지 못한다. 태음인 열다한소탕가미처방하였다.

2주 이후 재진 뇌기능 상태에 억울된 인상이 오래 지속된 그 이유는 결혼 이후 아들을 낳기 위해 고심했는데, 보니 자신이 어렸을 때 부친이 아들이 없어 둘째 부인을 얻을 정도였다는데 이 충격으로 초등학생 때 난소건강문제가 발생하지 않았나 추정되기도 했다. 또한 10년 전쯤 남편의 문제로 고심하고 일 과도로 일에 대한 책임감이 강하여 힘든 생활의 연속이었다.

2개월간 치료 이후 내원하지 않다가 4개월 이후 내원하여 보니 지난달 초 산부인과 검사상 5.8cm 크기가 2.2cm로 줄었다며 완전히 치유될지는 모르나 약을 다시 복용하겠다고 내원하였다. 살아온 과거가 있고 나이가 있어 병변의 상태를 유도하는 세포의 유전자 변화 때문에 완전히 소실되기는 어렵겠지만, 정확한 진단을 근거로 적절한 치료를 받으면, 다른 부위의 병변(종괴)도 줄어들고 완화되는 것은 누구나 가능할 것이다.

청소년 난소낭종의 치료

　단골 환자의 자녀로 고교생이다. 어느 날 전화가 왔다. 하복통이 심하여 종합병원의 부인과 진찰을 받았고 난소의 물혹을 수술로 제거해야 한다고 한다는데 치료 가능하냐는 것이다. 확답은 드릴 수 없고, 치료는 가능하지만 사라질지는 모르겠다고 하였다. 어린 시기에 수술이라, 망연한 마음이었다. 그런데 우선 한방치료를 받아보겠다고 하여 치료처방을 하였다. 소양인 체질로 토양2형의 폐－대장(난소) 기운의 울체된 상태는 흔히 겪고 있는 고교생의 스트레스 상태와 유관하다. 병증은 단순하고 상태 또한 별다르게 걱정할 상태는 아니지만 과도한 스트레스의 상황이 하복부의 기혈응체를 만들었고 이로써 난소의 물혹, 낭종을 만들어내었다는 생각이 들었다. 한약을 처방한 지 2개월째, 양방진단을 다시 받게 되었다. 다급한 병은 아니지만, 부모마음에 어린 자녀에게 종괴가 있다고 하니, 어떻게 된 부분인지 궁금하여 한약처방으로 해결되지 않으면, 하루빨리 수술할 마음까지 있었던 모양이다. 그런데 사라지고 없어졌다. 기쁜 마음에 그 병원의 진단서를 가지고 내원하였다. 현재는 사라져 보이지 않는다는 것이다. 양방진단을 받고 한방치료를 시작한 지 채 2개월이 되지 않은 시간이었다. 이렇게 짧은 시간에 소실된 것은 어린 시기이기 때문에 가능한 것이다. 그만큼 생기기도 쉽고 사라지기도 쉬운 나이이다. 이후 3년이 지났지만 건강하다.

갑상선암 수술자의 난소병증의 치료

환자(여, 46세)
1. 주증은 냉대하증 및 피로, 요통, 소화장애
2. 병증은 갑상선암 수술 이후 요양차 내원
태양인 체질로 하복부(난소 주변)의 암증 상태(기시부위)

－총 복용 수: 132첩
－외래 내원일 수: 12회
－주 치료기간: 2011년 3~7월
－침증: 금양체질침가미방
－약증: 태양인 체질처방약

환자는 갑상선암 수술 이후 내원, 냉대하와 심신피로, 요통, 소화
장애 등의 상태를 가지고 있었다. 난소기시의 암환자로 보였으며 이
의 치료로 개선, 회복되었다.
본원 치료로 제반증상이 소실되었고 7개월이 지나 내원할 때에도
건강상태를 유지하고 있었다.

유산자의 임신 한방치료

임신하였으나 사산(死産)이 되어 몸조리차 내원하였다. 환자(여, 33세)
상태를 보니 임신하기 어렵고 임신을 하면 재차 유산될 가능성이 높
은 상태라서 치료 중 피임을 권유하였다. 그런데 1차 한약을 복용하

고 그만 임신이 되고 말았다. 다시 내원하여 보니, 건강이 미처 회복되기 이전에 임신을 하여 유산전조증인 태루(胎漏), 태동(胎動)의 상태였고 유산 가능성이 높아 이를 알리고 장기간 약복용할 수 없는 상태라서 3일분씩 약을 처방했는데, 3회차 내원 시 결국 재차 유산된 상태였다. 이후 3개월이 지나 내원하여 2개월 동안 한약 복용(60일분) 위주의 치료를 하여 건강이 회복되었다. 이어 곧 안정한 임신을 하였고 임신 15주 때 한방 검진차 내원하여 진찰을 받았다. 이제는 안심할 수 있는 상태였는데 처음 진찰 이후 1년 4개월이 지난 이후였다.

유산의 원인이 단순하고 일회적이라면 재차 임신하는 데 어려움 없이 정상 출산이 가능하다. 그런데 부부의 건강상태가 허약하고 불량하면 그 정도에 따라서 임신 시 자연유산이 되거나 장애아 임신 및 혹은 임신 자체가 불가능할 수 있다. 2, 3차 재유산한 경우는 부부 모두 혹은 한쪽의 건강상 문제로 인해 그러는 경향이 있는데, 정확한 진단을 통해 건강을 회복하고 임신을 하여야 미리 예방이 가능한 건강한 임신을 할 수 있다.

환자의 약 복용 중 알게 된 임신, 한약 복용해야 하나?

한약 복용 중 3일째인데 알아보니 둘째 임신이 되었다고 전화하였다. 지난번 내원 시 임신 중인데 환자(여, 32세) 건강이 불량하여 진맥으로 알지 못한 것 같다. 환자 차트를 보니 약을 환수해야 할 상황이었다. 그 이유는 다음과 같다.

환자는 둘째 아이를 갖고자 몸의 보강을 위해서 내원하였는데 2개월 1회 정도 몸살감기를 지속하는데 잘 낫지 않고 잔상이 지속되며 아이 또한 그 병사의 영향으로 감기로 병원을 전전한다. 좌우맥 침약(沈弱)한 상태로 수양 망양말증의 부자증으로 건강불량의 상태였다. 상태는 임신이 잘 되지 않을 뿐만 아니라 임신하면 태아의 문제가 일어날 수 있는 상황이었다. 적어도 허약아로 저체중아로 출산될 수 있는 상태였다. 어찌되었든 임신인 줄 모르고 처방을 하였다. 그런데 임신이라고 한 것이다.

-약 환수 요인

임신 중 한약 복용 여부를 묻는 것처럼 한약에 대한 신뢰도가 높지 않다. 한약은 원래 임신 중에 어떠한 해로움도 없고 오히려 임신부와 태아의 건강에 유익하지만, 요즘 사람은 임신 중 한약 복용을 의심한다. 예를 들어 태아가 원래 문제가 있는데 임신 중 한약을 복용하였다는 것만으로 한약을 탓할 우려가 있다. 신뢰가 깊지 않는 한, 이런 경우 복용을 권할 수 없다. 또한 임신부가 내원하여 한약을 처방한 경우가 있는데 이런 상태, 즉 태아의 문제가 있는 경우에는 이를 알리면 임신부가 한약을 처방해 간 경우가 (평소 신뢰가 없으면) 없다.

-임신부에도 침, 한약을 자신 있게 사용

임신부가 태루(하혈, 유산 전조증), 요통, 감모, 아토피 등으로 내원하여 한약을 처방한 경우에는 태아 이상이 없는 경우이다. 침 시술도 하는데, 태아 자체의 이상이 없는 경우에 한 하여 침, 한약을 투여한다. 태아 이상 문제도 임신 중 다스리는 경우도 있는데 신뢰가 깊지 않으면 못 한다.

임신 중 한약과 침 시술 처방치료

위 문제가 있는 다음 날, 두 임신부가 내원하여 치료하였다.

- 첫 환자(30세)는 셋째 아이 임신 2개월이 지났는데, 소화불량의
  식울(食鬱)증으로 내원하였다. 며칠 전 오목가슴이 뭉친 것처럼
  답답하더니 무엇이 꼭 잡아놓은 듯하게 답답하다고 한다. 살펴
  보니 손과 팔에 피부 발진상태가 있어 "아토피가 있느냐"고 물
  으니 "아니다" 하면서도 평소 아토피증이 있는데 2개월 전부터
  몸의 여기저기 지도설로 발진되면서 가려워 긁은 흔적이 산적
  해 있다. 피부과 치료도 하였으나 가장 약하게 처방한 약도 한
  번 복용 이후 복용하지 않고 있다고 한다.

1. 진맥상 부활(浮滑) 삭(數)한 기운이 우측 1, 2지 상충(上衝)하고
   좌측도 1지 상충한다. 이는 심화(心火)가 끓어 올라오는 상태로
   이로 인해서 발생된 피부 두드러기 발진상태이다. 일종의 알레
   르기성이다. 비위맥인 2지의 상충과 삭한 기운은 위염을 보여
   준다. 다행히 침안시 좌우맥이 견실한 기운이 유지되어 태아
   자체는 이상이 없어 보인다.

2. 소양인 토양체질로 심화상충(心火上衝)의 상태로 두드러기 및 위
   장의 체기를 유발한 것이다. 아마도 셋째를 가지면서 불편함이
   큰 것으로 추정된다. 환자는 침 시술과 약복용을 해도 되는지
   묻는다. 대체로 양호한 태아상태라서 임신부 건강상태가 좋아
   지는 것이 태아에게도 이로우니 치료를 권하였다. 약증은 양격
   산화탕(凉膈散火湯)가 황련(黃連), 우방자(牛蒡子)로 우선 7일분을

처방하였다. 치료는 1개월 이상 소요될 수 있는 심화상충의 상태이다.

－환자(여, 40세)는 둘째 아이 임신 중 5개월째인데 지난주 부친상을 치르고 나서 좌측 견비통과 좌우측의 무릎이 아픈 통증으로 고통스러워 내원하였다.

● 치료

진맥상 좌우맥이 유근(有根)하여 유여하며 다소 견실한 기운을 유지하여 태아 및 임신유지에는 별문제가 없어 보인다. 심신의 안정이 필요한 상태라서 체질침과 한약을 권유하였다. 소음인 수양2형에 궁귀향소산증이었다. 경추교정과 우측 슬교정 및 체질침 수양2형 시술과 한약 3일분을 우선 처방하였다.

불임환자의 임신

부인(36세)이 부담스럽게 한 손에 선물을 들고 왔다. 보니 불임으로 2개월간 치료한 분인데 현재 임신 6주라는 진단을 받고 감사하다고 내원한 것이다.

처음 진찰은 이렇다. 과거 부친의 말기암 치료경험으로 인해서 신뢰를 가지고 지난 3월에 결혼 2년이 지나도록 아이가 없어 상담하였다. 국제결혼으로 남편은 외국인인데 소음인 체질로 건강이 양호하다. 부인의 말로는 남편은 스트레스를 받지 않는다고 하며 얄미울 정도로 자신에 충실하고 자신 외에는 무관심하다고 한다. 다소 이런 상태로 스트레스 받은 부인에게 그런 남편의 성향을 배우도록 조언하였다. 부인은 태음인 체질로 간기울체가 심하여 복부의 적취상태였다. 약증도 침증도 깊어 치료가 6개월 가까이 소요될 줄 알았다. 그런데 환자는 강력히 원하였다. 몸도 그러한데 어찌 되려고 그러할까? 마음의 여유를 갖도록 조언하였는데, 환자의 바람과 요구가 몸 상태를 결정하는 듯, 회복 정도가 빠르고 임신 또한 그런 과정에서 이루어진 것으로 보인다. 마치 내장기운이 허탈상태에 빠진 경우에서도 유산되지 않고 정상출산이 이루어지는 상황처럼……

이달에는 한 번 내원하였지만, 지난달에는 6번 내원하였으니 지난달 초에 임신이 된 것으로 추정되며 그 이후 지금까지 4번 정도 진찰을 하였는데 제대로 그리고 정성껏 살펴 임신 여부를 미리 진찰하지 못한 나 자신이 다소 부끄럽기까지 했다.

산후우울증 치료

30대 부인으로 주증은 아이를 낳은 이후 산후우울증(실제는 한 아이가 사고로 운명하여 이에 대한 우울증)이 심한 상태이다. 몸은 늘 무겁고(身重), 어깨의 완고한 결림과 식욕부진, 의욕감퇴(상실), 기타 여기저기 근육의 통증을 호소한다. 한의학 병증은 태음인 폐기쇠약, 간기울결의 상태이다.

　-복용한 첩 수: 100첩
　-외래 내원일 수: 60일
　-침증: 목양1

- 약증: 열다한소탕가미

　치료기간을 살펴보니 환자는 완고하게 우울한 상태로 마음을 닫고 변화를 추구하지 않는 기기울체상태를 유지하였고 상담과 침 시술 등을 지속하였다. 심신증이 그러하듯 환자 스스로 변화하려고 하지 않고 기울체증을 완고하게 만드는 상황에서 치료로는 다소 차도가 있었지만, 완전히 건강이 회복될 수가 없다.

　현재 살아 있는 아이를 양육하는 입장에서 먼저 떠나보낸 아이를 하루빨리 잊고 극복해야 함은 백 번 옳은 이야기이지만, 당사자 부모마음은 말처럼 그렇게 쉽게 되지 않는 것을 본다. 두 해가 지났지만 부모는 아직도 잃은 아이에 대한 잔상으로 심신의 불편함을 갖는다. 현재 자녀를 건강히 양육하기 위해서라도 강단과 절제를 넘어서는 큰마음이 필요하다.

산후 병증의 치료

　30세로 산후 1년 반이 되었는데 양쪽 무릎통증과 좌측 팔이 늘 저리다고 내원하였다. 저림이 종일 그렇다는 것이다. 교사로 심인성도 아닌데 왜 이럴까? 또한 2월 이후 가래기침이 아직도 지속되는데 이비인후과 치료를 해도 소용이 없었다. 한약도 3재복용 했다고 한다.

　산후에서 비롯되었으니 환자는 산후 몸 관리를 잘못하여 발생한 것인가 보고 있다. 특별히 몸 관리를 잘못할 일도 없을 것인데 그렇다. 그나저나 이렇게 낫지 않고 관절증과 저림, 그리고 기침해수가 지속되는 이유는 무엇일까?

환자를 진맥하니 소양인으로 폐기운이 훼손되어 있고 비위기운은 가라앉아 울체되어 있다. 병을 이길 힘이 없다. 심폐기운의 훼손은 생각대로 되지 않은 결혼현실을 보여준다. 울체된 비위기운은 밖으로 말 못 하고 속으로 삭히어야만 하는 현실을 보여준다. 해수기침은 심폐기운의 훼손으로 회복되지 못하여 염증적인 반응을 일으킨 것이고, 슬통과 저림은 이와 함께 비위의 울체된 기운 때문에 혈액, 신경장애를 유발한 것이다. 섬사상 목, 이께 관절의 문제가 아니었다.

그래서 치료하길 1개월이 지나서 저림이 소실되고 슬통도 나아졌으나 기침은 간간이 남아 있고 2개월이 되어야 소실되었다. 그렇다고 하여 완전 건강이 회복된 것은 아니었다. 환자가 스스로 인정하고 받아들이며 수용하는 시간이 필요하다.

제4장 피부 및 오관과의 치료이야기

급성 건선의 치료

32세 여성으로 과거 본원의 치료력은 다음과 같다.

1. 처음에는 단순한 발진성 두드러기로 내원하였다. 수일 전 주꾸미를 먹고 난 다음부터 머리, 등 부위에 두드러기가 발생하였다. 체질상 알레르기성 반응으로 보고 태양인 병증처방 10첩으로 치료하여 2일간 침 시술을 받았다. 그 뒤에 내원하여 보니 이때는 치유되었다.

2. 2개월 이후 인후편도선염으로 내원하여 태양인 처방인 상동가미 10첩을 처방하여 치료하였다.

이런 치료를 받은 이후 7개월 지나서 재차 내원하였다. 수일 전부터 발생한 건선(乾癬)이 전신피부에 나타나서 한방치료차 내원한 것이다. 진찰하여 살펴보니 원인은 평소 자존심이 강한데 뜻대로 되지 않아 심신의 상처로 인해서 심폐손상과 울화가 겸하여 병발한 상태였다.

- 치료내력은 다음과 같다. 2개월간 18회 내원하여 침 시술과 약물치료, 상담치료를 받아 치료하였다.

환자 체질은 태양인 금음체질로 여겨졌고 침 및 약물치료도 그리 하였으며 상태는 개선, 치유되어 사라졌다. 그리고 3년이 지나 내원 하였다. 그 사이 결혼하고 출산도 하였는데 피부의 다른 문제가 있었다. 임신 때부터 보이던 피부건조증이 이제는 손등에서 마치 동상에 걸려 피부가 터버린 상태로 까칠하고 피부의 터진 부위에 간혹 피까지 나오기도 한다. 진행되어 팔꿈치에 이를 정도로 올라오고 있었다. 병명은 무엇이라고 붙여야 할지 모르지만 피부과에서는 면역력이 떨어져 발생하였다고 한방치료차 내원하였다. 좌우 3지의 울체된 기운으로 보아 여전히 만족스럽지 못한 심신 상태였다.

건선(乾癬)의 치료

30대 남성으로 건선(乾癬)으로 2년 경과하여 병원에서 치료해도 여전한데 두피와 팔꿈치 및 무릎의 관절 이하 전체에서 건선이 농포(膿疱), 홍피(紅皮) 등으로 확연하다. 증상은 삼겹살을 조금 먹어도 더 심하고 반신욕이 도움이 된다고 한다. 양약을 바르면 좀 낫다가 끊으면 더 심해진다. 누나도 건선이며 식구들의 피부질환으로 보아 가족력이 있고 식욕과 소화는 대체로 양호하고 소변을 자주 본다.

진찰 소견은 태음인 체질로 담음 및 유전적인 원인이 추정되었다. 태음인 처방을 가미하여 6개월간 총 78회 내원하여 체질침과 부항 시술을 받았는데 약물 11회로 총 220첩 120여 일 분을 복용하였다. 그 외 초기부터 식이요법을 처방하여 관리하였는데 해물, 당분류, 튀김류를 금하게 하고 태음인 체질별 음식으로 치료하였고 중반 이후에는 쾌뇨법(快尿法)을 유도하였다. 치료의 성과는 건선의 치유되는 과정에서 농포, 홍피가 소실되었고 가피를 형성하면서 옅은 갈색으로 착색화된 이후 정상화되었다.

건선(乾癬)은 난치성 피부질환으로 어떤 원인에 의한, 내재된 유전자에 훼손 및 손상에 의한 반응으로 추정된다. 치료가 난해한 이유는 유전자의 복귀가 잘 이루어지지 않을 수 있다는 것이며 설사 유전자 손상이 없다고 하여도 상세불명의 신경계통의 이상에서 비롯되는 것으로 여겨진다. 치유를 위해서는 뇌-신경세포의 일부 유전자적 회로 손상이 복귀되어야 가능하다고 여겨지며 침 시술을 동반된 약물, 식이, 상담 등 전체 건강관리가 적절하게 이루어질 때 회복가능성이 있어 보인다.

옻독 환자의 치료

50대 부인으로 2일 전 옻닭을 먹고 전신에 옻독이 올라서 피부전신에 심한 발진(發疹)을 일으켜 가려움으로 수면장애까지 동반된다. 환자는 과거 3년 전에도 같은 증상을 일으켰는데 한 번 옻독으로 고생하면 다시 그러지 않을 것이라고 여겼는데 다시 발진되었다. 지난 3년 전 발생 시에는 양방치료를 받았는데 발진, 소양증, 수면장애의 고통이 1개월 동안이나 지속되면서 심했다고 이번에는 한방치료를 해 보고자 하였다.

한의학에서는 청열해독(淸熱解毒)의 처방이 위주가 되나 체질처방을 위주로 한 본인은 소음인 수양체질2형의 체질침과 가감향소산을 처방하고 수족온욕으로 발한(發汗)요법도 시행하였다. 그런데 첫날은 조금 낫는 듯하나 3일간 증상 차도가 별다르지 않아 환자는 저녁마다 심한 소양증으로 고생하였다. 머리에서 발끝까지 전신피부의 발진상태였는데, 기측정으로 살펴보니 옻독으로 추정되는 간염(肝炎)상태로 보여 간장기를 쌓고 있는 흉격 갈비뼈 사이(간의 모혈)에 황련해독탕의 약침을 주사하고 침 시술도 수양2＋신사방까지 시술하니 그날 밤부터 발진과 소양증이 줄어들어 수면장애도 가벼워지기 시작하였다. 이후 하루하루 차도가 있고 줄어들기 시작하였다. 간의 문제를 지적하니 환자는 그때서야 산염병력을 얘기한다. 환자는 간염상태에서 옻으로 급성 독성간염을 같이 앓고 있는 것으로 보인다.

귓불의 피부에 진물이 흐르는 증상 치료

50대 직장인으로 최근 일의 과로 등으로 심신이 피로하고 지쳐서 내원하였다. 그런데 우측 귀볼 주변으로 피부에 진물이 조금씩 흘러내리는 상황도 있었다. 과거 그리 한 적이 있어 환자는 대수롭게 여기지 않았다. 원래 일이 신경을 매우 많이 쓰는 전자기계의 관리일이라서 심신피로가 누적되어 얼마 전에 일을 그만두고 시골에서 3년간 지나다가 다시 일을 시작한 지 1년이 되고 있었다.

진찰을 해 보니 태음인 목양체질인데 심신훼손이 얼마나 심한지 좌우맥이 침약(沈弱)하고 훼손된 상태로 놓여 있다. 환자는 과로가 누적되어 정혈(精血: 골수, 척수액 등)이 훼손되어서 의욕도 감퇴되고 정신력도 떨어지며 심신피로가 심하여 보신이 필요한 상태였다. 귓불에서 진물이 지속되는 이유는 처음에는 가벼운 상처에서 출발한 것으로 보이며 이후 낫지 않은 이유는 내 세포조직을 지킬 수 있는 에너지도 부족하고 염증을 치유할 자가 회복력도 떨어진 상태에서 비롯된 것이다.

치료는 신경과로를 삼가기 위해서 일을 줄이고 체질식으로 보신하며 녹용이 가미된 체질처방으로 정혈을 보충하였다. 치료 15일이 되었을 때는 진물은 더 이상 나오지 않게 되었고, 기력도 상태 호전되어 치유되었다. 환자 스스로 관리하고 정성 어린 치료 덕분이었다. 병은 나아졌고 맥도 다소 호전되었지만, 완실한 상태에 이르기에는 부족함이 많은 유약한 상태이다.

알레르기의 치료

대학생(여, 22세)인데 중학교 시절 체육대회로 2일간 햇볕을 쬐고 나서 입술주변 수포가 생기더니만 이후 '햇볕알레르기'로 진행, 지속되었는데 요즘 증상은 술 마시면 심해지는데 입술이 붓고 찢어지고 벗겨진다. 체중도 고2 이후 15kg 증가되었고, 허리의 관절 소리가 잘 나며 변비기로 소화 불량상태가 있었다.

소양인 체질에 맥상을 보니 학생시절 과도한 스트레스 상황이 심기를 허약하게 만들고 신기운을 울체시켜서 이런 상태로 누적된 과정에서 현재는 식생활의 불규칙한 면이 건강상 문제였다. 개선되기까지 2개월간 치료는 체질처방의 한약 위주로 하였는데 회복된 이후 3개월이 지나 확인한 바는 정상상태를 유지하고 있었다.

햇빛알레르기 및 금속알레르기 등은 햇빛, 금속 그 자체가 원인이 아니다. 반응은 물론 햇빛이나 금속, 혹은 뜨거운 열기나 냉기 등의 외부적인 자극체이겠지만, 그 근본원인은 대체로 진액의 부족이나 내적 스트레스의 허화(虛火)가 상충하여 과민된 반응을 유발하는 것이다. 다시 말해 햇빛이나 금속 등 외인적인 요소문제가 아니라 과민반응을 유발하는 환자 그 자신에 그 정도만큼 심신의 상처나 훼손의 상태에서 회복, 치유되지 않는다는 것을 의미한다. 내재된 생체 인식반응에 의해서 거부되는 알레르기는 심신의 훼손과 상처의 적절한 보상을 통한 치유가 이루어진다. 어떤 면에서는 자신의 삶의 자세와 태도에 관한 통찰이 요구된다. 완고하지 않은 증상은 체질처방과 체질침을 통해서 장부 경락의 훼손된 상태를 회복시키는 치료만으로도 치유, 회복될 수 있다.

피부소양증(皮膚瘙痒症: 가려움증)의 치료

53세로 2년 전부터 피부의 소양증으로 병원을 전전하고 있다. 야간에 더욱 심한데 양·한방치료를 해도 소용없다고 내원하였다. 양약을 복용하면 일시적으로 호전된다. 처음에는 다리부위부터 시작하여 현재는 몸 전체로 퍼졌다. 다른 증상은 소화 불량한데 양약을 장복하여 그렇다고 환자는 말한다. 설사도 자주하는데 음주하면 바로 설사가 일어난다.

환자의 상태를 보니 소음인 수양체질로 맥이 미약하다. 기혈이 부족한 소인으로 피부 소양증의 원인은 '혈조(血燥: 혈기부족)' 피풍(皮風)증상이다. 처음에는 며칠간 양약을 금하니 더욱 심하게 가려워서 괴로워 수면장애도 유발되었다. 그러나 믿음을 가지고 치료에 계속 응하였다. 2개월간 치료를 마치고 대학병원검사(혈액, 위내시경, 장검사)에서 전체의 상태가 너무 좋다고 하였다 한다. 가려움이 좋아졌는데 언제까지 약을 복용해야 하느냐고 한다. 2개월간 치료(한약

80첩 복용)하여 피부소양증은 치료되었고 내적인 스트레스 완화, 내장기운 상태의 치유개선이 이루어졌다.

참고로 노년의 피부가려움도 혈기부족의 상태에서 비롯되는 경우가 흔하다. 내장기운의 감퇴와 혈기활동력의 저하로 인해서 피부에 영양 및 조혈기능이 떨어진 가운데 발생한다.

피부발진의 치료

직장인(여, 26세)으로 3~4개월 전부터 피부발진이 일어나 가려움도 동반되어 시작시지(時作時止)하는데 최근 3~4주 전부터 피부과치료를 해도 그때뿐이라고 하여 내원하였다.

여러 부위에 좁쌀처럼 발진이 되고 가려워하였다. 발진이유는 여러 가지가 있지만 환자는 이러하였다. 최근 직장을 그만두면서 휴직중인데 이런 상황이 강한 스트레스성으로 자리 잡지 않았나 여겨진다. 진맥상 맥활현한 기운과 실한 기운이 병사(病邪)가 유독(有毒)하기까지 하다. 원인은 불명하나 강한 사기(邪氣)로 인해서 발진되는 이유가 추정된다. 처방은 소양인 지황패독산(地黃敗毒散)을 사용하고 체질침을 시술하였다. 2~3일째부터 나아지기 시작하여 2주가 되자 발진은 사라졌다. 약은 1주일분씩 2번을 투여하였다.

다른 사례로 21세 여대생이 1개월가량 두드러기가 난다고 내원하였다. 특히 밤에 발적하여 가려움으로 고생스러운데 최근 2개월 전 복통, 위장장애로 내과, 두통으로 이비인후과를 다녔는데 두드러기는 여전하다는 것이다.

소양인 심화상염의 양격산화탕증이 분명한데, 심화의 원인을 찾지 못하고 있다. 모친에 대한 병사반응이 확연한데 환자는 부인하고 있으며 치료 10일이 되어도 별다른 차도가 없이 가려움으로 야간 수면장애로 4시경 깨워서 잠을 설친다고 한다. 심신을 다스리지 못하면 어찌할 수 없는 것이다.

피부염증 및 소양증(가려움)의 치료

30대 단골환자로 피부의 염증상태로 마치 여드름과 같이 전체 발적(發赤). 다른 증상은 피곤함이 심하고 생리양이 줄고, 수면장애로 자주 깬다. 피부과 약 복용 중인데 원인은 불투명하다.

진찰 소견은 소양인 체질 맥은 활유실하여 심화가 상충하는 스트레스성으로 흉격의 열이 심한 상태로 이에 소양인 흉격 적열을 해소하는 체질처방인 형방도적산증을 투여하였다.

치료 결과는 2회의 한약(40첩) 처방 및 5회의 침 시술과 상담치료로 증상은 소실되어 치료되었다.

43세 주부로 얼굴의 습진추정의 상태로 내원하였다. 1개월 전 열감 부종(열성 빨갛게) 상태로 양방에서 치료하였으나 차도도 없고 불투명하여 내원하였다. 다른 과 원장이 얼굴에 사혈(瀉血)을 하고 그다음 날 내가 진찰하여 치료하였다. 평소 신뢰가 있어서 다행인데 환자는 사혈 이후 더 부었고 발적된 상태라고 하소연한다. 환자에게 안심을 시키고 체질침 시술 및 청열 혈독의 한약을 3일분 처방하였다. 진맥상 소양인 체질로 상열된 기운과 열독의 병사가 가미되어 발생한 증후였다. 처방 이외에 환자에게 맵고 짠 음식을 삼가고 얼굴에 알로에 팩을 권유하였다(소양인 열독임). 이렇게 15일간 3일 단위로 내원하여 치료하여 급성 피부염증은 치료되었다.

갑상선암 수술자, 열증의 두드러기

40세 부인으로 1년 전, 갑상선암 진단 이후 수술하였다. 현재 2개월에 1회 검진 중이며 호르몬제를 투여하고 있다. 3개월 이전부터 목으로 빨갛게 가렵고 올라오는 두드러기 때문에 소개받아 내원하였다. 목뿐만 아니라 눈까지 가렵고 빨갛게 되어 어찌할 바를 모르고 있었다.

작년 갑상선암 진단을 받고 내원한 다른 분이 있는데 최근 하는 말이 갑상선 양약 중에는 두드러기가 발생될 수 있는 약이 있다고 하여 가려서 먹지 않으니 없어졌다고 하였다. 이런 정보를 알고 있는데, 이분의 두드러기에 대해서 담당 의사가 갑상선약과 무관하다고 하였다니 할 말이 없었다. 오링테스트상 맞지 않은 약이 있어 금하게 할 수도 없는 입장이라서 알아서 하라고 하여 치료하였다.

맥상 갑상선 주변에 임파선 암증이 존재함을 느낄 수 있었다. 오링테스트를 통한 임파선암 사진에 동조반응을 일으킨다. 병증 깊이는 중등도 정도로 치유 가능한 상태이나 완고한 성격, 체질이라서 다시 반복될 우려가 있었다. 치료는 22회 내원하여 60첩의 한약을 복용하였다. 그 결과 자각적인 치료성과는 크게 두 가지이다. 하나는 1개월 동안 본원 치료로 두드러기는 소실(消失)되었고 제반증상도 호전되어 갔다. 두 번째는 과거부터 늘 소화제를 달고 살았으나 이제는 그렇지 않다는 것이다. 가장 강한 소화력을 가진 태음인으로 체하는 법이 없을 정도인데 늘 체하는 느낌으로 양약을 상복했다는 것은 얼마나 이 사람의 마음을 가두어 놓고 울화병을 인내하고 억누르고 살아왔는지 알 수 있다. 이 외 피로가 크게 줄어든 것이다.

여드름의 치료

27세 직장 여성으로 평소 여드름이 있었으나 최근 이마, 볼, 턱까지 번져 심해져서 치료차 내원하였다. 그 외 증상은 피로 누적과 생리의 주기가 짧아지고 양은 보통이며 덩어리는 없지만 통증이 심하고 냉 때문에 산부인과 치료 중인데 반복적으로 재발된다. 또한 소화불량으로 콜라를 자주 먹는다.

진찰 소견은 태양인 체질로 소화기 및 하초의 기운이 울체된 상태였다. 치료는 2개월 동안 체질별 식이지도 및 4회 내원하여 80첩 처방하였다. 그 치료 결과 생리 시 복통 및 요통 다소 호전되었고 여드름은 사라졌다.

여드름은 생체 생리적인 증상으로 보이며 호르몬 분비의 과정에서 나타난 증후이다. 악화의 원인은 성기능 및 정신적인 스트레스 연관이 되는 것으로 보이며, 이는 뇌하수체 및 여성의 난소 주변 세포의 활동과 밀접한 연관이 있어 보인다. 환자는 남자친구와 헤어진 과정에서 스트레스가 노정되어 악화되었고, 복부의 결체(結滯) 상태는 내적 스트레스 상태가 과거부터 존재했고 그만큼 불건강한 생활상태로 존재했음을 의미했다. 치료는 이러한 전반적인 상태를 파악하고 관리함으로써 전체적인 건강상태가 호전되는 가운데 치료되었다.

알레르기 비염의 한방치료

환자(여, 45세)의 친구가 소개하여 내원하였다. 소개자는 알레르기 비염으로 1차 한약 복용만으로 비염이 깨끗하게 소실되었다고 자신 있게 친구를 소개하였다. 소개자는 3개월 전 이사하면서 먼지를 쐬어서 심해졌다고 하는데 평소 감기 시 비염으로 어려서부터 늘 비염을 앓고 있었던 유전소인이었다.

비염은 병증 그 자체보다 그 원인과 환자의 상황에 따라 치료성과를 달리한다. 원인이 단순히 집 먼지나 꽃가루처럼 외인(外因)이거나 환자의 의지가 강하여 어떻게든 이겨내려고 하고 특별히 주변과의 관계에서 강한 스트레스 상황이 없다면, 치유가능하다. 그런데 원인이 유전적인 문제가 있거나, 주변의 상황에서 발생된 원인이라면 (해결하려는 주체인 환자가 의식과 의지가 매우 강하지 않으면) 쉽지 않다. 어떤 치료를 해 봐도 별다른 진전 없이 비염으로 고생하는 이들이 많은 이유가 있다. 외인이라서 치료의 한계가 노출된다.

이분도 그러했다. 소개자와 다른 상황임을 처음부터 알렸다. 두 번 한약 복용하여 소실될 듯한 일시적 증상 소멸의 호전(好轉)은 되었지만 근치되지 못하면서 시간이 지나 다시 증상이 나온다. 몸의 입장에서는 갈등과 고민, 스트레스는 다 불필요한 것이다. 불필요한 상황이 내재되니 알레르기 과민반응을 일으킨다. 그만 좀 하라고 몸은 말하고 있지만 해결은 쉽지 않다.

치아의 이물감 치료과정

대학생(여, 19세)으로 고1 때 양치질 이후 입 안의 치아 이물감이 발생하여 지속된다고 내원하여 살펴보니, 양치를 하지 않으면 괜찮으나 양치질만 하면 치아에 이물감이 발생한다고 한다. 처음에 학교 환경의 변화로 인해 물(水) 문제로 생각하기도 했으나 다시 환경이 바뀌어도 그대로인데, 치과에서는 원인불명으로 스트레스설을 추정하였다.

환자는 진찰상 태음인으로 강실한 체질인데, 정신적인 뇌신경계의 다소 긴장성과 피로를 보이고 다소 의욕감퇴와 자신감이 떨어진 상태를 보이며 치아-입 안-의 특별한 원인을 찾을 수 없다. 그 원인을 찾고자 그동안 삶을 보니 처음 발생 시 고교생활의 적응에서 다소 어려움이 컸고 대학입학도 뜻하지 않고 원한 바가 이루어지지 못한 원치 않은 대학을 다니고 있었다. 문제는 자신이 원하는 바를 이루지 못할 때 대처(對處)이다. 환자는 어떻게든 적응하려고 '인내하고 표현하지 않는 것으로 선택'함으로써 내적인 긴장과 피로의 연속 선상에 존재하게 된 것으로 보인다. 치과의 진단과 마찬가지로 특정 원인이 없으며 '스트레스설'이 유력한데 10일간 침 시술을 시행하고 있으나 어떤 차도도 없다. 치약사용을 자제해 보라고 하니 이후 상태가 개선되어 치료를 종결할 수 있었다.

만성인후편도선염

환자(남, 42세)는 '만성인후편도선염'으로 내원하였다. 감기기가 6개월 동안이나 지속되는데 편도가 붓고 목, 귀의 통증이 지속되었다.

이비인후과 등의 양방 치료를 지속하였으나 아직 낫지 않아서 내원하였다. 갑상선 주변까지 부은 상태로 기타 코 막힘, 두통, 가래도 있다. 스스로 특별한 과거력이 없이 건강하였다고 하나 안색 및 맥진상태를 보니, 육식선호의 식생활 불량으로 혈독(血毒) 및 혈열(血熱) 상태유지, 안색 황적색(黃赤色)의 병색, 식욕 및 소화불량, 소변삭 및 야뇨 1회, 병중(病重)하여 그동안 장기간 치료를 받았음에도 무용(無用)이었던 것이다.

한방치료의 결과는 이렇다. 병이 중하여 3일간 침 시술 및 약물 투여 1일분씩 투여하였다. 소양인 망음 혈열을 겸한 병사(病邪)의 치료로 독황지황탕가미처방하였다. 3일간 치료로 인후통 및 기침기의 소실로 치료에 만족하였고 인후 답답하고 후두통의 상태와 간혹 소변이 답답히 차는 느낌이었다. 약은 시호과루탕(柴胡瓜蔞湯)가미 택사 1.0, 영지 0.5 10첩 투여하여 상태가 개선되어 치료를 종결할 수 있었다.

명예퇴사 이후 심신불량, 이명증의 치료

환자(남, 50세)는 대기업의 부장으로 재직하다가 예견되지 않게 갑작스러운 명퇴를 당하여 그 충격으로 심기가 불안정해져 2개월이 지나도록 집 안에만 있고 나다니지 않아 부인이 반강제로 억지로 데려왔다. 의기소침해하여 보약을 짓겠다는 것이다. 환자는 1개월 전부터 현기증을 동반한 이명증까지 앓고 있었다.

진맥을 하니 소음인 수양체질에 침울(沈鬱)한 맥상이 환자의 상태를 말해준다. 심신의 쇠약함은 경락기능검사상 신체활성도 및 대뇌

활성도가 매우 낮음을 보여준다. 환자는 집에서 누워만 있고 잠만 잔다는 것이다. 부인의 입장에서는 하루 이틀도 아니라 2개월이 지나도 이런 상태라서 답답하여 미칠 지경이다. 뇌에 자극(刺戟)이 필요한 상태라서 침 시술을 권유하였다.

내원 10일이 지나는 동안 6번 침 시술과 내장 특히 심기를 강화하고자 체질처방인 승양익기탕(升陽益氣湯)가미증 투여하여 1차 이명증은 소실되었다. 환자도 이제 화를 내거나 불편함을 덧하기 시작한다. 주위 사람들과 사물에 대한 반응이 비록 부정적이라고 하여도 의지가 강해지고 반응을 한다는 것은 긍정적인 것이다. 3일 이후 부인이 내원하여 연거푸 감사의 말을 한다. 4번 침 시술을 받고 이명증이 사라졌다고 하면서 주위 다른 사람은 1년 이상 고생하는 분도 있다고 하면서....... 1개월밖에 지나지 않는 경증의 상태였기에 쉽게 개선되었지만 또 다시 발생할 수도 있는 여지가 있다.

제5장 신경외과 및 통증의 치료이야기

소음인 울광증의 난치성 구안와사에서 치료

환자(남, 46세)

1. 주증은 좌측 안면마비(타원에서 입원이 재발되길 2회 하여 완고한 마비상태로 내원)
2. 병증은 소음인의 울광증

- 치료기간: 2011년 9월 21일 ~ 2012년 3월 13일
- 총 복용 수: 40첩
- 외래 내원일 수: 55일, 입원일 수 없음.
- 침증: 수양1폐의 중증상태에서 수양1까지 한 단계 호전
- 약증: 승양익기탕에서 보중익기탕증 유지

환자는 완고한 기기울체자로 경근의 경직상태가 심하게 유지되는 상태를 유지했다. 내원 전인 2010년 11월 초 안면마비가 처음 발생하여 한의과대학병원 입원 시 재발되었고 다시 양방대학병원입원으로 옮겨 치료하였는데 그곳에서도 재발되어서 서울 ○○병원에서도 치료받기도 하였다. 진찰하면서 살펴보니 재발원인은 자업(自業)으로, 외인이 아닌 내인이며 완고한 성향은 스스로를 옭아매는 상황을

연출하였다. 본원치료에서 완고한 기기울체상태에서 회복이 더딜 수밖에 없었지만 꾸준한 치료 덕분에 회복(완치)에 이르렀다.

한 노인 구안와사(안면신경마비) 환자의 치료경험

노인(여, 84세)은 어제 낮부터 좌측의 구안와사가 발생되어 내원하였다. 눈과 입이 틀어져 있고 동반되는 후두롱의 증상도 있다. 원인은 감기인지 불명확하다. 진찰을 해 보니 소양인 체질에 맥상 활유여한 기운을 보아 평소 심화의 억울한 상태로 상열감도 노정되어 청열자음의 처방을 하고 침 시술을 하였다. 그런데 틀어진 얼굴을 어떻게든 빨리 나아야겠다고 말하더니, 스스로 하루 2번씩 내원하였다. 집에서 병원과는 200m 거리인데 병원까지 올 때 노환으로 팔다리의 움직임이 불편하고, 숨이 차는 증세도 있어 두 번은 앉아 쉬어오는 힘든 상태였는데도 불구하고, 첫번째 오전 침 시술은 아침 일찍 먼저 와 있고, 오후에도 침 시술하러 오셨는데 어떤 때에는 점심시간도 채 되지 않아 다시 방문하기도 하였다. 치료시작 13일째를지나 90% 이상 치유되었고 16일 내원으로 완전 회복, 치료를 종결하였다.

안면마비의 경우, 청소년은 3주 정도, 성인의 경우 4~6주에서 회복되고 나이가 들수록 회복이 늦어지는 경향이 있다. 즉 나이 들면건강상태가 나빠지고 스트레스 상황이 지나쳐서 회복기간이 늦어지는 경향이 있다. 환자가 신경과로 상태가 지나칠 경우에는 회복이수개월로 늦어질 뿐만 아니라 다시 발생하는 경우도 있다. 그렇지만노환이어도 이렇게 치료의지가 강하여 어떻게든 낫겠다는 의지는 회복에 도움이 되는 것을 볼 수 있다. 병의 치료에서는 마냥 치료되기를 기다리는 것보다 의지를 가지고 노력하는 자세가 그만큼 중요하다는 것을 보여준다.

쇄골염증자의 치료

1년 전에 좌측 쇄골단부의 통증으로 보니 염증상태로 양방치료를 시작하여 현재에 이르고 있으나 오래도록 치유되지 않아 내원하였다. 낫지 않아서 2~3곳을 옮기면서 병원치료를 하였는데 진단은 혈액 및 일반 방사선과(X−ray)를 비롯하여 별다른 차도가 없자 CT, 초음파까지 해 보았고 치료는 소염제복용 및 주사치료도 하였다. 환자의 진맥상 염증(炎症)적인 맥상(삽울)이라서 단지 쇄골부위 뿐만 아니라 몸 전체 어디서고 취약한 곳이라면 염증상태가 나올 수 있는 상황이었다. 환자에게 이런 사실을 알리고 국소적인 쇄골만 보고 치료할 경우에는 낫지 않을 것이라고 하였다. 그런 말을 하였더니 입안염(구내염)으로 1년 이상 앓고 있으며 작년에는 급성 무릎관절염으로 부어오른 적이 있고, 서혜부 염증의 통증으로 치료한 적도 있다고 한다.

환자는 소음인 수음체질로 강한 스트레스 누적과 피로누적상태로 인해서 혈중세포가 병들어 염증적인 소인을 유발하고 있었다. 치료는 체질병증의 침, 약을 복용하여도 며칠간은 통증이 시작시지로 지속되더니 1주일이 지나서야 처음으로 하루 동안 아프지 않았다. 병이 낫기까지는 최소한 1~2개월 정도 소요될 것으로 보인다.

무릎의 부종, 염증의 한방치료

20대 주부로 오른쪽 무릎이 붓고 아파서 내원하였다. 발생한 시기는 1년이 지났는데 서울 류머티즘 전문의원에서 10개월간 양약을 복용하였고 근처에 치료도 하였고, 민간요법인 뜸 치료를 하여 군데군데 상처도 나 있다. 좌측도 좋지 않으나 우측은 염증의 부종상태(슬관절염)로 급성 염증을 반복하고 있다. 통증으로 수면상애와 보행이 불량하여 제한을 일으켜 목발을 짚고 굴신(屈伸) 시 불량하다. 그외 증상은 두통이 심하고 위장장애로 자주 체하고 소화불량이 있다.

• 슬관절염은 한약과 침 시술로 급성의 경우, 2~4주간 치료를 요하는데 근골의 경락을 소통하여 열증적인 병사를 제거하는 치료가 일반적으로, 체질치료는 각 체질병증에 따라 치료를 달리한다. 환자는 소음인 수음체질로 이허한(裏虛寒)증, 태음병증(太陰病症)에 해당되어 황기계지부자탕을 사용하여 처방하였는데 1주일 지나 부기가 줄어들고 통증이 가시는 차도를 보이다가 회복되었다.

급성 림프절염의 치료

40세 부인으로 단골환자인데 허로(虛勞)한 상태에서 감기를 앓아 한약 10첩을 복용하자마자 다시 일하는 과정에서 감기가 걸려 목에 멍울이 잡혀 이비인후과 치료를 받으니 급성 림프절염 진단을 받고 전화상담하고 내원하였다. 한약을 5일분 복용으로도 회복이 아직 미진한 상태에서 주변 병사를 이기지 못한 결과로 추정되었고 양방이든 한방이

든 편하게 치료를 선택하라고 하였는데 한방치료를 하겠다고 왔다.

- 환자는 상한(傷寒)의 감모(感冒) 증상으로 인후통, 염증의 감기상태로
  부활삭(浮滑數)의 병사(病邪)가 확연히 촉지(觸指)된다. 독한 감기일
  뿐 별다른 증후가 아니라 한약 2일분 처방과 침 시술을 하였다. 체
  질은 소음인의 이허한증, 소음병으로 황기계지부자탕 2일분.

1주일 이후 내원하여 보니 목의 통증과 멍울은 거의 사라졌고 감
기기운은 남아 있다. 간혹 기침하며 몸의 처진 기운이 있다. 좌우맥
의 병사(病邪)가 완연하다. 치유 및 보신을 위해서 한약(황기계지탕)
20첩을 처방하였다. 단순한 병증의 치료이며 감기의 일종이지만 한
약치료로도 능히 가능하다는 것을 말하기 위해서 소개한다.

머리를 떠는 증세의 호전

결혼 이후 부부갈등과 경제적 어려움으로 수십 년간 심신상태가
불량하여 내원한 60대 부인이다. 현재 증상은 후두통과 함께 허리
통증 및 젊어서부터 지금까지 냉이 많고 하초의 가려움 증세, 그리
고 얼굴 두부에 발적(發赤)되어 가려운 소양증세로 전신의 심신상태
가 불량하다.

진맥소견은 소음인 체질로 심맥이 허약한 상태를 유지한다. 맥이
유약하고 좌우맥이 그러하다. 남편과의 관계가 젊어서부터 불안정하
여 요즘 같으면 참고 살 상황이 아니었다고 한다. 삶의 기쁨과 희망
보다는 그저 하루하루의 삶을 살아갈 뿐, 환자의 삶 자체가 생명에
너지를 떨어뜨려 맥을 유약하게 만들고 병사의 침범을 허용하게 되

어 그 병사(혈중의 병적인 소요)의 작용에 의해 여기저기의 통증과 가려움 등의 증세를 유도한 것으로 보인다. 치료 시작 무렵에는 여러 불편함을 호소하여 이를 다소 무시하고 치료에 잘 응하도록만 하였다. 하루 이틀 앓은 것도 아니요, 하루 이틀 만에 좋아질 병증도 아니기 때문이다. 이후 다소 안정을 찾아 소양증이 개선되고 치료를 꾸준히 응하여 2주째가 지나자 환자는 다른 것도 그렇지만 머리를 떠는 증세가 잡히었다고 한다. 머리를 떠는 증세가 수년간 지속되었는데 그 이유가 심맥 부조화, 심기쇠약에 의한 것으로 심장양기가 충족되어 가자 심신의 조절능력이 향상되어 두선증도 호전된 것이다. 그 외 하복부의 냉증, 불쾌감 등도 소실되었다.

원형탈모증의 치료

자녀가 과거 알레르기비염 등을 앓아 치료를 받았는데 지금은 어떤 상태인지 진찰을 받고자 와서 부친인 자신의 건강상태도 점검하고자 한다. 아이는 건강 양호한 상태를 유지하고 있었고 환자인 아빠는 40대 남성으로 기력부진과 함께 최근 발생한 좌측 두부의 원형탈모증을 보였다.

진맥을 하니 좌측 3지의 침안시(沈按時) 현울(弦鬱)함이 현재 받은 스트레스 상태가 주요인으로 보았다. 물으니 직장에서 최근 멀리 타지로 발령이 나서 그에 대해서 스트레스를 받은 것 같다고 한다. 다음 주면 옮기게 되니 가족은 놓아두고 혼자 가야 하고 주말부부가 되어야 한다며 지난 1개월 동안 그로 인해 마음이 편치 않았다고 한다. 하지만 지금은 수용하고 극복하였다고 한다. 그런데 진맥을 하여 보니 다소 편하지 않는 것은 남아 있고 소음인의 양허(陽虛)증의 허약함이 있다.

치료는 내장기운을 보강하면 탈모증도 치료될 것으로 보았다. 물론 원형탈모증은 대부분 자연회복도 될 수 있는 증상이지만, 환자 걱정과 진행(악화)되는 상태를 보아 치료가 필요하였다. 20일분을 복용하니 머리털이 많이 나고 있었다. 스스로 수용한 부분(스트레스 완화)에서 무엇보다 평소 신뢰를 가지고 안심하고 치료에 임하였으며, 허손된 부위의 적절한 치료인 승양익기의 보충을 통하니 건강상태가 개선되어 손쉽게 회복하고 있다.

좌측 다리가 긴데 평생 그렇게 살아야 한다고 내원

2년 전부터 발생한 허리, 다리의 통증으로 발생하여 고생하던 중, 최근에는 관절전문 양방병원의 치료 중으로 정형외과 검사상 다리 길이의 차이가 있는데 평생 어찌할 수 없는 상태라고 하여 그냥 그대로 살라고 했다고 한다. 다른 회복가능한 길이 없지 않을까 하여 그 이전부터 듣고 있던 차, 소문 끝에 치료 가능한지 내원하였다. 다리의 길이차이를 보니 좌측 다리가 우측보다 3cm 넘게 길어 차이가 확연한데, 우선 흔한 원인인 골반뼈(장골)의 틀어짐 때문(후하방장골)인가 살펴보니 그것이 아니었다. 원인은 좌측의 고관절 부위에서 대퇴골 골두가 외회전되어 아탈구된 상태로 굳어진 상황이었다. 환자는 기억하기를 2~3년 전부터 다리를 절고 쩔뚝거리며 파행적인 상태가 있어 왔다는데 정확한 원인은 기억하지 못하고 있다.

살펴보니 완고한 상태라서 얼마나 회복될지 미지수였다. 추나교정과 침 시술로 치료한 지 1주일이 지나자 30% 이상 길이가 줄어들어 2cm 정도 줄었고 환자의 증상도 호전되고 있다. 여러 가지 증상 중에 야간에 다리 뻗기가 불편하고 뻣뻣했던 증후가 사라지는 등 개선된 것이다. 조금씩 차도를 보이니 환자는 혼자 스스로 내원하고 있다. 간혹 척추의 틀어짐이나 위치 이상 등을 대수롭지 않게 여기고 그의 치료를 소홀히 하는 경향이 있다. 환자는 이로 인한 고통이 증폭되는데 의사는 마땅히 환자의 고통을 해결하고자 하는 의식이 필요하다. 틀에 박힌 의서만 본다면 정작 눈앞에 환자의 고통을 놓칠 수 있다.

통풍의 치료

40대 비만형으로 건설회사에 근무하여 장거리 운전을 한다. 현재 통풍(痛風)으로 수년째 앓고 있는데, 그동안 양방치료 중 별다른 효과를 보지 못하여 한방으로 해 보겠다고 한다. 주로 무릎관절과 발목 그리고 주관절에 통증이 심하다. 체질이 태음인데 원래 식사를 잘하여 담음의 형성이 많고, 스트레스를 잘 참아서 안으로 삭혀 간담의 경락에 울화로 인해 병발이 많은데, 이분을 살펴보니 진맥상 활(滑) 유여하여 습울(濕鬱)상태를 유지하는데 스트레스와 과로를 지속하여 발생한 것으로 보였다. 현재는 무엇보다 양슬 및 발목이 불량하여 걷기가 불편하다. 식이요법을 시행하고 태음인 체질침 시술과 정신사간탕(定神瀉肝湯) 처방가미하여 치료하였다.

8일째 내원하여 보니 발목, 슬은 호전되었으나 우측 주관절이 붓고 아프다. 목 및 허리의 자세가 불량하여 추나 교정치료를 하였다. 10일 이후에는 패장을 가미하여 투여하면서 이후 요료법(尿療法)을 권유하여 같이 처음 마셔보기도 하였고 치료 3개월에 걸쳐 치유하여 일상생활이 가능한 상태로 완화되었다. 환자는 자신의 호전과 회복 정도에 만족스러워 하지만 근치에는 한계가 있었다. 수년간 앓으면서 방치되었고 병은 깊어져 간신(肝腎)의 훼손상태와 불량함이 크다. 회복상 한계를 가지며 이에 관리가 필요한데, 체질적 성향에서 식이, 운동요법이 무엇보다도 중요하다고 본다.

입술 주변의 마비감 치료

환자(여, 46세)는 1주일 전부터 우측 입술 주변 마비감으로 침이 흐른다고 내원하였다. 그 외 연관된 증상인 것처럼 우측 수전증이 간간이 발생하고 있었다. 특히 화가 나면 두통도 극심하고, 수전증이 심하다.

살펴보니 입술 주변의 마비감은 구안와사(안면신경마비)가 아니고 단순하고 일시적인 신경흐름장애로 보였다. 문제는 진맥을 하니 이 만저만한 상태가 아니었다. 맥은 훼손되었고 기혈이 불순하였다. 무엇보다 깊이 상처받고 억울된 기운이 분명하였다. 치료를 시작하는데, 안면은 단순한 신경계의 기능장애인데도 불구하고 환자는 걱정이 된다며 대학병원의 뇌 촬영(MRI) 검사를 원하였다. 환자의 바람이 커서 막을 수가 없었다. 치료 시작 2주가 지나면서 마비감의 증상은 소실되었고 수전증도 나아진다. 화가 나면 편두통이 극심하였는데 그 기운도 낮다고 한다.

2차 처방을 원하여 진맥을 해 보니 좌우맥의 유근(有根)함이 분명하다. 탁월한 회복력, 치유력을 가진 장수자맥상이다. 환자는 8년 전쯤 둘째 낳기 전까지만 하여도 살아오면서 단 한 번도 아파본 적이 없이 건강하게 살았다고 한다. 그럴 만하다. 자궁절제술 이후 건강이 약화되더니 그 이후로 담석증수술도 하면서 건강이 좋지 않다고 한다. 내적인 울화상태가 있었나 보나 탁월한 기운이 좋아 중병의 상태에서도 회복되고 있다.

발목의 연골염증 수술, 재차 요구상태의 치료

30대 초반으로 올해 초에 좌측 발목을 수술하게 되었는데 다시 우측까지 해야 한다고 하여 내원하였다. 처음 통증의 지속으로 병원 진단을 받았는데 발목의 연골염증으로 진단되어 염증으로 인한 물이 차 있었다 한다. 그런데 이제는 우측도 염증이 있어 재차 수술을 요구한 상태라서 내원하였다. 또한 좌측 수술한 부위도 수술 이후 통증은 남아 있는 상태이다. 담당의사의 견해는 이러하다. 과거 고등학생 시절 다친 후유증으로 발목뼈가 조금 조각이 나서 이것이 자극이 되어 염증이 생긴 것이 아닌가 한다.

진맥을 하니 태음인 목양체질로 병사(病邪)의 염증상태를 보인다. 구조적인 문제라서 수술을 거부할 수는 없었다. 다만 그 원인이 외부적인 손상문제가 아닌 내적인 부분이라면 염증해소는 가능하리라 본다. 병소가 족부라고 하여도 병인은 다른 곳에 있을 수 있다. 족부의 육안 검사상 미약한 염증과 부기와 함께 수기 검사상 별다른 병을 찾을 수는 없었다. 1차 치료를 해 보기로 하여 체질병증 처방과 체질침 시술을 하였다. 1주일이 지나면서 좌우 발목의 통증이 약화되어 언제까지 치료를 받아야 하는지 궁금해 한다. 호전되어 아프지 않으니 그만 치료받으면 되지 않느냐는 것이다. 발목의 골절이 아닌 이상 단순 염증이라면 치료는 곧 이루어지니 수술할 필요는 없을 것이지만 구조적인 문제라면 재차 악화되어 수술을 해야 할지 모를 일이다. 물론 수술로 근치된다는 보장은 없어 보인다.

이렇게 작성한 이후 수술을 한 다음 5개월이 지나지만 목발을 떼지 못하고 있다. 발목의 불편함은 여전하고 오히려 더 만성화되지 않나 우려된다. 수술이란 좋은 것인가? 의문이 든다. 『의사는 수술받지 않는다』라는 책을 보면 수술만능주의에 경고하고 있다. 오히려 더 좋지 않은 결과를 초래할 수도 있다.

발목을 삔 이후 관절증, 그의 관리

환자(여, 31세)는 2년 전 왼쪽 발목을 삐었는데, 당시 인대가 끊어져서 발목교정을 한 이후 발목이 자주 시리고 저리며 불편하여 내원하였다. 걸으면 아프고, 추우면 걸을 때 불편하다. 자고 나도 불편하여 고통스럽지만 정형외과 검사상 별다른 이상을 찾을 수 없어 특별한 치료를 받지 못하였다.

염좌질환은 흔하고 치료와 회복도 빠른 증후이지만 이렇게 발목을 심하게 삔 이후 적절한 관리나 치료가 완전히 이루어지지 않아 후유증으로 고생하다가 한방으로 내원하는 경우가 종종 있다. 만성화된 원인은 염좌 시 발목 관절의 주변인대와 근육이 손상을 받았는데 완전히 회복되지 못한 채 관절의 아탈구상태로 있거나 근인대가 약화된 상태(만성염증상태)로 남아 있어 불편함을 유발한다.

● 염좌의 한방치료 필요

외상성 증후군 일종으로 볼 수 있는데, 양방의학은 뼈의 골절이나 인대의 탈락이나 찢어짐 등과 같은 기질적(器質的) 손상을 살피고 이와 같은 기능적인 이상은 접근이 충분하지 않아 보인다. 그래서 한방을 찾는데, 발목관절의 틀어짐은 추나요법으로 바로 교정하고, 주변 인대 및 관절강 등의 손상에 따른 후유증을 침 시술로 근맥(筋脈)의 흐름을 원활하게 하면 염좌 이후 후유증이 소실될 수 있다. 이 환자도 그러한 경우였다.

태음인 직장여성의 근육통 치료

환자(여, 48세)는 직장인으로 몸을 많이 사용하는 직업상 팔다리의 저림과 허리의 통증과 함께 만성소화장애와 만성피로, 의욕감퇴와 기력부진 등의 상태로 내원하여 상담 치료하였다.

환자는 태음인(太陰人) 체질로 간대폐소(肝大肺小)한 기운에 잘 참고 견디어 내외적인 스트레스를 밖으로 풀지 않고 안으로 가두어 두며 가능한 주변사람과 마찰 없이 화합하는 성향인데 직장생활뿐만 아니라 시부모를 모시고 최근까지 20년을 넘게 같이 살기도 했다. 이러한 환경적 영향에 의해서 간담의 울화와 폐기의 부족의 상황이 존재하여 담음(痰飮) 정체와 울체된 기혈상태가 상기의 증상을 야기하고 있었다. 무엇보다 우선 전신건강을 위해서 식생활관리와 운동을 통해서 담음을 제거하고, 환경적인 변화를 꾀해야 할 필요가 있다. 자신이 보았을 때 재미있고 흥미로운 일을 하거나 그런 쪽으로 관점을 변화시켜 심폐기운의 회복을 유도해야 한다.

1개월이 지나는 현재까지 상담과 함께 체질처방의 한약을 꾸준히 복용하였고 6번의 체질침 시술을 받았다. 그동안 환자는 오랫동안 앓아온 팔다리의 저림은 소실되고, 잘 체하면서 소화불량한 기운도 크게 개선되었다. 피로도도 낮아지고 삶에서 좀 더 자신감도 갖게 되었다. 하지만 신허(腎虛)한 병증은 아직도 유지되고 있었다. 양쪽 발뒤꿈치의 통증이 여전하다는 것을 보아도 그러함을 예측하게 하였다. 무엇보다 중요한 것은 삶 자체에서 에너지를 얻는 것이다. 시부모 모시고 살아온 지난 20여 년의 젊은 시절은 사라져 가 버리고 이제 중·노년을 남겨둔 시점에서 가슴에 맺힌 한과 억울함은 심신을 훼손할 수도 있지만, 어려운 환경에서 견실하게 살아온 자신을 보다 긍정적으로 평가하는 것도 필요하다.

통증, 불치의 상태로 심신증의 다른 대안모색은?

환자(남, 57세)는 지인의 소개로 내원하였다. 증상은 이렇다. ① 의자에 앉아 있으면 앉아 있을 수 없고, ② 또한 서 있으면 발바닥 통증으로 서 있을 수 없으며, ③ 슬관절 통증, ④ 주관절 통증, ⑤ 좌측의 옆구리 통증까지 아프지 않은 곳이 없을 정도이다. 지난 1년 전부터 아프기 시작하여 병원을 전전하였는데 차도가 없고 지속된다. 가지고 온 병원의 진료기록은 수십 장에 다다르는데 어느 것 하나 제대로 된 병명이 없으나 윤활낭염(골반부위)과 족저근막염의 진단을 받아왔다.

그런데 진찰을 하니 소음인 체질로 내장 상태는 양호하여 병변이 없는 상태이다. 2일을 지켜보니 심신증이라 환자 소개자에게 전화를 하여 환자상황을 논하니 마음을 잘 다스려달라고 한다. 해 보는 데까지 해 보겠다고 하였으나 예측대로 1주일은 그런대로 보내더니 2주를 보내고 별다른 효과를 보이지 않는다고 한다. 위의 증상이 여전하다는 것이다. 암 말기 그중에서 불치의 환자를 제외하고 입원치료하면 어떤 환자라도 통증만큼은 호전된다. 그런데 환자는 2주간 치료에도 처음 조금 나아질 듯하다가 여전히 똑같다고 한다. 다른 내적인 걱정이나 스트레스는 없는 상황이다. 앉을 수 없고 서 있을 수 없다고 한다. 하지만 운동은 다 한다. 왜 이럴까? 오직 관심은 자신의 근골의 아픔뿐, 맥상에서 조금 긴장된 상태만 보일 뿐, 그 원인이 자신 스스로 통증이라고 여기고 이를 잡고 놓지 않고 있다. 어디서 무엇으로 누가 치료할 것인가?

한 노인의 대상포진 통증 환자의 치료방향

환자(여, 82세)는 1개월 전 등이 아파서 전에 넘어져 다친 것이 아픈가 하여 집근처 병원을 다녀도 차도가 없어 뒤늦게 보니 대상포진(帶狀疱疹)이라는 사실을 알고 대체요법 병원의 치료를 받다가 그 의사분의 소개로 입원치료차 내원하였다.

체질은 소음인으로 허약하기 짝이 없고 좌우맥이 모두 침미약(沈微弱)하다. 망양의 말증인데 흉부 하부부터 가슴까지 띠를 두르듯 아프고 가슴 쪽의 통증이 시작시지한다. 이러한 상태를 극복하기 위해서 양약처방과 함께 대체요법으로 야채스프와 프로폴리스 및 요로법까지 시행하면서 내원하였다. 고된 만큼 체중도 5kg 정도 감소된 상태이니 노환의 병이 이렇게 험한 것이다. 그러한 대체요법이 현재 환자의 상태에 도움이 될 것인가는 조심스럽지만 환자의 입장을 중심에 두고 명확히 생각해봐야 한다. 한의학에서는 생명의 기운을 살리는 것이 주된 방향이다. 특히 현재의 생명력이 미약해진 상황에서는 무엇보다 보신이 필요하다. 탈기되어 허탈상태에 빠진 이의 보강은 장부기운을 보충하여 생명력, 저항력, 면역력을 키울 수 있다. 이는 환자의 상태를 어떻게 보느냐에 따라 처치의 방향, 방법도 달라지는 것이며 그에 따른 치료의 결과도 달라지는 것을 볼 수 있다. 치료에 앞서 환자의 상태를 객관적으로 명확히 보는 눈이 있느냐의 문제와 함께 얼마나 정확하냐에 따라서 다른 처방과 처치를 할 수 있고 그 결과가 차이를 둔다.

원인불명의 두통 지속자의 치료

환자(여, 52세)는 두통이 극심하여 근처 병원에서 20일간 입원 치료하였으나 두통이 가시지 않아 내원하였다. 양방병원에서 뇌 촬영 검사 등 몇 가지 검사를 하였으나 별다른 이상은 발견되지 않았고, 치료로 호전되지 않고 지속되어 담당의사도 이제는 PET 검사라도 해 봐야 할지 고민되는 상황이라고 한다.

두통은 뇌졸중이나 뇌종양과 같은 기질적인 원인이 아닌 일반적인 경우에는 감기나 과도한 스트레스의 상태로 인해서 뇌혈관계 및 신경계의 과한 긴장상태를 유발하여 긴장성 통증을 유발하여 발생하는 경우가 흔하다. 흔히 신경성 편두통이다.

환자는 소양인 체질로 남편에 대한 애증이 심하여 이로 인한 흉격적열(胸膈積熱)의 심장울화로 인한 두통이었다. 흔히 말하는 화병(火

病)의 일종이다. 처방은 흉격 적열을 해소하는 형방도적산가 황련 우방자로 처방하고 체질침을 가하여 치료에 응하였다. 치료 3일이 지나자 머리 아픔은 개선되기 시작하였는데 그 외 견비통, 하지비증 등의 결림 등을 호소한다. 환자는 체질상 강건한 기운을 나이 50이 넘도록 참고 살아왔지만 더 이상 견디기 어려운 마음상태였다. 몸살 기운의 감기를 앓기도 했는데 1~2주간 치료를 지속하자 흉격 적열의 상태가 완화되어 두통이 사라지게 되었다. 어깨 결림과 손의 부기, 슬관절 증세도 완화되었다. 정확히 심화(心火)를 목표로 하여 치료한 효과이다.

두통, 구역감, 팔다리 통증 등의 전신불량

20세 대학생인데 어떤 상황인지 머리가 너무 아프고 토하려고 하며 배도 아프고 소화도 잘 되지 않는 체기와 팔다리 및 등의 전신 근육통으로 끙끙 앓는다. 최근 외국 유학을 생각하는데 부모님의 반대로 못 가고 있고, 그 외 어떤 얘기도 하지 않는다. 너무 힘들어하여 입원하게 되었는데 입원치료 수일이 지나도 여전히 두통과 가슴 답답한 체기, 근육통증 등으로 불편해하였다.

현대적인 의미로는 '신체형 자율신경장애'와 유사한 증후로 검사상 별다른 질환으로 나타날 상황은 아니다. '편두통', '신경성 위기능장애' 등의 병명은 붙일 수 있겠다. 진찰을 하니 스트레스가 가중되어 흉격(胸膈)에 기운의 흐름이 막혀서 흉비, 흉통을 가지고 어찌할 바 모르는 상태였다. 체질은 소양인으로 흉격적열(胸膈積熱)의 증후였다. 이를 해소하는 처방인 형방도적산에 심장의 울화가 심하여 황련, 우방자를 가하여 처방하였다. 복용 이후 2~3일 동안은 크게 호전되는 느낌이었다. 복부의 고만(苦滿)한 기운도 풀어지더니 이전 보다는 심하지는 않지만 두통, 답답함을 다시 호소한다. 진맥상 처음 현긴한 과한 기운은 완화되었지만, 현(弦)한 기운은 여전히 유지하고 있다. 다시 상담하게 되었다. 여전히 속의 말을 하지 않았는데, 억울된 감정해소의 중요성을 논하였다. 이런 완고한 기운울체의 증후가 지속될 경우, 중병의 상태가 만들어질 수 있다. 허약한 몸이 아니라 평소 견실한 힘이 오히려 뜻대로 되지 않을 때, 기운의 체기 또한 평소 기운을 반영하여 강하게 울체된 기운으로 체한 증후(두통, 식체감, 구역감, 흉비, 흉통, 기단, 견비통, 배통 등)를 만들어낸다.

족저근막염 하나의 원인, 다리 길이 차이

환자(여, 37세)는 수개월 전에 왼쪽의 발바닥 뒤꿈치 부위의 통증으로 양방진단을 받았는데 족저근막염이라고 하여 양약 및 물리치료를 시행하였다. 족저근막염이란 발바닥 부위의 근육층에 염증적인 상태가 발생한 것인데 환자의 증상은 서 있으면 그 부위가 아파서 잘 서 있지 못하는 통증상태가 유지되는 것이다. 상태를 보니 좌측 뒤꿈치 부위가 대체로 우측보다 빨갛고 좀 부어 있는 것이 확연하게 차이가 난다. 염증상태임이 눈으로 보아도 나타난다. 그런데 살펴보니, 좌측 다리가 우측에 비해서 길다. 단순 후하방 좌골 상태로 추나요법으로 교정시술을 하여 양다리의 길이를 맞추어 주었다. 추나치료와 함께 다른 병증(가슴의 종괴)이 있어 이와 함께 침 시술과 한약 처방을 하였다. 이렇게 하길 1주일도 채 지나지 않아 족저 부위의 부기가 빠지고 염증적인 상태가 개선되었다. 환자는 걸어도 서도 아프지 않게 되었다. 단지 다리길이 차이 때문에만 근막염이 생긴 것은 아니겠지만, 다리길이의 밸런스 조절이 근막염 회복에서 주요한 포인트였던 것이다. 이와 같이 족통 혹은 족저근막염 환자에게서 살펴보면 경추나 골반의 틀어짐으로 인해서 다리길이가 바르지 않아 불편함이 지속되는 것을 곧잘 살펴볼 수 있다.

한 번이면 나을 것이라고 내원한 아주머니

좌측 요각통으로 엉덩이 둔부에서 다리까지 시리지고 저리고 아파서 가끔씩 주저앉기도 하는데, 정형외과 등에서 1년간 치료를 하다가 집이 함평인데 거기에서 찾아온 이유가 있었다. 소개자는 이전에 나주 남평에서 오신 분으로 여기서 처방한 한약 10일분 한 번을 복용하고 수십 년간 앓았던 좌골신경통을 거짓말처럼 깨끗이 나았다고 한 것이다. 그분을 기억하는데 오래 아플 특별한 병증이 없는 심신증에 가까운 가벼운 상태였고 2회의 약 처방을 하여 치료된 분이었다.

그런데 지금 내원한 환자는 복부 전체의 결체가 형성되어 있고 내장기운이 쇠약하여 야뇨증으로 매일 밤마다 3~4회 하기를 수년이 경과된 상태로 허로중증자이다. 좌골신경통도 퇴행성 디스크증과 협착증으로 보이는데 어찌되었든 이로 인연이 되어 치료를 하였다. 50회 넘게 꾸준히 내원하여 침 시술을 받았고 약은 3회에 걸쳐서 복용하였다. 결과는 근치되지 않고 경감(輕減)만 이루어졌는데 그나마 호전이 조금씩 되었기에 오랫동안 내원하면서 치료받을 수 있었다.

60대라는 나이 때문에 아프고 병들었다고 볼 수 없고, 살아온 과정에서 상처받고 고생하면서 얻어진 울화병이 내장기운을 훼손시켜 기혈순환 및 신경흐름을 방해하니 저림, 통증, 시림 등이 나타난 것이다. 농부라 하여도 일할 때는 물론 아프고 쉴 때도 불편함이 다소 있겠지만 이렇게 병중하지는 않을 것이다.

대상포진의 치료

좌측 협하통증이 5일 전에 발병하여 근처 양방병원에서 대상포진이라는 진단과 함께 양약치료 중 증상이 여전하여 소개자를 통해서 한방치료차 내원하였다.

대상포진은 과로와 스트레스가 겹칠 때, 면역기능이 급격히 떨어져 바이러스 침범으로 발생하는 신경계통 염증성 질환으로 신경계를 따라서 작은 물집이 띠 모양으로 번져가는 발진과 통증을 갖는 특징이 있다. 양방치료는 항바이러스제와 필요에 따라서 신경차단제 및 진통제를 투여한다고 한다. 한의학에서는 떨어진 면역기능을 향상시키고 포진을 유발하는 병사를 제거하는 처방을 구사한다. 진찰을 해 보니 소음인 수양체질 우측 부활(浮滑)한 기운의 병사의 맥상, 아직 유여한 상태로 신수열표열병증(腎受熱表熱病症)의 상한병증이다. 신실증(腎實症)의 상태로 좌우맥이 유근(有根) 유여한 충실한 상태이다.

치료의 과정은 3회 침 시술로, 치료 종결할 정도로 상태가 완화되었다. 통증이 없어지고 맥도 원활해진다. 아직 미혼이고 젊어서 회복력이 좋으니 쉽게 회복된 것이다. 10회 치료로 일체 증후가 소멸되어 종결하였다.

이처럼 가벼운 병증은 쉽게 회복되나 심신의 훼손이 심한 상태에서 발현된 경우라면 단기간 이내 회복되지 않고 1~2개월간 적절한 치료를 해야만 완치에 도달할 수 있다. 무슨 병이든 치료에서 적절한 합당함과 안정된 생활환경의 유지가 중요하다.

제6장 암 치료이야기

암 환자의 통증

말기의 암 환자 통증은 화상과 같은 특별한 경우를 제외하고, 일반 병증에서 가장 심한 통증을 호소하는 질환이다. 암성 통증의 발생은 조직세포의 괴사와 이에 따른 신경계의 침범에 의한 증상인 경우가 많은데, 똑같은 부위의 환자라 하여도 개인적인 차이에 따라 통증을 느끼는 바와 호소하는 차이가 크다. 즉, 같은 상태라고 하여도 통증을 크게 느끼는 경우도 있고 전혀 그렇지 않은 경우도 있다. 이런 면을 보면 통증은 객관적 소인이라기보다 주관에 가깝다.

현재(13년 5월) 10여 분의 암환자가 집중 치료 중에 있다. 치료를 시작한 지 길게는 4년을 지난 분도 있고 짧게는 2개월도 채 되지 않은 분도 있다. 말기의 불치상태(시한부)에서 내원한 분도 있고 재발로 인해서 양방치료보다 한의치료차 내원한 분도 있으며 양방치료를 겸하면서 한방치료를 하는 분도 있다. 그런데 처음 내원 시 병중하여 나타난 증후인 통증 증상은 한의 치료를 시작하면서 점점 줄어들어 소실(消失)되어 일상생활에서 별다른 불편함이 없다. 단지 한두 분이 그런 것이 아니라 거의 모든 환자에게서 그렇다. 암환자의 통증은 병의 진행, 악화와 직접적인 연관이 있는데 한의 치료를 시작하여 2, 3주간 적응(?)을 하면 병은 개선되면서 통증 또한 크게 감소되거나 거의 소실되는 경험을 한다. 그만큼 장부상태는 개선되어 암증은 나아지고 생명은 연장되거나 치유를 경험한다는 것을 의미한다.

한 암증 환자의 치료

40대 부인으로 유방의 종양상태를 방사선과 검사로 확인된 상태에서 치료차 내원하였다. 환자의 지인 중 한 분을 과거에 본원에서 유방암의 상태를 조기에 진단하였고 여러 지인들을 통해서 본원의 치료경험을 익히 들어 신뢰하고 있어 양방의 확정 진단 없이 본원의 치료에 따르고자 하였다. 암의 확진을 위해서, 누차 조직검사를 권유하였지만 그 외 두려움 때문인지 피하였고 나중에 치유되어 본원의 치료를 종결하고자 확인차 양방진단을 권유할 때까지 본원의 치료만을 받았다.

● 한의의 치료

환자 및 보호자가 스스로 명확한 것을 알 필요가 있어 무엇보다 암의 확진이 필요하지만, 환자는 거부하였다. 신뢰가 깊고 치료를 원하여 시행하였다. 치료 중에 두 차례 상황의 악화로 암증(癌症) 상태도 악화되는 과정을 걸쳤지만 잘 극복하고 회복하여 결국은 해결하여 치유의 상태에 도달하였다.

1. 치료기간: 2011년 9월부터 2012년 2월
1) 3회에 걸쳐서 입원 치료하였다.
2) 그 외 외래치료를 겸하였다.

2. 병증 상태

1) 소음인 수음체질로 수음1＋폐방(혹 악화 시 대장방까지 진행)에서 이제 수음기본처방으로 양호하다.

2) 좌우 병사(病邪)의 상태를 보아 확연한 암증상태로 분명하고 기시는 난소(卵巢)로 확인 수차례에 이루어졌다. 2012년 2월 당시 상태도 암증 자체는 소실되었지만, 좌측 하복부의 병사(病邪)의 잔존 삽울한 병사의 기운이 감지되었다.

3) 약증은 황기계지부자탕증 혹 심화 시에는 관계부자이중탕에 이르렀으나 이후 현재는 황기계지탕증에 이른 경증의 상태로 호전되었다.

4) 병인은 부인이 앓게 되는 일반적인 상황으로 여겨진다.

● 소견

치료 초기과정에서 심신의 다스리기를 위해서 수회의 상담과 깊은 상담, 배려를 통한 논의 등을 하였지만 악화과정은 막을 수 없었다. 악화와 극복과정을 지켜보면서 결국 치료는 환자가 하는 것이라는 것을 실감하게 한다. 물론 의사의 도움을 무시하는 것은 아니다. 악화 시 적절한 방향과 방법을 제안하고, 해결하도록 도움을 준 것은 분명하다. 적절한 시기에 적절한 대안을 내오지 못할 때 병은 악화되고 만다. 병증의 악화 상황을 파악하지 못하면 어떤 도움도 줄 수 없을 것이라는 것 또한 잘 안다.

이처럼 상황을 극복할 힘이 결국 환자 자신에게서 발휘되는 것을 본다. 그렇지 않고서 어떻게 병증이 치유에 이르겠는가?

측두엽의 행동양식 불명 또는 미상의 신생물(D430 - 06)

20대 남자로 (초진 시) 상태는 다음과 같다.

1. 상태

군대제대 이후 뇌의 종양진단을 받고 수술을 받고 내원하였다. 직장생활을 일절 할 수 없으며, 일상생활도 불가능할 정도로 잘 먹지 못하고 소화불량, 복통, 기력부진, 두통 및 두풍 등 허리불량 통증 등으로 불편함을 유지하였다.

2. 진단

소음인 망양말증의 인삼계지부자탕증에서 승양익기부자탕증의 위중(危重)한 상태로 수양1 + 폐대장상태에 이르렀다.

3. 치료

1) 약보다 침 시술 위주였고, 처음에만 약을 복용하였다.
2) 생활요법으로 체질 건강법 안내를 간혹 하였다.
3) 심양허증이 유지되어 마음 다스리기를 자주 언급하여 상담하였다.

4. 치료의 결과 - 치료 4년을 보낸 이후 상태

1) 환자의 상태를 보아 완치, 근치를 논할 수 없었다. 그저 원하여 치료를 시작하였고 차츰 회복되기 시작하였다. 한 단계, 한 단계 건강상태는 개선되고 진전되었다.
2) 환자 스스로 생을 포기할 생각도 많이 하였다는데 치료의 도움

을 받아 그런 과정을 넘기고 이제는 직장과 결혼까지 생각하며 건강이 회복되는 최종상태에 접어들었다.

3) 심포의 허약, 심양허증으로 심리적 위축이 가장 제약을 주고 있다.

4) 침증은 폐 대장을 벗어나 수양1상태까지 크게 개선되고 완화되었으며 맥진도 망양의 허손, 미약한 상태에서 벗어나 유근(有根), 유실(有實)해져 건강상태가 회복되는 상태를 유지하고 있다.

그는 본원의 도움을 받아 스스로 생명을 구한 것이다.

환자 치료 양방과 한방의 차이 – 한 암환자

30대 기혼 직장여성으로 4년 전에 유방암 1~2기 진단 이후 수술 및 항암 치료를 하였는데 전신의 몸 상태가 견디기 어려워 내원하였다. 3년 전에는 대장용종 수술을 하였고, 2년 전 12월에는 요통이 너무 심하여 진찰하니 자궁근종으로 진단되어 자궁적취수술을 받았다. 그 이후 몸 상태는 더 악화되어 요통부터 근육통증으로 직장 일을 힘들어하였다.

스스로 3년간 연속으로 매년 크고 작은 수술을 하고 있으니 몸 상태가 엉망이라고 한다. 그동안 침 및 한약 등의 치료로 몸 상태가 개선되고 좋아진다며 기대를 걸고 있다.

● 환자를 보는 양·한방 시각의 차이

1. 현대 양방은 의료기기상 나타나는 기질적(器質的)인 병변(病變) 이

상을 살핀다. 즉, 병변이 뚜렷하게 나타나야 관리와 치료에 임한다. 또한 그것만 보고 치료한다. 예를 들어 위 환자처럼 유방암, 대장용종, 자궁근종 등이 검사상 나타나야 치료하며, 그 부분만 중점적으로 치료한다. 특히 약물요법은 명확한 한계가 있어 수술요법이 탁월하게 발달되어 있다. 이 환자도 수술로 제거만 하고 있다. 보이지 않은 것을 없는 것으로 여겨 전혀 치료 및 예방하지 못한다.

2. 한의학은 장부(臟腑)의 전체 상태를 살펴, 병변의 진행(進行)상태를 파악하고 치료한다. 기질적인 상태도 보아 에너지의 기혈흐름을 파악하여 살피니 병변의 진행, 악화를 막고 중병의 상태를 미리 예측하고 예방할 수 있다.

3. 환자의 한의학적 진찰결과

　　환자는 태음인 특유의 인내력과 수용력으로 심각한 상태도 잘 견디고 유지하나 고통이 너무 심하여 견디다 못해서 내원한 것이다. 태음인 간조열증환자로 간기울혈(肝氣鬱血)로 장부(속－복부)의 기혈이 응체되어 복부에 여러 멍울의 적취(積聚)를 형성하고 있다. 현재도 암증(癌症)과 동일한 병변상태를 가지고 있어 근치는 환자의 몫이지만, 적어도 한의학에서는 환자의 병증의 상태와 그 진행, 악화를 예측하고 예방할 수도 있다.

　　태음인의 목양체질2형으로 청심연자탕가미증이며 침은 목양2형＋간사방인데 최소한 3~6개월은 치료해야 암증상태에 벗어날 수 있다.

4. 치료결과

　　환자는 2년간 드물게 간간이 내원 치료를 하여 암증에서 벗어나고 있다. 1차 암을 발현할 수 있는 증후, 병증은 치유되었다. 하지만 체질적·성격적·직업적 주변 환경상 불건강한 요소가 내재되어 있어 재발방지의 관리가 요구된다.

간, 담낭 및 담관의 행동양식 불명 또는 미상의 신생물

50대로 만성췌장염으로 2년 전에 수술하였으나 좌측 협하통증이 그동안 양방치료를 하였으나 차도가 없어 내원하였다. 보니 7년 전 췌장암으로 진단되어 1차 수술하였는데 암이 아닌 염증으로 진단되었다. 하지만 암 코드 등록이 되어 현재까지 중환자로 유지 중이다.

● 한방진단 및 치료의 상황

초진 시 암증이 진단되고 암환자 등록이라서 환자는 염증이라고만 말하니 가족이 환자의 안정을 위해서 속여서 잘못 알고 있는 것으로 여겼다. 그런데 보호자가 내원하여 보니 사실은 위와 같았다. 하지만 양방에서는 간기능 이상-혈액검사상-나타나지만 간암(肝癌)의 상태는 파악하지 못하고 있었다. 좌측 현긴한 맥상과 병사를 보아 위중(危重)한 상태의 암증이 분명하였다. 어찌되었든 환자 및 보호자에게 간병이 중함을 알리고 치료를 당부하여 일정기간 꾸준히 치료하였다.

- 치료기간: 2개월에 걸쳐서 32회 내원하여 체질침 및 체질처방의 한약, 체질식이를 실시한 치료를 받았다.
- 치료성과: 좌측 협하통증이 사라졌고, 침증이 한 단계 호전되었

으며 맥상 병사와 병증이 완화되었다.

- 소견: 환자의 병증에 합당한 치료를 했을 때 환자의 완고한 증상도 해소될 수 있는데 그만 치료를 중지하였다.

직장암 수술 이후 간, 폐로 전이, 위중한 상태의 극적 치료

50대로 양방치료 중 불치의 상태에 이르러 대체방안 모색 중 약사의 소개로 내원하였다. 양방치료의 과거력은 내원 2년 전에 직장암 1기 전후로 여기고 제거 수술한 이후 항암 6차례를 실시(6개월간)하였지만 내원 1년 전(실제는 6개월 이전) 4월에 폐 및 간의 전이 진단을 받고 다시 9차례의 항암치료를 받았다.

● **한방치료의 상황**

1. 초진 시 진찰상 체력저하 및 기력부진이 극심한 상태로 여기까지 온 것 자체가 힘든 상태로 손가락 하나 까닥하기도 힘든 상태임을 불문(不問)진단으로 파악하여 말하자, 자신의 고통과 어려움을 아는 의사를 만나서 그러한지 감동을 일으키고 신뢰를 하게 되어 이후 치료에 응하게 되었다. 그런데 본 치료 중 다시 항암요법을 하였고 더 이상 견딜 수 없음을 알고 5월에 내원하여 그 뒤 10개월간 꾸준히 성실하게 치료에 응하고 있다.

2. 현재 환자의 상태는 부실한 체력과 피로상태가 개선되었고 통증, 야뇨, 소화장애 등이 소실되어 별다른 불편함이 없이 자연 회복되었다.

3. 초진 시 조금 회복되어 가자 감당할 수 있는 환자라서 또한 작

은 희망이 될 수 있다고 여겨 3~4년 생존이 가능함을 알렸다
(그 뒤 2년의 세월이 흘렀다).

4. 현재 건강상태는 초진 시보다 한 단계 회복된 상태이지만 암증
에서 벗어나지 못했고, 여전히 암은 그대로 존재한다.

하지만 일체의 큰 증상과 증후는 소실되어 안정한 상태로 일상생
활-집안일 및 가벼운 농사 일 등-을 다 하고 있으며 상태 개선과
안정유지로 수년간 장기 생존이 가능하다. 이는 재발암 말기 불치상
태를 접한 환자의 경우, 최선의 치료결과라고 여겨지며 다른 대안
(근치, 완치)을 찾기란 거의 불가능하다. 환자의 의지와 신뢰로 성실
하게 치료하여 가능한 것이라고 본다.

담낭 및 췌장의 종양(악성추정) 소실

환자(남, 41세)는 2008년 4월 중순 광주 ○○병원에서 초음파, 방사
선검사, 혈액검사 중에 담낭 및 췌장에 종양이 발견되어 암으로 추
정되어서, 대학 암병원에 의뢰 중 본원에서 입원치료를 실시하였다.

1. 입원 치료 2주 이후 5월 초 대학 암병원 1차 검사결과, 췌장의
종양은 없으며 담낭에 종양은 내시를 통한 정밀검사를 해 보아
정확한 것을 알겠다고 하였고 본원의 입원치료를 지속하였다.

2. 1주일 이후 대학 암병원에서 재검사를 실시하니 담낭의 종양도
없어져 병원의 담당의사는 당황하였다고 한다. 이후 재검진에
서도 별다른 증후를 발견하지 못하여 6개월 단위로 재검진만을
권유받은 상황이다.

그 이외 혈액 검사상 변화 개선상황을 소개한다.

검사항목	입원 전 검사결과(4/28)	입원 이후 검사결과(5/16)	참고, 정상수치
WBC	10.43	5.68	
RBC	3.56	3.86	
hb	12.4	13.0	
MCV	111.2	104.7	
MCH	34.8	33.7	
SGOT	30	17	
SGPT	38	18	
γ-GT	658	183	

● 소견

급성 병증의 발현상태로써 종괴가 생겼으나(CT 검사상 확인) 치료과정에서 소실(消失)되었다. 다만 병변(病變)은 소실되었지만 병을 일으키는 병사(病邪)는 아직 유여하여 치료를 지속하였고 8월 초, 간수치는 모두 정상화에 이르고 암증의 병증, 병사가 소실(消失)되어 약물 투여를 중지하고 치료를 중지하였다. 즉 보이는 급성병증의 암은 1개월 치료과정에서 소실되었지만 암증치료까지는 총 6개월이 소요되었다.

알코올성 간질환 및 담도 내 종양자 수치의 변화

40대분으로 알코올성 간염을 지나 간경변이 의심스러운 환자가 내원하여 입원치료를 받았다.

	검사결과(6/11) 치료시작	검사결과(6/18) 치료 중	검사결과(6/25) 치료 중
WBC	6.14		
RBC	7.78		
hb	16.0		
MCV	98.3	105.9	
MCH	33.5	34.0	
SGOT	1200(희석결과 2048)	32	18
SGPT	912(재검결과)	116	28
γ-GT	163	161	106

금주(禁酒)를 함으로써 치료를 받자마자 상태가 호전되었다.

전립선비대 및 암지표의 소실

60세로 최근 병원 검사상 퇴행성 척추증, 가끔 서 있으면 힘들다. 천천히 걸을 때는 허리가 아프다. 전립선 암지표가 나와서 정밀검사를 요구받았다. 그의 증후인 소변불리와 소변삭한 기운도 있다. 그 외 증상은 이명증상과 깊은 잠을 이루지 못 한지도 오래되었다. 우측에만 땀이 나기도 한다. 최근 몇몇 친구의 사망으로 건강을 자부하였는데 검진상 이렇게 나와 다소 걱정을 하면서 건강상태의 회복을 위해서 내원하였다.

과거 젊어서부터 장(腸)이 약해서 색다른 음식을 섭취하거나 음주이후에는 설사를 자주하였는데 맥진상 실활(實滑)(세완면도 있음)맥으로 1/2/3지 완연하고, 좌맥도 그러하나 더 세완약 불충(不充) 불순(不順)하다. 복진 진단상 좌우측의 복직근에 경결결체와 심하비경하여 중함을 말해준다. 대장, 위장의 병증(암증)으로 추정된다. 승양익기부자탕가미증이고 침증은 수양인체질침에 폐사(肺瀉)방으로도 대장기운이 불순하여 대장사방의 침까지 시술하니 얼마나 중한지 알만하다.

4개월간 본원의 꾸준한 치료를 받았고 치료결과는 양방 검사상 암지표가 사라졌다. 이후 보중익기탕증까지 호전되었고 병증도 개선되어 암증에서 벗어났다. 이후 장기간 약복용하여 내장병사 없으며 맥완(혹 약한 기운도 있음) 상태의 보중익기탕증(補中益氣湯症) 상태를 유지, 이후 호전되었다. 한편 한출(汗出) 증상도, 이명증도 간간이 발생하기도 하나 거의 사라졌으며, 수면장애도 거의 사라졌다.

● 후기

이러한 차트를 정리하면서 이분이 이렇게까지 좋지 않았구나 새삼 알게 되었다. 현재도 간간이 내원하여 침 시술 위주로 – 건강유지 차원 – 하신다. 벌써 7년이 지난 세월이다. 오히려 그때보다 더 건강해졌다. 그분의 삶과 생명력이 그렇기 때문이지만 한약, 침 시술이 그만큼 또한 탁월하게 질병치유, 생명증진을 한다는 것을 보여준다.

태음인 폐암의 증후 치료

40대 주부로 주된 증상은 견비통, 요통 등 통증과 저림 위주, 그외 흉비, 두풍, 변비 등 증세를 호소한다.

한의(韓醫)의 병증은 간수열이열병(肝受熱裏熱病)으로 폐암 > 간암의 증후를 보였다.

●치료

- ·1차 치료: 2010년 11월 16일 ~ 12월 9일 → 처방: 열다한소탕 가미증
- ·2차 치료: 2011년 1월 8일 ~ 1월 20일 → 처방: 상동
- ·3차 치료: 2011년 10월 21일 ~ 11월 4일 → 처방: 상동가미
- ·4차 치료: 2012년 4월 4일 ~ 4월 17일 → 처방: 상동가미

- －외래 내원일 수 100일, 입원일 수 48일
- －총 복용 수: 128첩
- －침증: 완고한 목양1＋신사방증 상태에서 한 단계 호전
- －약증: 청폐사간가미 항암치료처방(패모, 행인, 와송지류)

●개선상황

환자는 인간관계의 상처로 인한 병인이 발생하여 간간이 지속 치료하여 병증완화 및 암증이 개선되었다.

한 암증(癌症) 추정환자의 치료

60대 운전기사로 견비통이 심하고 피로누적으로 내원하여 보신의 처방을 원하여 내원하였다.

얼굴에 병색으로 인해 어두워서 인상이 좋다고 볼 수 없으나 마음만은 맑아 눈빛은 강하나 유한데, 성격도 잘 인내하는 듯 접하는 고객에게 항상 웃으면서 친절하려고 한단다. 그래서 그러한지 치료과정에서 한 번도 불편한 마음을 드러내지 않는다. 정말 친절한 기사

인가 보다. 거의 화를 내는 일이 없고 잘 참는 편이라고 한다. 그러하니 맥상 소양인 토양체질인데 우측1지가 부활(浮滑)하며 충(衝)한 기운이 역력하다. 평소 심장의 울화(鬱火)로 인해서 상충하는 것을 알 수 있고 더 큰 문제는 좌측인데 2지가 현활, 현긴(弦緊)한 기운으로 중침안시(中沈按時) 촉지된다. 이는 간(肝)의 중병(암증) 상태인 것으로 추정된다. 이런 상황에서 어떻게 하여 '장기간 치료하도록 유도할 수 있는가'가 문세이다. 대부분 단기간 내 치료를 중지하여 근치되지 못한 채 치료를 마감하여 어떤 경우는 암 말기 상태로 발현되어 운명하기 때문이다. 실제 다른 암보다 간암의 진단이 현대 양방진단으로 불투명한 경우가 많아서 이러한 상태로 내원하여, 치료받지 않다가 운명하는 경우를 매년 보다시피 하고 있다. 치료 1개월이 지나고 있다. 3회의 한약복용 중이다. 여전히 병증이 유지되고 있다. 환자의 치료유지, 그리고 실제치유 여부가 생사를 가늠할 수 있다.

암증(癌症), 치료될 것인가?

40대 초로, 감기가 든 지 2개월이 지났는데 마른기침이 심해지다 지금은 가래기침이 지속되어 내원하였다. 병원 치료를 꾸준히 받았으나 폐렴이 아니고 알레르기로 추정된다는데 지금까지 치료로 차도가 없어 찾아왔다.

진맥을 하니 좌우맥 1지가 크게 훼손되어 삽울(澁鬱)함이 분명하고 암증(癌症)의 맥상이다. 폐의 방사선과 검사도 하였다 하여, 다만 아직 그에 이르는 않았을 것으로 보고 그 전조단계로 1차 추정되었다. 중하니 필히 치료를 권유하여 10일이 지나 다시 내원하였다. 증상은 다소 호전되어 기침기도 줄었는데 폐맥의 부삽한 기운은 유약해져 있고 좌측 2지의 병증맥이 확연한 암증의 맥상이다. 그 시발이 간(肝)이고 폐(肺)로 전이되는 과정에 나타난 증상인데 아직 폐에 정착되지 않아 방사선 검사상 나타나지 않은 것으로 보인다. 간은 세포성(?)이라서 말기의 불치의 상태에 이르지 않아 아직 검사상 나타나지 않아 보인다. 지인이라서 병이 깊고 중하여 "1998년 진단을 한 이후, 15년이 지나는 동안 중증환자가 치료 중에 운명한 사람은 단 한 사람도 없다"고 치료를 자신하며 당부하니 "그렇게 중하냐?" 하며 눈물도 한참 보인다. 그동안 참고 잘 살아왔는데 이제 좀 편해지려고 하니 몸이 아프다고 한다. 하루에 수십 번 몸을 가누지 못할 느낌으로 저하되고 협통(脇痛)으로 고생하고 있는데 간(肝)의 병증 때문이다.

말기 불치자의 한방치료

보호자가 내원하여 상담하길, 환자의 증세를 말하면서 본원의 입원치료를 하고 싶어 한다. 다른 길이 없기 때문인데 상태를 들어 보니 본원의 입원치료를 할 상황은 아니라 생각되어 정 원한다면 외래로 내원하길 권유하였다.

지난 2개월 전 오래되고 완고한 요통으로 뒤늦게 진단을 받으니, 결과는 뜻밖에 요관암 말기로 척추 및 폐 등으로 전체 퍼져서 치료 불가능한 상태로 처음에는 1년 정도 생존기간을 논하다가 얼마 전에는 3개월에서 이제는 1개월 시한부로 판정되었다. 수시로 통증과 야간통증, 수면장애, 식욕상실에 의한 음식섭취의 미흡 등 증상 가운데, 보호자는 어떻게든 통증만 잡아달라고 한다.

• 말기 불치자의 한방치료

휠체어를 타고 내원하여 살펴보니 헛소리를 하고 의식 불투명한 상태로 진찰과 침 시술도 받는 둥 마는 둥 하였다. 진맥만은 정확히 하려고 보니 소음인 망양말증의 상태로 보통은 1년 정도는 생존 가능하지만 환자는 뇌까지 손상된 것으로 보아 이조차 생존은 어려워 보인다. 입원은커녕 1주일분 약도 지어줄 수 없는 상태라서 원한다면 2일분 약을 지어줄 테니 다행히 2주간 치료하여 효과가 있으면 해 보자고 하였다. 통증치료의 한약, 침의 우수함을 논하였다. 그날 이후 3일간 지속적으로 통증이 격감되어 암 진단 이후 2개월 만에 처음으로 통증 없이 잠을 잘 자고 식사도 어느 정도 하게 되어 암 치료 2개월 만에 가장 좋은 상태라고 보호자는 매우 기뻐한다. 하지만 난 그저 그럴 뿐 기뻐할 수 없었다. 환자의 상황과 상태를 아니 약을 원하였지만 가능한 처방하지 않으려 하였다. 불치의 상태에서 어떤 의미가 있을까……

위암 말기의 수술 이후 치유(治癒)

위통으로 내과 진찰하여 대학 암전문병원에서 위암 2기(期)로 진단되어 6월 초 수술로 개복하여 보니 말기(末期)상태로 식도에서 위 및 수술 이후 항암 4회 이후 상태 악화로 불치로 판단되어 본원에 내원하였다.

• 말기 수술자의 한방치료

【초진 시】

1) 증상: 통증(복통, 등의 통증, 전신증상), 소화기 증상(소화불량, 트림 혹 구역감, 식욕부진 및 상실), 전신증상(체력저하 및 전신쇠약 상태) 등

2) 환자 체질은 소음인 수양2형으로 좌우맥이 미약(微弱)한 위중상태로, 소음증의 이허한(裏虛寒)증으로 망양말증에 이른 중증이었다. 침증도 수양2＋신사비보방에 이른 위중(危重)상태에 이르러 장기생존도 보존도 보장할 수 없는 상황에서 가능하다면, 운명하기 이전까지 고통이라도 줄이자고 일단 치료를 시작하였다.

【치료과정】

1. 치료기간: 5개월(○○년 9월 ～ 12월 1월)

2. 입원치료 3차례(24일＋37일＋8일＝69일간), 외래치료 총 35회 내원치료

3. 주요 처방

① 침: 수양2＋신사비보방에서 시작

② 약: 소음인 이허한증의 인삼계지부자탕 및 관계부자이중탕, 황기계지부자탕, 승양익기부자탕증, 승양익기탕 등 투여

③ 보조치료: 온열치료, 왕뜸치료, 산삼약침 등

【현재 상태】

1. 1월 양방 CT 등 검사상 암 소실(消失)

2. 2월 현재: 좌우맥 병사, 암증의 소실(消失). 침증 수양2로 마감(경증)
3. 결론: 양방 검사상 보이는 암도 사라졌지만 한의학적인 암증(癌症)
   도 사라졌다.

* 참고

1. 이런 경우는 매우 드물다. 암환자 100명 중 한두 명 정도 존재
   하는 상수 유전자의 환자이다. 흰지의 의식이 맑고 크며, 재생
   력이 탁월하여 치료하면 한 대로 몸이 정확히 반응하면서 치료
   효과가, 걸리거나 후퇴하거나 제자리걸음하지 않고 수직상승한
   탁월한 유전인자(장수체질인자)를 가진 분이었다. 병동 입원 시
   직원 모두가 그런 환자임을 느낄 정도였다.

2. 1차 입원(28일)으로 호전되어 퇴원에 타 병원 입원 중 외래 치
   료하였다. 그런데 그곳 병원의 관리문제인지 모르지만 악화되어
   다시 입원치료를 권유하였다. 2차 입원 시 당시만 하여도 치유
   는 생각하지도 않았으며 그것도 가능하다면 생명의 연장(3~4년
   생존)을 바라며 한 것이었다. 그러나 환자는 경계선을 넘어 치
   유의 상태로 한 번도 뒷걸음질 없이 지속적으로 호전되었다.

3. 환자는 의사를 잘 만났고 나(의사)는 환자를 잘 만난 것이다.
   어떤 치료를 받느냐도 중요하고 어떤 환자인가도 중요하다.

4. 그런데 이후 불행히도 다른 연유로 인해서 불행이 찾아왔다.
   이후 내적인 갈등을 일으켜 식사를 거부하기 시작하였다. 환
   자는 그렇지 않다고 하는데 밥맛을 잃기 시작하여 식욕부진을
   지나 식욕상실에 이르렀다. 6개월 전 내가 검사를 해 보니 내
   장 암은 없으나 췌장의 병증이었다. 양방에서 검사하니 이상

없다고 한다(이후 뒤늦게 양방에서 췌장의 병 진단함). 사려과 다, 고민이 컸다. 이후 환자는 지속적으로 음식을 거부하여 먹으며 토하기까지 하고 더 이상 섭취가 불가능하여 2개월 전부터는 한 수저도 먹지 못하는 상황이 되었다(이런 상황에서 본원의 치료를 성실히 받지 않았다).

양방병원에서 최근 검사상 암은 없으며 위장관도 막히지 않은 상태라고 하였다. 근 4개월에 이른 불량한 상태는 이제 환자를 회복불능한 상태로 만들고 있다. 내원하기 전 2개월간 요양병원에 입원하였는데 25㎏ 정도의 저체중에 식사는 전무한 상태에 가깝다.

맥상은 아직도 완활(緩滑)할 정도로 암증도 없다. 오직 환자의 음식기피증으로 인해서 마치 인터넷뉴스에 나온, 한 모델이 음식기피로 인해서 식사를 하지 못하게 되고 결국 운명한 사건과 같은 상황을 보고 있다. 환자는 수개월 전 어느 순간부터 죽고 싶다는 간절한 소망을 기도하였다고 하니, 스스로 죽음을 불러들이고 있다. 과거의 치료사례로 재발된 간, 폐암에서 본원의 치료로 기적의 치유를 보이다가 이렇게 나빠진 경우-죽고 싶다고 간절한 기도를 함-처럼 스스로 운명을 결정하는 것을 보고 있다.

암 치료의 한계

한 신문기사에 "암으로 10년 사는 사람이 50%에 근접한다"고 하지만, 그것은 암으로 10년 이내 50%는 사망한다는 것을 의미한다.

60대 초반으로 3년 전 담낭(膽囊)의 암으로 담낭 및 췌장 및 간, 십이지장까지 일부 제거하였고 10년 가을부터 다시 수치가 올라가 항암 방사선 25회 하여 줄어들었다가 커져서 11년 재수술로 쓸개 및 췌장을 완전 제거하였다. 그 이후 현재까지 수개월 동안 항암 및 약을 복용하였는데 항암요법은 보통 4박 5일을 1회로 치료하여 총 4번을 하였다. 현재 할 것이 없는 상태로 예후가 어려워 2개월간 집에서 기거하다가 주위 친지의 소개로 내원(소개자는 난치성 뇌종양자로 6년간 치료 관리 중)하였다.

　환자의 진찰상 소음인 수양2형인데 우측은 다소 나으나 좌측은 강침안시 미약(微弱)하여 위중(危重: 난치로 생명연장 차원－반생반사 (半生半死)이지만 실제는 생명연장차원 치료)을 환자에게 알리고 치료에서 최선을 당부하였다. 위중함을 알리는 것이 문제가 될 수 있다고 생각이 들었다. 의욕을 감퇴시킬 수 있는데 환자는 치료가 되지 않을 수 있다는 부정적인 생각이 더 확실해질 수도 있다고 생각이 든다. 하지만 예후가 불투명한 상태에서 절대적인 신뢰도 없이 진행할 수도 없고 행여 헛된 기대를 하다가 불량한 상태로 지속 악화 시에는 더 큰 상처와 원내 실망감을 가질 것으로 보아 다른 방도가 없었다. 그런데 집중치료를 하기 위해 입원치료를 권유하였으나 외래치료를 고집하였다. 치료를 시작한 2주가 지난 지금 병은 개선의 기미가 없다. 예후는 정해지는 바와 같이 위중한 상태에서 조금씩 악화 중이다. 지연만 될 뿐 한 단계 회복은 어려울 수 있어 장기생존 또한 어려울 수 있다. 설득하여 입원치료를 시작하였다. 향후 2주간이 가장 중요하다. 위중단계에서 1개월 이내 호전되지 않으면 불치 상태이다. (이렇게 1차 정리) 입원 2주간 치료에도 큰 차도를 보이지 않았고 마지막 하향(下向)의 길을 막을 수 없었다.

간암 추정자의 1년간 치료(1)

단골환자의 가족인데 우연히 피로와 우측 간협부의 묵직한 통증으로 진찰을 원하여 살펴보니 내 소견은 간암증이라서 양방검사를 몇 차례 권유하였으나 환자 및 가족은 절대적으로 본원을 신뢰하고 양방검사를 해 보아서 무엇하겠냐며 설사 간암으로 나온다고 하여도 양방치료로 나을 수 있는 바도 아니니 여기서 믿고 치료하겠다고 하여 현재까지 1년 동안 치료 중이다.

* 참고

과거 부인은 더욱 심각한 위중상태에서도 본원치료로 불가능하니 양방치료를 받도록 하였으나 이를 거부하고 본원의 치료로 어느 정도 회복되어 현재 일상생활하고 있다.

- 치료시작: ○○년 3월 2일 ~ 다음 해 3월 21일까지 1년간 침 46회, 약 16제(320첩)
- 처방한약: 소음인 수양 5번에서 현재 4번 가미
- 1년간의 경과
1) 간의 암증 완화
2) 피로개선 및 우측 협지만 통증 소실
3) 아직 암증은 존재하고 침증은 수양1＋폐사방으로 유지되고 있으나 완화된 상태임.
4) 이후 지속적인 치료를 받지 않았지만, 다시 1년이 지나서 암증은 치유됨.

간암 추정자의 1년간 치료(2)

40대 남성으로 태음인 체질에 단지 건강상담차 내원하여 환자의 증상은 별다른 것이 없이 유지되는데 완고한 간암이 분명하여 치료를 시작하였다.

- 치료시작: ○○년 3월 ~ 다음 해 4월 2일까지 침 138회, 약 16제
  (320첩)
- 처방한약: 태음인 열다한소탕, 청폐사간탕가미 항암약
- 1년간의 경과
1) 피로개선 및 완화
2) 중간에 간혹 협부의 불편함 소실
3) 아직 암증은 존재하고 침증은 목양1 + 신사방으로 유지되고 있
   으나 완화된 상태임(중증 상태로 과거에는 목양1 신사담사방광사
   방까지 유지되었다가 방광사방으로 1월까지 6개월간 유지되었음).

이렇게 논의한 이유는 간암의 발생이 확연한 경우에는 이렇게 쉽게 회복되지 않는다는 점을 밝히고자 함이다.

과거 이와 같은 간암증으로 본인이 진단되어 치료한 두 분이 있는데 회복 시까지 꼬박 1년이 소요되었다.

유방암 말기 불치환자의 현재 치료 상황

치료가 아닌 진단이 중요한 이유는 진단을 해야 치료할 수 있기

때문인데 환자를 소개하는 이유는 가장 어려운 환자 중에 한 분의 치료사례이기 때문이다, 또한 한의학의 가능성이 어떠한지를 극명하게 보여주는 사례이기도 하다.

본인의 저서『한의학의 암 진단과 치료』125쪽, '말기 암환자의 생명력 진단'의 사례로 기록된 분이다.

1. 서론

저술한 내용 중 "유방암 진단하고 수술을 바로 한 환자가 '암=죽음'이라는 두려움으로 크게 슬퍼하였다. 마음의 안정을 취하고 다른 치료방향을 고려하도록 하기 위해서 7년째 말기상태로 생존 중인 같은 유방암 환자와 대면을 통해서 희망을 갖도록 주선하였다. 하지만 그분은 양방치료를 받다 간암으로 전이가 되었고 색전술을 받았으나 운명하였는데 그 사이가 처음부터 채 1년도 되지 않았다. 당시 상담해준, 더 힘들고 심한 말기 불치상태의 유방암 환자는 3년이 지난 현재도 생존 중이다."

생존 중이라는 유방암 말기 불치환자의 치료이야기이다.

지금으로부터 10년 전, 2004년에 유방암 말기 불치의 진단을 받고 처음에는 여러 대체요법을 시행하다가 자가 관리 및 자가 치료(소독, 뜸, 식이 위주)를 해오다가 근처 한의원 소개를 받아 2009년 9월에 처음 내원하였다. 다른 모 한의원에서는 뜸 시술을 받고 있었다. 이후 본원에 몇 차례 입원치료도 하였고 2011년 중순에는 장기입원이 어려워 대전 둔산 암병원(유화승 교수)을 소개하여 그쪽에서 치료를 하였다. 그러다가 광주 근교 암 요양전문 병원에서도 치료하였다. 그런데 스스로 별다른 효과를 보지 못했다고 하면서 다음과 같이 내원하였다.

2. 본론

허리를 삐었다고 하여 본원에 내원하였다.

1) 1차 입원 상황: 3월 28~31일

올 3월 28일에 허리 염좌로 내원하여 입원치료 시행, 상태를 보니 유방부위 궤양(고름) 진행으로 고통스럽고 고열이 발생되어 끙끙 앓았다. 39~40℃을 앓는데 환자는 보통 3~4일간 앓기를 반복하여 왔다고 한다. 고열과 기침해수가 지속되어 고통스러워 31일, 입원 4일 만에 양방치료를 받아보겠다고 하여 퇴원하여 전원하였다.

2) 양방치료: 양방종합병원치료: 3월 31일 ~ 4월 9일

양방종합병원에 입원치료하였다. 그런데 거기에서 고단위 항생제 및 수액제제 투여로 오히려 더욱 악화되고 심해진다고 보호자가 6일 내원하여 상담하였다. 본원에서 치료를 해 보고 싶다는 것이다. 상황을 들어 보니 안 되겠다 싶어 해 보시라고 하였다. 그래서 다시 내원하였다.

3) 2차 치료
증상
① 기침해수가 심함(체온은 38℃ 좀 내림).

② 숨이 차고 가슴이 차올라서 답답하여 바로 잘 수 없음(눕지 못하니 앉아서 꾸뻑 잠을 잘 수밖에 없음).

③ 팔다리 및 온몸의 부종상태가 심함. 팽팽 부었음(태음인 목양 체질의 아마 수액제제의 문제).

④ 가슴이 답답하여 어찌하지 못하고 음식을 거의 먹지도 못하고 고통으로 견디기 너무 힘듦.

본원에 4월 9일 내원하여 현재 입원치료 중(5월 15일)이다. 지난 1개월 사이의 환자 상태변화의 기록이다.

1) 처음 10일간 치료로(4월 9~18일)

① 전신 수족 몸의 부종이 대부분 빠졌다.

② 처음에는 안락한 소파까지 가져가 소파에서 자다가 침대에서 옆으로나마 누워서 조금씩 잘 수 있게 되었다.

③ 식사를 어느 정도 할 수 있게 되었다.

④ 기침해수도 많이 줄어들었다.

　　그런 과정에서 환자는 고통으로부터 조금씩 자유스러워졌다.

　　그런데 19일경 양방병원의 검사를 하러 갔는데(오직 검사만) 담당의사가 "어떻게 하여 부종이 빠졌는가" 묻기에 환자가 "한방치료로 빠졌다"고 하니 의사는 "그럴 수도 있나"며 말끝을 흐리더라 하였다. 의사가 "왜 한방치료를 하느냐"고 하여 "그럼 양방치료로 치료할 수 있느냐"고 핀잔을 주었더니 의사가 당황해하였다고 한다. 그런데 "늑막에 300cc 물이 차 있다고 다음 주에 오면 더 심해질 것인데 물을 빼야 한다"고 왔다.

나는 아무런 대답을 하지 않았는데, 상태는 개선되고 호전되고 있어 내심 나아질 것이라고 믿었기 때문이다.

2) 2주일째 지나면서 손, 다리의 부종은 완전히 정상화되었고, 누워서 잘 수 있게 되었고 기침해수가 거의 소실되어 갔다. 다시 1주일이 지나서(26일) 다시 병원에 가 검사를 하니 100cc로 줄었다며 자신이 아는바 "어떤 치료로도 이렇게 빨리 좋아지게 못 한다"고 (솔직히) 말했다며 "무슨 이뇨제 처방을 사용하여 그리 좋아졌는지" 물었다 하여 환자는 "그냥 한방병원의 치료를 받고 있을 뿐이다"라고 했다는 것이다.

3) 이후 현재까지

양방병원에는 다시 가지는 않았지만 늑막의 물은 소실된 것으로 보이며 기침해수-폐기관지염 증후-는 소실되었는데 좌측 고관절의 통증으로 일어나기 힘들어한다(처음 3월 말 입원 시는 우측). 자문을 하여 식사를 곰국과 간식 겸 육포를 조금씩 들게 하여 식욕 및 기력을 되찾는 데 도움이 되도록 스스로 구하여 섭취하였다. 그러니 기력회복에 도움이 된다고 한다.

3. 마치며

환자는 2004년 유방암 진단과 함께 말기 불치로 6개월 시한부였는데 현재(2013년 4월) 생존 중이다. 처음 본원 내원은 2009년, 2010년 환자의 상태는 좌우맥이 미미욕절한 위독(危篤: 체질침 3단계) 상태를 수회 경험한 위독 불치자였다. 그런데 지금은 중증(체질침 1단계)

까지 호전되었으니 좌우맥이 유여한 기운으로 회복, 스스로 하늘은 돕는 자를 도와 현재에 와 있다. 물론 현재 문제는 여전히 걱정스럽고 먼 미래를 장담할 수도 없다.

환자는 초기 내원 시 근 2년간 묻지도 않았고, 나도 특별히 말하지 않고 대답할 것도 없었다. 자신의 심신에 완전한 책임을 지는 분! 물어야 할 것도, 알아야 할 것도 없다.

치료시작 2년째 2010년에야 "원장님, 침 시술을 받으면 하루는 (유방 부위) 아픈 것이 덜해지는데 왜 그래요?"라고 묻는 것이 유일한 정도였고 그때야 이분이 스스로 왜 침 시술을 받으러 오는지 내심 알게 되었다. 위의 치료 시 허리 환부 침을 놓으면 유방통이 심해지고, 체질침 경험방을 놓으면 통증이 가시는 것을 환자는 느낀다. 환자처럼 강인한 생명력과 책임감으로 위독한 상태에서 견디어낸 분은 거의 존재하지 않는다(매스컴이나 광고에서 암 말기치료 환자가 기적처럼 나았다고 하여도 이분 상태와는 다른 상태임을 또한 안다). 나도 알고 그도 알며, 그 어느 병원 의사(국내 암전문병원의 어느 의사도)도 이런 분을 평생 두 번 다시 보기 어려울 정도라는 것이다. 이런 말을 그분에게 우연히 대화 중에 말하니 환자도 인정한다. 그 어느 병원에서도 이렇게 생존하는 자체를 정상으로 보지 않았고, 의사로는 처음 보는 환자인 상황이라서, 자신을 다스려 보겠다고 나서는 의사가 없었다고 한다.

제7장 기타

한 노인의 병증상태 진단과 치료

82세 노인으로 많이 아팠다고 보신을 위해서 내원하였다.

1. 기운이 하나도 없다.
2. 잠이 많다. 잠이 막 쏟아져 온다.
3. 식욕이 부진하여 입맛도 없다. 밥을 먹지 않아도 배도 안 고플 때도 있고 조금 섭취하여도 불량하게 속이 부글부글하다.
4. 허리, 어깨 등이 바글바글하다.
5. 걸으면 가슴이 쫓기는 듯하다.
6. 변비도 심하게 왔었다.

주된 증상이 이러한 것은 내장기운의 쇠진(衰盡)된 상태에서 발현된 것으로 보인다. 좌우맥이 모두 미약하여 소음인 망양말증에 해당된다. 기운이 없고 잠이 많이 오는 것도 내장기운 저하 때문에 그러하며, 식욕부진하고 소화장애도 내장기운이 쇠약하여 그러하며 근육통처럼 느끼는 것도 내장기운이 쇠퇴되어 기혈흐름이 미약하고 순조롭지 못하기 때문이며 가슴의 불안감도 내장기운의 쇠약이 심장기운까지 영향을 미쳐 심기가 쇠약한 증후이며 변비도 장운동이 기력부진에 잘 이루어지지 않아서 오는 증후이다. 결국 노화와 연관되며 현재 주변 환경과 섭생에 따라서 내장기운이 쇠약한 것이라고 본다.

내장의 기운, 생명력을 보강하면 이의 증상이 점차적으로 회복되면서 내장기운이 충실해지면 제반 증상이 사라진다. 물론 연로하여 노화라는 생리적인 한계가 있기 때문에 전체 증상이 근절되지 못하겠지만, 상태의 개선과 상당히 호전되는 경험을 할 수 있다. 즉 보신의 치료로 기운의 증강으로 활동력이 높아지고 낮잠도 적어지고 식욕 및 소화능력, 배변능력이 나아지며 어깨 등의 관절 불편한 느낌이나 가슴의 불안정도 사라지거나 격감된다.

태음인 중증환자의 치료

50세 여성으로 오랜 기간 수도생활을 하면서 잡병을 앓아 내원하였다.

1. 주증은 부종, 두풍, 신중, 변비, 피로, 요통 등의 증후
2. 병증은 태음인 간조열증, 암증 상태(양방진단은 신장의 물혹 및 중성지방)
   - 치료기간: 2011년 8월 ~ 2012년 5월 현재
   - 총 복용 수: 220첩
   - 외래 내원일 수: 29회
   - 침증: 목양1 + 신방광
   - 약증: 청폐사간탕가미증

환자는 몸이 견디기 어려운 상태이나 수행자로 정신 의지적으로 몸을 다스려왔는데 전신부종, 두풍, 신중, 피로, 요통, 견비통 등의

증상으로 잘 견디어서 일도 어느 정도 수행하고 있었다.

양방 진단상 신장 물혹 진단만 된 상태였다. 초기 침 한약치료로 기혈응체의 상태가 개선되어 부종이 소실되었고 몸의 무거움도 많이 개선되었고, 거리가 멀다보니 약물처방 위주로 치료하였다.

운동과도도 문제

40대 후반으로 최근 체력저하, 피곤함으로 내원하여 보니 지난달에 마라톤 도중 의식을 잃고 쓰러져 양방병원에서 4일간 입원치료하고 내원한 것이다. 평소 운동을 즐겨하는데 1주일에 2회 정도 10km 마라톤 등 열심히 운동하였다 한다. 진맥하여 보니 심장기운이 쇠약한 심양허증으로 과로 시 심장발작이 올 수도 있고 운동 중 의식을 잃을 수 있는 상태였다. 심히 허한 상태라서 필히 안정이 요구되어 절대 운동을 피할 것을 당부하였다. 처방으로는 소음인의 심양기의 망양증에 승양익기부자탕이었다. 환자는 이후에도 다소 가볍게 운동하다가 몸의 상태가 받쳐주지 못함을 느끼고 끝내 중지하였는데 다행한 일이다.

건강한 생활이란 무엇인가 보았을 때, 중용의 도를 지키는 것이 중요하다. 운동도 과하면 해가 될 수 있으니 이분은 과도한 운동을 지속했는데, 내면에서 자신에게 무언의 강한 스트레스로 작용하여 몰아세우지 않나 여겨진다. 운동 광(狂)처럼 운동을 해야 몸이 개운해지는 상황에서 체력의 한계는 더욱 약화시킬 우려가 있다. 지금까지 선천지기가 강하지 못한데 몸의 상태에 비해서 수년간 지속된 과(過)한 운동량은 오히려 체력을 떨어뜨리고 내장기운을 소모시켜서 건강을 악화시킬 우려가 현실화되었다.

골수이식 필요자의 한방치료

아이(여, 7세)는 육혈(衄血: 코피)로 검사상 혈액 이상으로 진단되어 대학병원으로 전원하여 검사한 결과 골수 이상으로 몇 차례 치료하였으나 한번 코피가 나면 응급실 치료에서도 지혈(止血)이 잘 되지 않아 병원 측에서는 자가골수이식을 권유받은 상태에서 내원하였다. 부모는 아이가 이런 상태이다 보니 심히 걱정을 하였다.

● 소아 혈액 및 골수 이상의 한방치료

맥상 기혈이 크게 훼손된 상태로 보신의 치료가 필요하였다. 별다른 유전적인 결함은 보이지 않았다. 아이의 치료는 초기 3개월간 이루어졌으며 기혈(氣血)을 크게 보(補)하는 한약을 복용하면서 코피가 나도 지혈이 이루어져 차츰 코피가 나지 않고 대체로 건강한 상태로 호전되었다. 이후 4년이 지난 지금도 아이는 다시 내원하여 치료 중에 있다. 당시 완전 건강한 상태로 회복되지 않은 상황이나 그 뒤에도 자연적으로 완전회복이 되지 못했다.

혈액과 골수의 이상으로-예를 들어 재생불량성 빈혈, 골수암 등-고생하는 아이를 간혹 본다. 한방치료 시 치유를 보증할 수는 없으나, 정확한 한방진단이 가능하면 이와 같이 한방치료로 개선, 치유될 수 있다. 환자를 보는 눈, 시각, 관점이 다름이다. 실제 존재하는 병증을 어떻게 보느냐에 따라 치료성과도 차이가 있다. 난치 소아들의 올바른 치료를 기원한다.

선천 허약자 치료의 어려움

환자(여, 41세)는 기운이 쇠약하여 힘들어하여 직장을 그만두었다. 오늘은 4번째 약을 짓고자 내원하여 진맥을 하니 여전히 쇠약한 맥상이라서 회복이 쉽지 않음을 다시 본다. 좌우맥이 침불안하고 병사(病邪)도 조금 있는데 어려서부터 허약하였음이 분명하다. 환자는 중학시절 이후 현재 두통감이 늘 있어 두통약을 최근까지 복용하다시피 하였다. 장(腸)도 과민성이 있고 신경 쓰면 대변이 불리하고 심장기운도 허약하여 정충, 불안증이 여전히 나타난다.

환자는 2개월 전에도 체력저하와 만성피로 그리고 구내염과 질염을 자주 앓고 있다며 내원하였다. 만성 위장장애도 겸하여 있었다. 2년 전 특히 여러 가지 일이 겹치면서 체력이 크게 떨어졌는데 이후로 회복되지 않는다고 한다. 마음의 기운도 허약하여 조그만 신경을 쓰면 몸에서 반응이 바로 나타난다. 두통, 소화장애, 체력저하, 컨디션 약화 등이다. 체질은 소음인으로 망양증세이며 내장기운이 쇠약한 특히 심장기운이 쇠약한 상태에서 발현된 증후이다. 처음 시작은 평소 조금 허약한 기운에 있다가 2년 전에 상심 등으로 더 쇠약한 상태로 떨어진 것으로 보인다. 그런데 2개월이 지나는 동안 살펴보니 그렇지 않았다. 평소 상태에서도 쇠약한 내장기운이었던 것이다. 2개월간 보신의 처방을 복용함에도 불구하고 아직 일정 상태 이상 회복되지 못하고 있다. 그만큼 완고한 것은 태어난 이후의 문제가 아니라 유전적인, 선천적인 병변의 원인으로 그러함을 알 수 있다.

소음인 불면증의 치료

불면증의 원인은 다양하지만 현대적인 검사기기상 특별한 원인을 찾을 수 없어 원인 불명인 경우도 허다하다. 수면은 삶의 시간에서 1/3 정도를 차지하는 많은 비중을 두고 있고 수면과정에서 피로개선과 에너지 충전 등이 이루어져 삶을 활기차게 할 수 있는 동력을 얻게 된다. 수면은 필요불가결한 생리조건인데, 수면장애를 갖게 되면 피로 누적, 집중력 감퇴, 의욕 감퇴, 소화기능 저하, 두풍증 등 여러 심신에 지장을 초래한다.

내원 환자는 40대 근로자로 2~3년 전부터 수면장애로 고생하여 한방치료차 내원하였다. 신경정신과 상담과 수면안정제를 처방받았으나 며칠 복용하고 약 때문인지 모르지만, 몸을 갱신하기 어려워 복용하지 않고 있다. 현재 증상은 잠들기 어려워 2~3시간도 못 자고 쉽게 깨고 잠을 이루지 못한다. 진맥상 소음인 수양인체질로 좌우 3지의 실증(實症)의 병사로 신수열표열병증(腎受熱表熱病症)의 경증이다. 천궁계지탕(川芎桂枝湯)증으로 약물과 침 시술을 겸하여 치료하였다. 치료 2주가 지나자 잠이 좀 들면 2~3차례 깨어서 잘 들지 않았는데 다소 호전반응을 보이기 시작하여 3주가 지나게 되자 밤에 2차례 정도 깨는데 쉽게 다시 잠을 청할 수 있게 호전되었다. 맥도 침안시 부실(浮實)하고 다소 삭(數)하려는 병사 맥상이 안정을 취하여 화완(和緩)맥으로 안정화되고 있다.

소음인 망양증의 위중상태에서 치료

환자(남, 57세) 사업가
1. 주증은 심장병의 부정맥, 이를 유발한 심양허증과 연관된 수족
   냉증, 다리 시림, 피로, 식욕부진 등 상태
2. 병증은 소음인의 망양말증

- 치료기간: 2011년 7월 9일 ~ 10월 26일
- 외래 내원일 수 24일, 입원일 수 없음.
- 총 복용 수: 200첩(10회의 한약처방)
- 침증: 수양1폐대장의 위중상태에서 수양1까지 2단계 호전
- 약증: 인삼계지부자탕으로 시작, 승양익기부자탕증을 지나 승양
   익기탕증까지 호전

환자는 심전도장애 등의 심장 불량상태로 부정맥 상태. 맥은 위약
하고 허손상태로 심장의 양기부족에 의한 다리의 냉감 및 시리다는
감각장애를 호소한다. 치료 시작하여 차츰 호전되기 시작하여 점차
나아진다.

소음인 망양증의 중증상태에서 치료

환자(여, 43세) 주부
1. 주증은 가슴의 냉증, 수족냉증, 만성피로, 현기증 등 상태
2. 병증은 소음인의 망양말증

- 총 복용 수: 100첩
- 외래 내원일 수 18일, 입원일 수 없음.
- 치료기간: 2011년 8월 16일 ~ 10월 31일
- 침증: 수양1폐의 위중상태에서 수양1까지 한 단계 호전
- 약증: 인삼계지부자탕으로 시작, 승양익기부자탕증을 지나 승양
  익기탕증까지 호전

환자는 심장양기의 부족, 훼손에 의한 가슴의 냉증 및 수족 냉증 상태이다. 맥은 쇠약하고 허손상태로 치료 시작하여 차츰 호전되기 시작하여 점차 나아진다.

뇌종양 수술 이후 심신불편자 치료

환자(여, 36세)
1. 주증은 뇌종양 수술 이후 머리가 맑지 않고 몸이 무거우며 가
   슴이 답답하고 심신불량
2. 병증은 태음인 간기억울(간조열증)

- 치료기간: 2011년 5~10월
- 총 복용 수: 80첩
- 외래 내원일 수: 130회
- 침증: 목양1 + 신사방
- 약증: 정신사간탕가 대황증

환자는 뇌종양 수술자로 과체중에 따른 비만과 함께 담음정체로 인한 뇌기능부전상태를 유발하여 뇌종양 생성과 관련되어 보이며, 심신이 무겁고 개운하지 않으며 둔한 상태로 내원하여 침 시술 위주로 꾸준히 치료하여 심신상태가 개선되었다.

몸이 가벼워지고 두풍도 없어지고 심신상태도 상쾌해지는 긍정적인 성과를 나타낸다(별다른 치료는 아니지만 뇌종양 수술 이후 후유증도 다스린다고 보고한 깃).

심신훼손 망양말증의 치료(남, 53세)

1. 주증은 불면(수면장애), 심신피로, 식욕부진, 두풍증, 소화불량 등
2. 병증은 소음인 망양말증 심신쇠약자로 암증발생 전조단계

- 주 치료기간: 2011년 5~8월
- 총 복용 수: 80첩
- 외래 내원일 수: 35회
- 침증: 수양1 + 폐사방에서 수양1로
- 약증: 승양익기부자탕(혹 인삼계지부자탕증)

환자는 심신 훼손된 상태로 기력부진, 탈기되는 정황을 가지고 있었고 중병으로 진행성 상태에서 내원하여 주의가 요망되는 환자였다. 다행히 침, 약 치료로 상태에서 차도가 있어 회복이 어느 정도 이루어졌다.

지금까지 기력부진이 침 시술 이후 낫다고 간간이 침 시술을 받고자 내원하고 있다.

수족한출과 냉증의 치료

미혼(여, 28세)으로 시험 준비 중인데 ① 피로가 심하고, ② 하복 및 발 부위의 냉감이 심하며, ③ 수족의 땀도 많고, ④ 두통 혹 설사기운으로 심신이 불량하여 내원하였다.

수족의 과도한 한출과 냉한 기운은 내장기운 중에 특히 비위의 기운이 허약해져 땀 조절기능이 떨어지고 사지로 가는 혈액과 기운의 양이 적어져서 발생한 것이다. 특히 소음인 수음체질에서 허약해진 내장기운을 가질 때, 자주 발생하는 경향이 있다. 조금 더 자세히 말하면 평소 건강한 소음인이라고 하여도 하초의 대장기운이 강하지 못하여 쉽게 예민하여져 두부의 긴장상태를 유발하기 쉬운데 건강관리인 섭생이 불량해지면 대장이 허약해져서 설사기운과 자율신경계의 과민반응을 유발하여 수족의 땀도 많아지고 사지도 피를 보내는 기운도 허약해져 냉증을 유발하며 피로도가 심해지는 경향을 갖는다. 이를 소음인 이허한(裏虛寒)증, 소음증(少陰症)이라고 한다. 이의 회복을 위해서 내장기운을 강화하는 약물처치가 필요한데, 무엇보다 폐-대장기운을 강화하여 생명력을 떨어뜨리고 있는 수족의 냉감과 땀이 나는 증상을 격감시켜야 한다. 병의 증세는 이후 만성 장염, 클론병, 대장게실염, 대장암 증으로 이행할 수 있기 때문이다.

치료효과는 이렇다. 환자에게 두 차례의 한약을 복용하여 1개월이 경과하니 다리의 냉감이 거의 사라지고, 땀도 줄어들었다.

10년 이상 된 만성구내염의 치유

환자(여, 47세)는 10년 이상 구내염을 앓는데, 현직 약사로 20여 년 동안 근무하면서, 그동안 자신의 질병에 대해 누구보다 관심을 가지고 이런저런 방법으로 다 치료했으나 회복되지 않아 포기하고 지내고 있었다. 그런데 동료 약사분이 본원의 치료를 소개하여 기대 반 의심 반 마음으로 내원하였다.

10년 이상 오래되어 어떤 처방을 받아도 거의 쉼 없이 매일 입안염이 지속되고 있는데 혀 및 입 안에 파인 것이 심하였다. 환자 스스로도 자신보다 심한 경우는 보지 못했다고 한다. 그 외 증상은 비염이 작년부터 지속되었고 염증의 원인으로 보이는 기력부진에 의한 체력저하와 현기증이 지속되고 있었다.

소양인 불충부실(不充不實)한 맥상으로 원인은 내장장기의 허손(虛損)상태로 면역력, 저항력의 크게 저하된 상태에서 나타난 만성적인 난치성 염증상태였다. 이런 상태에 있다 보니 일반치료로는 장부기능이 정상적으로 회복되지 않아서 구내염의 상태가 장기간 그대로 유지되고 있었다.

소양인의 자음(滋陰) 청열(淸熱) 치료에 강력한 보음(補陰)의 처방을 사용하여 그에 10월까지 7회 내원하여 160첩의 한약을 처방받아 복용하였다. 약 복용 이후 조금씩 회복되기 시작하여 치유된 상태로 유지되어 완치되었다. 내장 장부의 훼손이 치유되고 장부기운이 회복되니 자연히 회복되는 것이다. 한의학의 치료는 이러한 점에서 두드러진 장점이 있어 보인다.

베제트로 결혼하지 못했으나 치료하여 이제 결혼함

환자(남, 39세)는 수년 전부터 구내염을 앓고 있었는데, 양방 진단 상 베제트병 진단을 받고 이로 인해 요절할 수도 있으니 결혼하지 말라고 하여 당시 잘 되던 사업을 정리하고 결혼도 하지 않고 지내고 있었다. 환자로부터 이 말을 듣는 순간, 가슴 안에서 옥죄는 마음, 안타까움이 컸다. 이제라도 치료되어 회복되었으면 사업도 할수 있고 좋은 배필감을 만나서 결혼하여 오순도순 잘 살고 있지 않았을까 하는 생각이 주마등처럼 지나갔다.

환자의 증상은 채 1주일도 낫는 날이 없이 지속되면서 심하여 스스로 낫지 못할 병으로 여기고 있었다. 베제트 상태에 따른 기력부진, 체력저하의 상태가 유지되었다. 체질은 소음인 체질로 좌우맥이 세울하고 삽할 정도이니 신장의 병증이 큼을 알 수 있다. 치료는 1개월간 치료로 어느 정도 회복되면서 나아지자 내원하지 않다가 다시 발생하면 내원하기를 수회 반복하였다. 이러하기를 반복하다가 상태 호전되어 특별한 과로상태가 아니면 안정상태가 유지되었다. 즉 내장의 허손 허로상태가 다소 회복되면서 크게 호전되었다. 2년간의 결혼에 대한 조언 끝에 결혼을 결심하고 결혼을 하게 되었다.

과로 등으로 인해서 한의학에서 정기(精氣)의 쇠약함이 심하면-흔히 면역력, 저항력이 크게 떨어지고 체력이 극히 저하되면-이러한 병증이 발생한다. 내장의 기운이 처방으로 회복되면서 자연스럽게 극복 치유되는 경험이 일어났다. 환자가 성실한 치료를 받은 것은 아니었지만 회복되었다.

소음인 베제트병의 증후 치료

환자(여, 44세)

1. 주증은 입안염이 가시지 않음. 체력저하, 발등 경골부위 발생된
   염증(궤양)
2. 병증은 소음인 망양증, 특히 신장기운의 훼손
   좌우맥 훼손된 상태로 약증은 승양익기부자탕증

- 총 복용 수: 120첩(20첩×6회)
- 외래 내원일 수 12일, 입원일 수 12일
- 치료기간: 2011년 9월 23일 ~ 11월 24일까지
- 침증: 수양1＋폐사방(대장사)에서 한 단계 반 호전
- 약증: 승양익기부자탕가미에서 승양익기탕증으로 호전

　　환자는 구내염(베제트병 진단)으로 내원, 수년간 과로 연속의 생
활에서 최근 수개월간 낫지 않아 불치로 여김, 그 외 발목 위의 다친
부위에 염증(안에 농이 참: 양방진단)이 생겨 낫지 않고 있는 상태였
다. 이에 한의학적인 처방(사상처방 및 침)을 사용하여 구내염 및 족
부의 궤양성 염증을 치유하였다. 약을 하루도 쉬지 않고 꼬박꼬박
정성껏 복용한 보기 드문 철저한 환자였다.

갑상선 처방 양약복용을 권하며

한의사가 양약복용을 권유한다? 언뜻 생각하면 이상하게 들릴지는 모르지만, 환자의 상태를 보아 권유한다. 환자의 건강과 치료가 중요하기 때문이다. 임상현장에서 보면 약을 자의적으로 금하여 오히려 고통스러운 경험을 하는 경우를 본다. 중병이 아닌 이상 의학적 치료 없이 자가 관리와 자가 치료도 좋으나 적절하지 못할 경우에는 오히려 해만 되고, 특히 의학적인 치료 없이는 자가 노력만으로 해결할 수 없는 부분이 있는데, 의료를 거부하다가 뒤늦게 낭패를 보는 경우도 있다. 또한 손쉽게 도움을 받거나 해결할 수 있는데, 스스로 고통을 감수하는 경우도 본다. 환자의 각 상태에 부합하는 적절한 처치와 관리, 조언을 하는 전문가인 의사를 잘 활용하는 것이 건강상 이익이 될 것이다.

한 환자의 사례이다. 과거 갑상선 암으로 수술치료 이후 평생 갑상선 양약을 복용해야 한다는 것과 부작용을 걱정하여 그 약을 금할 겸, 단식수행을 했는데 오히려 생리불순, 흉비, 두풍증 등 제반 신체 컨디션이 악화되어 내원하였다.

환자에게 갑상선 관련 양약의 무해함과 유용함을 설명하고 복용을 권하였다. 그 비용과 복용간편성, 효과 측면에서 그에 비할 한약도 없기 때문이다. 한약은 갑상선 기능항진이나 저하 상태를 개선, 치유하거나 갑상선 암의 치료에서 도움이 되겠지만, 샘이 제거된 상태에서는 양약복용이 우선이다.

고혈압 약의 부작용인가?

  40대 초반으로 2년 전 산업재해의 후유증으로 장기간 치료한 이후 1년 만에 기운이 나지 않고 피로하다며 보신차 내원하였다. 안색은 허손된 기운이 없어 보이는데, 진맥은 유약(濡弱)한 맥상으로 양기 부족의 허손상태이다. 자세히 보니 좌우맥 중에 척맥(尺脈)이 침안시(沈按時)에 너무 약하다. 이렇게 약할까? 왜 이러하지? 신(腎)기운의 허손상태라서 부부관계가 정상적으로 될 일이 없다. 물어보니 대체로 남남처럼 산다는 것이다. 성기능 장애를 앓은 것처럼 정력이 쇠진된 상태로 지내고 있다고 한다. 상태를 보니 2개월 정도면 회복될 것이라고 보아 그동안 성실한 치료를 권유하였다. 그런데 1차 10일분 한약을 복용하고 내원하여 보니, 그것이 아니었다. 어느새 장기의 기운이 한 단계 회복되어 약한 기운이 많이 소실되고 유맥만 존재하였다. 어떤 일이 있었을까? 환자는 주위사람들이 혈압약을 복용하면 정력이 떨어진다고 하여 한약 복용할 때부터 금하고 있단다. 3년 전 고혈압도 간혹 나타나서 양약을 복용하였다는데, 한약을 복용하면서 이뇨제 계통의 혈압약을 복용하지 않아서 이렇게 쉽게 회복되고 있는지는 모를 일이다. 어찌되었든 혈압약 복용 이후 크게 신기가 부실한 상태가 한약복용과 혈압약을 삼감으로써 나아지고 있다. 환자에게 혈압약을 금하는 것에 주의를 주고 매일 혈압체크를 하도록 했다. 신장기운이 견실해지면 혈압도 회복될 수 있을 것이다.

35℃ 삼복무더위에 추워서 내의를 입고 겉옷을 입고 감기는 달고 살고

40대 초반으로 평소 감기를 달고 살고 편도염섬을 앓는데 35℃를 오르내리는 삼복무더위에도 추워서 하의는 내의를 입고 내원하였다. 윗옷은 정장으로 긴 소대를 걸친다. 집에서 가족은 에어컨을 켜고 거실에서 자는데, 자신은 안방에서 온돌을 약하게 넣고 잔다고 하니 그 상태를 알 만하다.

간혹 이렇게 삼복무더위에 오한(惡寒)증세로 내의를 입고 심지어 겨울부츠를 신고 온 분도 있다. 그 이유는 여러 가지 있겠지만 장부의 기혈훼손에 의해서 생명력의 온기(溫氣) 생성이 부족하거나 훼손되어서 밖으로 잘 순행하지 않아 발생한 경우가 많다. 내장기운의 훼손은 몸의 온열작용을 제대로 하지 못하게 만든다. 내장훼손에 의한 삽울(澁鬱)한 맥의 상태는 이러한 병증을 확연히 보여준다. 받았던 상처와 훼손의 상황을 엿볼 수 있다. 치료 20일이 지나도 아직 차도는 없다.

얼마 전 위의 증상으로 멀리서 내원하여 치료 중인 한 분이 있다. 50대인데 오한(惡寒)의 증후가 심하여 상하 모두 내의를 입고도 시리다고 호소한 분이다. 진찰을 토대로 상담해보니 배우자의 배신으로 인한 심신의 큰 충격을 받았다. 이로 장부경락이 훼손되어 사지로 가는 기혈순환이 미약해져 오한증이 발생한 것이다. 이후 2개월간 치료로 내장의 회복과 사지의 기혈흐름이 다소 순조롭게 되어 명한 기운도 약해지고 내의를 벗게 되고 시린 기운도 거의 회복 중에 있다.

고혈압의 치료(1)

60대 후반으로 혈압이 조금 높아 혈압약을 복용 중인데 피곤하고 체력이 약해져서 내원하였다. 얼마 전 어려운 일을 겪으면서 화병이 생겼는데 항상 가슴이 답답하다. 그 외 운전하는 직업이라서 운동부족 등으로 허리의 통증이 심하다. 혈압과 연관된 다른 증상으로 소변삭(小便數), 스스로 건강이 좋지 않음을 직감하고 있어 중등도의 불안한 마음을 가지고 있었다. 또한 잠을 많이 자지 않는데 하루 3시간 정도면 더 이상 잠이 없다.

진찰의 소견은 맥진상 토양맥처럼 신경과울상태로 비위의 실증인 형상맥으로 온다. 얼마 전 상처가 얼마나 큰지 몸으로 나타난 병증을 유발하고 있다. 그러나 그 맥도 불충불순(不充不順)하여 허(虛)하여 흩어진다. 소음인의 허손(虛損)으로 훼손되어 망양(亡陽)의 중증(中症) 상태이다. 그 이전부터 병중한 상태였음을 보여준다.

치료는 2개월 동안 28회차 꾸준히 내원하여 침 시술을 받았다. 혈압은 119~155/55~89로 오르내리는 불규칙한 상태이며 전체적인 상태는 안정되어 스스로 혈압약을 금하고 있었다.

이는 소음인 체질의 망양상태에서 신장기운이 쇠약하여 혈압상승을 유도한 것으로 보인다. 강력한 보신(補腎)의 치료로 회복되어 혈압은 정상화되었지만 이후 과로가 지속될 경우 재발할 가능성은 여전히 내포하고 있다. 환자의 상태가 완전한 건강상태로 회복되지 못하고 2개월 치료로 정지되었기 때문이다.

고혈압의 치료(2)

60대 초 환자분으로 올 여름 남편 급사 이후 충격 때문인지 모르지만 고혈압증 발생으로 약 복용 중이었다. 내원한 이유는 기운이 없고 어지러워 힘들다는 것이다. 그 외 증상으로는 우측으로 다리까지 통증(아침에 뻐근하고 신전 시 통증)이 있고 항강증, 머리가 개운하지 않으며 하지로 저리며 야뇨증(夜尿症)은 오래되었는데 하루 2~3회, 수면은 깊이 자지 못하는 천면(淺眠)증후가 있다.

진찰의 소견은 소양인 토양맥에 완긴(緩緊)한 상태와 좌측 신허(腎虛)의 허손 맥상을 유지한다. 야뇨증, 하지 저림, 두풍증, 천면 등은 모두 신허(腎虛)의 병증에서 비롯되어 나타난 증상이다. 신장기운의 쇠약하면 골수형성도 떨어지고 뇌−척추의 흐름도 원활하지 못하여 저림과 두풍증 등의 증상이 발현된다. 치료는 독활지황탕가미로 청심(淸心) 보신(補腎)의 처방이 필요하였고 1개월 치료하였다.

이후 4개월이 지난 2005년 3월 15일 내원하여 진찰하였는데, 당시 한약복용 이후 혈압은 정상적으로 유지되고 있었다. 처음 치료 시 고혈압이 발생한 지 6개월밖에 되지 않은 초기의 상태라서 단기간에 치료된 것이다. 만약 만성화된 혈압증의 상태라면 장기간 치료해야 회복가능성을 가늠할 수 있을 것이다. 다른 체질도 그러한 경향이 있지만, 소양인의 경우에는 특히 신장기운의 쇠약에 의한 혈압 증상 발현이 눈에 띈다.

고혈압의 치료(3)

당뇨와 혈압이 있어 치료차 내원하였다. 혈압은 150/90mmHg, 혈당은 140 정도였는데 견비통, 요통 등의 근육통증 증세도 있다. 지난 1년 전부터 혈압, 당뇨로 진단되었는데 집안의 일로 크게 고민하고 상처를 받아 발생한 것으로 보인다. 발생상태가 오래되지 않았고 나이가 젊어서 치료가 어렵시 않을 것으로 보였다.

태음인 목양체질로 울분으로 인한, 간장(肝臟) 경락의 기운이 크게 응체(凝滯)되어 기혈순환 및 혈액순환의 장애로 인한 고혈압증이 발생한 것으로 체질침과 청폐사간탕가미를 처방하였다.

입원치료 1주일 이후 혈압 및 혈당이 정상화되어지자 양약(혈압강하제 및 혈당 강하제)을 금하였고 이후에도 매일 검진하였는데 양약 없이도 이후 1주일 동안 정상적인 혈압 및 혈당의 상태로 양호하게 유지되었다. 회복이 빠르게 된 것은 혈압, 당뇨증세가 발생한 지 얼마 되지 않아 몸 상태가 고착화되지 않고 회복이 쉽게 가능한 경증상태였기 때문이라고 본다.

혈압과 당뇨의 예방을 위한 사회적인 건강한 환경 조성도 중요하나 지금 당장 현실에서 필요한 것은 이렇게 1~2년 이내에 발생한 고혈압, 당뇨 증세를 적절한 진단과 치료로 쾌유할 수 있어야 만성화되는 상태를 막고 예방적인 치료로써 성인병이 창궐하는 시대를 막을 수 있다고 본다.

고혈압의 치료(4)

52세 남성으로 2004년 3회 내원하였는데 당시 혈압은 151/93(맥박 101회) 약간의 공황장애 및 혈압약도 지속적으로 1년 넘게 복용 중이라고 한다. 치료는 침 시술로 20회 치료하여 3월 19일까지 인천으로 이사 가기 전까지 혈압약을 금하고 거의 매일 혈압을 체크하였는데 최고 137/90(72)까지 오른 적이 있으나 대체로 130 이내에서 양호하게 유지되었다.

고혈압의 치료(5)

2주 전부터 접촉성 피부염으로 피부발진, 가려움으로 내원하여 상담 중에 보니 지난 1년 전부터 혈압약 복용, 부모 및 언니 오빠 모두 혈압이 있다고 한다. 유전성이라고 여기는데 진찰상 보니 그렇지 않다. 몸이 부어서 살이 되는데 158.9cm, 58.6kg이었다. 소양인 토양체질 2형 인동등지골피탕증 10첩, 침 시술로 혈압치료를 중지하였다. 한방치료가 가능하다고 하여 치료를 시작하였는데 혈압약을 금해도 정상상태[예로 111/73(88)mmhg]로 현상 유지하였다.

* 참고

사례를 보듯 고혈압 환자는 고혈압 환자로 내원한 것이 아니라 다른 병증으로 치료하러 왔다가 혈압상황을 보고 치료를 권유하여 부차적으로 치료하였고, 고혈압 그 자체는 끝까지 치료받은 경우도 드물었다. 환자 가운데 위와 같이 치유가능성의 2차성 고혈압증 및 경증의 환자도 흔하다. 이런 유사 고혈압증을 치유할 수 있는 다른 치료(예로 한방치료)를 선택하는 데 몹시 주저하고 어려워한다. 이는 매스컴의 영향이 크다. 즉, 국민들은 매스컴과 일부 의사의 영향으로 평생 혈압강하약, 혈당약을 복용해야 되는 것으로 세뇌된 상태라서, 현대의학의 틀에서 벗어나기란 쉽지 않다. 현재 매년 증가되는 혈압, 당뇨환자와 이로 인한 의료비 폭증은 이와 무관하지 않다.『병원이 병을 만든다』라는 책을 생각하게 한다.

● **고혈압의 한방치료 가능성**

1. 2차성의 경우－신장기능 및 내장상태의 문제로 발생한 고혈압인 경우－그 내장상태를 다스려서 자연스럽게 혈압을 정상화할 수 있다. 즉, 2차성은 근본원인을 치료하면 치료된다. 이는 다른 요법이나 한의학 치료를 통하여 자연 회복될 수 있다.

2. 하지만 본태성, 유전적인 고혈압은 근치가 어렵다. 본태성 고혈압은 한방치료로 호전되어 일정기간 동안 혈압이 정상화될 수도 있지만, 시간이 지나면 다시 고혈압증이 발생하는 경향이 있다.

예로 본인의 모친(현 84세)으로 10년 전쯤 2년간 혈압약을 들지 않았다. 1년간 한약을 복용하니 정상화로 2년 동안 유지되었으나 시간이 지나자 다시 혈압이 올라서 양방처방을 받아 지금까지 복용하고 있다. 외가집안 전체(외할머니부터 이모 2분, 외삼촌 2분 모두)가 모두 본태성 고혈압증을 앓고 있지만, 현재까지 중풍으로 쓰러진 사람은 없다. 본태성 고혈압증은 태음인의 체질적인 면이기에 혈압이

200 이상 오르내려도 잘 견디고 생명유지에 지장을 주지 않은 경향을 보인다. 다만 이런 분도 여러 혈압강하약 중에서 체질상태에 부합하는 처방을 받아야 혈압이 정상적 범위를 유지하는데, 어떤 경우에는 혈압강하의 양약도 혈압강화가 이루어지지 않는 경우도 있다. 이는 약 자체의 문제라기보다 처방이 적절하지 않아서 그러하다. 본인 모친도 한때 양약을 잘못 복용하여 혈압이 조절되지 않다가 오히려 (불필요한) 약을 줄이니 정상화가 이루어졌다.

건강요법으로 니시의학을 하는 것이 제일 나았다는 심신쇠약자의 치료

환자(여, 45세)는 심신허약으로 10여 년 전부터 건강증진을 위해서 이런저런 공부를 하고 치료도 받았으나 최근 들어서 더 건강이 약화되어 니시요법을 하였는데 할 때는 나았으나 하고 나서 더욱 좋지 않아서 보식문제인가 생각도 하다가 소개받아 내원하였다. 다른 그 어떤 것보다 니시요법을 할 때가 건강상 가장 좋다고 하는데 망진과 진맥상 소음인으로 망양증이니 허손허탈상태라. 환자가 호소하는 증상도 저혈당처럼 기운이 빠지면서 힘들어한다. 생리 양이 적고 통증이 심한데 이는 오래되었다고 한다. 진맥상 의지력으로 이겨내고 있지만 심신의 피로와 기운저하로 수족냉증과 함께 아프지 않은 데가 없다고 할 정도이다. 환자의 자세는 나름대로 원칙과 기본을 지키는 정직함이 있으나 허손된 기운은 어찌할 수 없어 보인다.

소음인 망양증으로 심신훼손이 심한 상태이니 보신이 그 첫째이다. 단식이 아니라 오히려 보양식을 꾸준히 하고, 과로를 삼가고 규칙적으로 가벼운 운동을 지속하여 허약한 몸을 튼튼히 해야 건강해진다. 그럼 왜 니시 단식할 때는 몸이 가벼운가? 망양의 상태에서도 단식을 하게 되면 그 기간만큼은 대체로 가벼워지고 맑아진다. 망양의 말증이 아닌 이상 그렇다. 그러나 그 후유증은 만만하지 않으니 더욱 심해지는 증후로 단식이 건강상 맞지 않음을 알 수 있다. 1개월을 치료하니 기운이 다소 올라온다. 부자증에서 벗어나려고 한다.

저녁마다 가슴이 답답하여 잠을 잘 수 없고 목부터 입 안까지 침이 하나도 없이 말라서 일어나는데

환자(여, 51세)는 이와 같은 증상이 있는데 내과에서 검사를 하니, 어떤 이상은 없고 쉬어주라고 했다고 한다.

진찰상 안색은 양호하여 심신증으로 자율신경장애로 추정되겠다고 하여 맥상을 보니, 그것이 아니었다. 좌측 맥이 미미(微微)하여 곧 절(絶)에 질 것 같고 우측 맥상은 좀 나으나 미약(微弱)하고 다소 유지되니 심장의 기운이 탈진되어 위중(危重)한 상태이다. 아직 내과상 심장병이 아니라고 하나 실제는 병이 된 상태이며 곧 부정맥 진단이 될 수 있으며 그 와중에 자칫 잘못하다가는 악화 시 심장마비로 사망할 수도 있는 상태이다.

왜 이러한 상황에 노출되었을까? 1~2주 전부터 그렇다고 하는데 갑자기 발생된 상황은 아니었다.

지난여름 3개월간 공사현장에서 무더위에서 전신이 흠뻑 땀을 흘리는 노동을 하였고 그 사이에 체중 3kg 감소와 탈기상태를 가졌다. 원래 땀이 없는 사람(체질 소음인)인데 그렇게 일사병처럼 땀을 과도히 흘러서 망양상태에 노출되었다가 가을 지나면서도 회복되지 않아 고착화되면서 병발하고 있는 상태였다. 지금 다스리지 못하면 다소 위험한 상태였다. 보신의 강력한 처방을 통해야 1개월 복용하니 다소 차도가 있고 내장기운도 다소 충족되고 있다. 완실해지는 근치는 수개월이 소요된다.

난치성 질환 환자의 상황

50대 부인으로 여러 가지 통증으로 수년간 고생하다가 최근에 진단받기를 한 난치병명과 이의 합병증이라는 섬유근통으로 고생한다며 내원하였다. 눈의 건조감도 그렇지만 항강, 배통, 시열상충, 흉비, 견비통, 주통 등의 근통, 관절통증을 보여주고 있다. 최근 통증으로 수면장애를 앓아서 신경계통의 양약까지 복용하니 어떻게든 벗어나고자 하였다.

왜 이런 상태가 되었을까? 진맥하니 소양인 심화항염의 상태에 간화(肝火)까지 심하여 발생한 증후였다. 지난 삶의 문제라 여겨 살펴보니 결혼 초 몇 년간 시부모를 모시고 살았고 이후 시부모와 집은 떨어져 있지만, 지금까지 남편은 매일 부모에게 문안인사를 다니며 거의 매주 주말마다 부부가 시부모를 찾아 인사드린다고 한다. 현재 90대인 시부모는 정정하여서 여전히 "이렇게 하라, 저렇게 하라" 지시한다고 한다.

문제는 다소 불편할 수 있는 상황에서 참고 살아온 감정으로 심신이 울체되어서 여러 약물을 복용했는데 현재 보니 다른 병보다 울화로 인해 간병(암증에 이름)이 된 상태라서 예후는 다소 걱정이다. 의

지는 강건한데 난치불치병이라는 진단을 듣고서 지난 삶이 너무도 억울하고 분통이 터져서 손에 일이 잡히지 않고 남편이 이제 와서 잘해주려 하는데 하나도 마음에 들지 않는다고 한다.

처음 내원 시 환자의 진맥을 통한 심신상태를 파악하여 상담을 통해서 신뢰를 쌓았고 이를 통해서 1차 병인을 제압하여서 수면장애를 유발하는 심한 통증은 2~3일 만에 호전되고 개선되었다. 심화(心火)를 내리고 간기울체를 풀어주는 체질침 및 사상처방을 통해서 치료에 응하였다. 내장병증이 개선되어 가자 치료 중에 눈의 건조감도 그렇지만 항강, 배통, 근통, 관절통증 등이 개선되고 소실되어 갔다. 지난 5개월의 장기간 치료과정에서 증상은 80% 이상 소실되었는데 아직 병사(病邪)는 잔존하여 병증을 야기한다. 삶의 과정에서 각자 누려야 할 환경이 있고 환자 스스로 넘어야 할 산도 있다. 내려놓고 푼다고 푼 마음이지만 사람인지라 억울한 마음은 남아 있고 울화병도 채 가시지 못하고 있다. 수양의 과제로 삼아서 어떻게든 풀어야 한다.

최희석(崔熹奭)

한의학 박사
원광대학교 한의과대학 및 동 대학원 졸업
조선대학교 환경보건대학원 겸임교수 역임
소성한의원장 역임
현) 자연그린 한방병원장

『심의, 마음을 읽은 한의학』
『건강상태를 측정하는 생체검진법』
『태교신기』
『임상한의학 어떻게 공부할 것인가?』
『임상맥진강좌입문』
『한의사의 하루진료』
『암환자의 임상사례집』

한의사를 위한 의학정보 인터넷카페
(희망의 한의학: http://cafe.daum.net/newdoctor1)

환자를 위한 인터넷 건강생활법 정보카페
(자연그린 건강나눔터: http://cafe.daum.net/newdoctor)

한의학의 진단과
치료이야기

초 판 인 쇄 | 2013년 8월 2일
초 판 발 행 | 2013년 8월 2일

지 은 이 | 최희석
펴 낸 이 | 채종준
펴 낸 곳 | 한국학술정보㈜
주   소 | 경기도 파주시 문발동 파주출판문화정보산업단지 513-5
전   화 | 031) 908-3181(대표)
팩   스 | 031) 908-3189
홈 페 이 지 | http://ebook.kstudy.com
E - m a i l | 출판사업부 publish@kstudy.com
등   록 | 제일산-115호(2000. 6. 19)

ISBN   978-89-268-4423-6 03510 (Paper Book)
           978-89-268-4424-3 05510 (e-Book)

이담 books 는 한국학술정보(주)의 지식실용서 브랜드입니다.